普通高等教育"十一五"国家级规划教材

全国高等医学院校护理学本科规划教材

供本科护理学类专业用

护理教育学

（第2版）

主　编　孙宏玉　孟庆慧

副主编　李彩福　牟绍玉　李　强　沈　洁

编　　委　（按姓名汉语拼音排序）

侯云英（苏州大学护理学院）　　　　沈晓颖（哈尔滨医科大学护理学院）

胡　韵（上海交通大学护理学院）　　孙　颖（北京中医药大学护理学院）

李　强（齐齐哈尔医学院护理学院）　孙宏玉（北京大学护理学院）

李彩福（延边大学护理学院）　　　　王丽芳（广东药学院护理学院）

刘　霖（第二军医大学护理学院）　　杨　颖（齐齐哈尔医学院附属第三医院）

孟庆慧（潍坊医学院护理学院）　　　杨国勇（北京大学口腔医院）

牟绍玉（重庆医科大学护理学院）　　岳　彤（大连大学护理学院）

沈　洁（第二军医大学护理学院）

秘　　书　党　芸（北京大学口腔医院）

北京大学医学出版社

HULI JIAOYUXUE

图书在版编目（CIP）数据

护理教育学 / 孙宏玉，孟庆慧主编. —2版. —北京：
北京大学医学出版社，2015.9（2020.12重印）
全国高等医学院校护理专业本科规划教材
ISBN 978-7-5659-1207-8

Ⅰ. ①护… Ⅱ. ①孙… ②孟… Ⅲ. ①护理学-
教育学-医学院校-教材 Ⅳ. ①R47

中国版本图书馆 CIP 数据核字（2015）第 193251 号

护理教育学（第 2 版）

主　编：孙宏玉，孟庆慧

出版发行：北京大学医学出版社
地　址：（100083）北京市海淀区学院路 38 号 北京大学医学部院内
电　话：发行部 010-82802230；图书邮购 010-82802495
网　址：http://www.pumpress.com.cn
E-mail：booksale@bjmu.edu.cn
印　刷：北京溢漾印刷有限公司
经　销：新华书店
责任编辑：赵爽　责任校对：金彤文　责任印制：李啸
开　本：850mm×1168mm 1/16　印张：13.25　字数：371 千字
版　次：2009 年 6 月第 1 版 2015 年 9 月第 2 版 2020 年 12 月第 5 次印刷
书　号：ISBN 978-7-5659-1207-8
定　价：26.00 元
版权所有，违者必究
（凡属质量印装问题与本社发行部联系退换）

全国高等医学院校护理学本科规划教材目录

序号	教材名称	版次	主编
1	护理学导论	1	赵小玉　马小琴
2	护理学基础†	2	尚少梅　郑一宁　邢凤梅
3	健康评估	1	吴光煜　孙玉梅　张立力
4	内科护理学※	2	姚景鹏　吴　瑛　陈　垦
5	外科护理学※△	2	路　潜　张美芬
6	妇产科护理学	2	陆　虹　柳韦华
7	儿科护理学	2	洪黛玲　梁　爽
8	急危重症护理学	1	李文涛　张海燕
9	康复护理学	1	马素慧　林　萍
10	精神科护理学※	2	许冬梅　杨芳宇
11	临床营养护理学	2	刘均娥　范　旻
12	社区护理学	2	陈长香　侯淑肖
13	健康教育	1	李春玉　王克芳
14	中医护理学概要	1	孙秋华
15	护理管理学	1	谢　红　王桂云
16	老年护理学	1	刘　宇　赵雅宁　郭　宏
17	护理心理学※	2	娄凤兰　徐　云　厉　萍
18	护理研究	1	章雅青　王志稳
19	护理教育学※	2	孙宏玉　孟庆慧
20	护理伦理学	2	孙宏玉　唐启群
21	护理礼仪与人际沟通	1	赵爱平　单伟颖
22	护理人文关怀	1	李惠玲

注：
※ 为普通高等教育"十一五"国家级规划教材
△ 为普通高等教育精品教材
† 为北京高等教育精品教材建设立项项目

全国高等医学院校护理学本科规划教材
编审委员会

序

　　随着医药卫生事业的发展、健康观念的转变，社会亟需大批高质量的护理学专业人才。这对护理教育提出了严峻的挑战，同时也提供了崭新的发展机遇。现代护理学理论与实践、技术与技能，以及教育与教学理念的更新，直接关系到护理学专业人才培养质量的提升，在健康服务、治疗、预防及控制疾病中具有不可替代的作用。

　　北京大学医学出版社组织编写的第一轮护理学专业本科教材一经出版，即获得广大医学院校师生的欢迎。其中 7 个品种被教育部评为普通高等教育"十一五"国家级规划教材，《外科护理学》被评为普通高等教育精品教材。在新一轮医药卫生体制改革逐步推进的大背景下，为配合即将到来的教育部"十三五"普通高等教育本科国家级规划教材建设，贯彻教育部教育教学改革和教材多元化的精神，北京大学医学出版社于 2014 年成立了新一届全国高等医学院校护理学专业规划教材编审委员会，组织国内 40 余所医学院校编写了第二轮护理学本科教材。

　　本轮教材在编写中着力转变传统观念，坚持理论与实践相结合，人文社科与临床护理相结合，强化学生动手实践能力、独立分析问题和解决问题的评判性思维能力。推进教材先进编写理念，创新编写模式和教材呈现形式，特别是首创性地在护理学专业教材中运用二维码扫描技术，以纸质教材为入口，展现立体化教材全貌，贴近数字化教学理念。相信本套教材将能更好地满足培养从事临床护理、社区护理、护理教育、护理科研及护理管理等复合型人才的需求。

　　在本轮教材建设中，得到了各参编院校的鼎力支持，在此深致谢意！希望这套教材在教师、学生和护理工作者的关爱下，于同类教材"百花齐放、百家争鸣"的局面中脱颖而出，得到读者的好评。

前　言

　　随着新时期中国高等学校创新创业教育改革实施的深化稳步发展，以及习近平总书记"推动一批大学和学科跻身世界一流"教育目标的提出，我国高等护理教育的改革也呈现出平稳快速地展开，并向纵深推进的良好态势。无论是护理学专业人才培养模式、课程设置、教学方法、信息化建设，还是学校教学与医疗卫生机构之间的相互配合与有效衔接等，都有了长足发展。

　　作为护理学学科体系中一门新兴的交叉学科，护理教育学是将教育学、心理学的相关理论和方法技术应用于护理教育领域，以研究护理教育现象与规律的学科。本学科的建设和发展对于培养护理人才、提高护理教育质量、推动护理教育事业发展具有重要意义。

　　本书为全国高等医学院校护理学本科规划教材，紧扣本科学生的培养目标，突出应用型人才的培养定位。既注重强调教材的基本知识，也适应目前护理学专业发展的需要，特别是护理本科人才在临床的使用需要。教材的编撰结合了护理学专业的课程设置、课堂教学、临床教学、教育评价及教育管理等对学生的素质提出具体的要求，将教育学基本理论与护理教育实践相结合，向学生介绍比较实用的教学方法与技巧等。

　　本教材的结构是以教学过程为主线，按照教学理念（理论）→教学内容（课程）→教学方法→教学评价→教育管理的顺序展开，并根据护理教育学的学科特点及本教材创新尝试，另设章节对临床教学、素质教育、评判性思维及信息化教学4部分作专门介绍。

　　在教材内容的选择上，则紧密结合护理学本科教学质量国家标准、护理学本科专业规范、护士执业资格考试大纲和临床教学实际工作的需要。在原有教材基础上，修订内容超过30%。新增的内容有：建构主义理论、课程与教学的关系、PBL、CBL和情景教学、临床教学的组织管理、形成性评价、护理教育管理、护理专业学生素质教育、护理中的评判性思维、信息化教学。

　　作为全国高等医学院校规划教材，本教材的特色主要有：①强调教育理念的更新，在教材中系统介绍了近些年来在护理教育中常用的教育心理学理论，如人本主义理论、建构主义理论。②系统介绍了各种教学方法，如PBL、TBL等，有助于护理教育者和学习者丰富自己的教学方法。③每章配有典型案例，通过丰富的案例揭示教育理论与方法的内涵，有利于学习者对知识的理解和应用。④章末辅以小结及思考题，其中，小结高度概括了本章的主要知识点，有助于学习者在短时间内掌握重点内容；思考题多为综合性应用题，有助于培养学生分析问题和解决问题的能力。⑤本书对所有案例均进行了分析，所有思考题均给出答案，并以二维码链接形式呈现，便于师生参考。

　　本教材在编写过程中吸取了大量国内外相关教材的精华，由国内12所大学十几位富有教学经验的优秀编者悉心撰写而成。在此，向全体编写人员表示感谢。教材编写过程中也得到了北京大学医学出版社的指导和大力支持，在此表示诚挚的谢意。

主　编

2015 年 8 月

二维码资源索引

资源名称	资源类型	页码
第六章思考题参考答案	图文混排、长文本	126
案例7-1分析	文本	129
第七章思考题参考答案	图文混排、长文本	144
案例8-1分析	文本	145
案例8-2分析	文本	153
第八章思考题参考答案	文本	157
案例9-1分析	图文混排、长文本	158
《批判性思维》一书简介	下载资源	159
AACN护理本科教育标准	下载资源	160
案例9-2分析	图文混排、长文本	165
案例9-3分析	图文混排、长文本	168
概念地图的工作原理	图片	170
第九章思考题参考答案	图文混排、长文本	173
案例10-1分析	图文混排、长文本	185
第十章思考题参考答案	图文混排、长文本	193

目　录

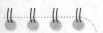

第一章　绪　论

学习目标

通过本章内容的学习，学生应能够：

◎ **识记**

1. 说出护理教育的相关概念、教育的要素及相互关系。
2. 简述护理教育学常用的研究方法。

◎ **理解**

1. 比较护理教育与其他学科之间的关系，分析护理教育的性质与任务。
2. 举例说明学习护理教育的意义、教学内容。

◎ **运用**

结合我国护理教育发展的历史与现状，论述 21 世纪我国护理教育发展的趋势。

　　护理教育学是护理学学科体系中一门新兴的交叉学科，它是将教育学、教育心理学理论和方法技术应用于护理教育领域，以研究护理教育现象与规律的学科。护理教育学学科的建设和发展对于培养护理人才，提高护理教育质量，推动护理教育事业发展具有重要意义。

第一节　教育与护理教育

一、教育概述

（一）教育与教育学

1. 教育的概念　"教育"一词始见于《孟子·尽心上》："得天下英才而教育之，三乐也"。之后，我国许多古籍对此均有表述。如《荀子·修身》中说，"以善先人者谓之教"；《说文解字》中解释，"教，上所施，下所效也，育，养子使作善也"。在西方，教育一词源于拉丁文"educare"，意为"引出"或"导出"，意思就是通过一定的手段，把某种本来潜在于身体和心灵内部的东西引发出来。从词源上说，西方"教育"一词是内发之意。强调教育是一种顺其自然的活动，旨在把自然人所固有的或潜在的素质，自内而外引发出来，以成为现实的发展状态。

　　上述对教育概念的表达虽然存在差异，但是它们都有一个共同的认识基础，即把教育看作是社会培养人的活动，启发、引导人的活动，促进人身心发展的一种活动。在教育学中，教育作为一个特定的概念，有广义和狭义之分。

　　广义的教育是指有意识地以影响人的身心发展为直接目标的社会活动。自人类社会以来，教育就存在于各种生产、生活活动中。狭义的教育专指学校教育，是人类社会发展到一定历史阶段的产物，可界定为：由专职人员和专职机构承担的，有制度保证的，有目的、有系统、有组织的，以影响入学者的身心发展为直接目标的社会活动。

2．教育学的概念　教育学源于希腊的"pedagogue"（教仆）一词，按其语源，教育学是照看、管理和教育儿童的方法。随着社会生活对教育需求的日益增加和人们主观因素影响范围不断扩大，教育学在总结人类教育实践经验中逐步形成，并发展成为一门独立学科。现代意义的教育学是一门研究人类教育现象和解决教育问题、揭示一般教育规律的社会科学，它以教育现象和教育问题为研究对象，其任务是探讨和揭示教育的一般规律，阐明各种教育问题，建立教育学理论体系。

（二）教育的要素及相互关系

教育是培养人的活动，这是给教育做了质的规定。但要展示出教育活动的复杂性，揭示出教育活动的内部矛盾，还要研究构成教育活动的基本要素及其要素间的基本关系。构成教育活动的基本要素是：教育者、受教育者、教育内容和教育物资。

1．教育的要素

（1）教育者：教育者是指在教育活动中承担教育的责任和施加教育影响的人，主要指学校中的教师和其他教育工作人员。教育者是教育过程中以"教"为主体，在教育过程中居于领导、控制和执教地位的人。

（2）受教育者：受教育者是教育活动中承担学习责任和受教育影响的人。受教育者是教育过程中以"学"为主体，它不是消极被动地接受教育者的影响，而是积极主动地选择影响，自主地成长和发展。受教育者是教育的对象，在学校教育中，主要指取得入学资格的学生。

（3）教育内容：教育内容是教育活动中教育者和受教育者共同认识、掌握和运用的对象，是教育活动中的纯客体。教育内容组成很丰富，不仅包括课程计划、课程标准、教科书，也包括蕴含在各种教育活动中的思维方式、价值观念、经验技巧、情感态度等。

（4）教育物资：教育物资是指进行教育活动时所需要的各种物质资源，包括教育活动的场所与设施、教育媒体和教育辅助手段，是教育活动的物质基础。

2．教育要素间的关系　教育的四个基本要素是开展教育活动必不可少的因素，并在教育活动中相互联系、相互影响。在教育活动中，教育者和受教育者都处于主体地位，在教与学活动中分别承担不同的任务，并构成复合的主客体关系。教育者承担教的活动，发挥主动作用，是教的主体，受教育者是教育者施加影响的客体；受教育者承担学的活动，是学的主体，教育者则是其学习所必需的条件和客体之一。当教育的基本要素都具备时，主体因素决定教育活动的成效，因为教育目的、内容、途径、方法的控制和调节是由教育主体决定的。因此，教育者和受教育者的复合主客体关系是教育过程中最主要的关系和矛盾，教育目的能否实现，取决于能否正确处理这对矛盾关系。

（三）教育的本质和功能

教育是一种培养人的社会活动，这是教育区别于其他事物和现象的根本特征，也是教育的本质属性。这一本质属性揭示了教育具有两大功能，即促进人的发展和促进社会发展，这两大功能在本质上是统一的。教育是人与社会发展的中介，社会的发展取决于人的素质的提高，而社会发展的最终目的也是为了最大限度地满足人的物质和精神需要。因此，教育的基本功能就是根据社会的需要，促进人的发展，通过培养人来促进社会的发展。其中，培养人是教育的根本立足点，是教育价值的根本体现，是教育的本体功能。任何教育都只有通过培养人才能实现为社会发展服务的功能。

二、护理教育概述

（一）护理教育与护理教育学

护理教育（nursing education）是指为护理学科培养具有宽厚的医学、人文学、护理学等知识，并能为人类健康服务的专业人才的活动。

护理教育学（nursing pedagogy）是护理学与教育学相结合形成的一门交叉学科，是一门研究护理领域内教育活动及其规律的应用性学科。

（二）护理教育学与其他学科的关系

1. 护理教育学与教育学的关系 教育学与护理教育学的关系，是一般与特殊的关系。教育学研究的是教育活动的一般的、共同的规律，对教育实践具有普遍的指导意义。护理教育学是以护理教育现象与活动为研究对象，揭示护理教育的特殊规律，研究护理教育中的特殊问题。因此，在研究护理领域中的教育现象和问题时，必须以教育学的基本原理为指导，以社会发展对卫生保健人才的要求为依据，探索护理教育目标、内容、方法与组织形式等特殊规律。

2. 护理教育学与护理学的关系 护理学与护理教育学的关系，是母学科与子学科的关系。护理学是研究促进正常人健康，减轻病痛，保护危重患者生命的护理理论、技术及其发展规律的应用科学。在其发展过程中，与教育学发生互动、互补关系，继而形成了一门交叉学科，即护理教育学。护理教育学主要研究护理实践领域中教育的现象和活动，其研究发展又进一步丰富了护理学内容，拓宽了护理学应用范围。

3. 护理教育学与心理学的关系 心理学是护理教育学的重要学科基础。心理学是一门主要研究和探索人脑的奥秘和人的行为规律的科学。护理教育学是以人（教与学）为对象，它既要分析人的社会属性，也要深刻认识人作为生物实体的自然属性。在护理教育情境中，科学地认识教与学双方的基本心理活动规律。运用心理学解释、说明护理教育现象，预测、控制护理教育效果，解决护理教育实践中的一些问题。

（三）护理教育的性质和任务

1. 护理教育的性质 就社会系统而言，护理教育的性质与教育的性质是一致的，属于社会意识的传递系统，都具有教育的基本属性。就整个教育系统而言，由于专业性质和教育对象的特殊性，护理教育具有自己固有特点。它是为国家医药卫生事业发展服务，以培养各层次护理专门人才为目标的专业教育活动。

护理教育是具有很强实践性的教育，是一种护理院校与医院临床必须密切结合，才能共同完成的教育。

2. 护理教育的任务 护理教育的主要任务是培养合格护理人才、开展护理科学研究和护理教育研究，以及开展社会服务等，其中教学是基础，科研是提高，社会服务是实践，三者之间相互联系、相互支持、相互促进。

（1）培养合格的护理人才：护理教育担负着为国家、为社会培养各层次合格的护理人才的重要使命，这是护理教育的基本任务。

当前，面临世界高科技的挑战，护理院校应认真考虑如何提高护理人才培养的质量和规格，使未来的护理工作者具有开阔的视野以及丰富的个性，能在各类医疗卫生、保健机构从事护理和预防保健工作。同时，护理人才培养也要放眼世界，面向未来。培养学生具有国际意识和国际竞争能力，培养学生自我教育的能力，特别是培养学生勇于探索、不断创新的精神，以适应时代飞速发展与科学的日新月异。

护理教育必须使学生系统地掌握护理学基础理论、基本知识、基本技能，重视智力与能力发展。只有具备宽厚而扎实的知识基础，才能较好地适应现代化科学技术的发展。加强国际信息交流，了解世界护理发展趋势，护理教育的内容必须反映现代科学、现代医学和现代护理学方面的最新成就，引导学生接近护理学发展前沿。此外，培养护理人才必须重视思想和职业道德品质教育，注重培养学生敬业、爱业精神和强烈的人文关怀精神，树立依法施护的法律观念，培养良好的团队精神和跨学科合作的意识。

（2）开展护理科学研究和护理教育研究：科学研究是高等学校的主要功能之一，护理院校是护理研究的重要力量。通过科学研究可以培养师生的科学精神、科学思维、科学方法和科学道德，更新教学内容，提高教育质量，而且对于开发护理学理论与技术、促进护理事业的发展都具有十分重要而深远的意义。

（3）开展社会服务项目：护理院校积极开展健康咨询活动、卫生保健知识讲座、为社会承担教育和预防保健的任务等社会服务，不仅有助于增进人们健康保健意识，促进护理教育与社会的联系、理论与实际的联系。同时，也有助于护理院校不断根据社会发展的需求，改革护理教育，提高护理教育质量。

第二节　护理教育的历史、现状与发展规律

一、国外护理教育的历史与现状

国外护理教育开始于 17 世纪，纵观 300 多年来护理教育的发展，大致经历了学徒式的职业培训教育、以医院为基础的护士学校正规护理教育时期、高等护理教育的形成和发展时期，目前已基本形成了以高等护理专业教育为主体，多层次护理教育同时发展的较为完整的体系。

（一）国外护理教育的发展史

1. **学徒式的职业培训**　19 世纪中叶以前，对患者的医疗和照顾是由教会的僧侣、修女承担的。随着医院的建立，患者被收容起来集中治疗，护理才引起人们的注意。1633 年，罗马天主教徒圣文森·保罗（St. Vincent Paul）在巴黎成立了慈善姊妹社，召集具有一定文化的天主教徒学习护理知识，然后到医院和母婴室服务。这类具有浓厚宗教信仰的护士组织，逐渐演变为私立医院的护士学校。1798 年，瓦伦丁·席曼（Valentine Seaman）在美国纽约医院创办了第一个有组织的护理课程，但并没有产生大的影响。直至 1836 年，德国牧师西奥多·弗里德尔（P. T. Fliedner）在凯塞威尔斯城为教会女执事设立了护士训练学校，护士的培训进入了正规化，弗洛伦斯·南丁格尔（Florence Nightingale）初次接受护理训练就是在这里。

2. **以医院护校为基础的护理教育**　19 世纪下半叶，欧美现代医学得到了迅速发展，随着医院的发展，对护士的需求迅猛增加，通过带徒培训方式培养的护士已不能适应护理工作的需要，因此，在现代护理学创始人南丁格尔的领导下，1860 年 6 月，创办了世界第一所护士学校——圣托马斯医院护士学校，学制 4 年。南丁格尔根据医院管理和战地救护工作经验，提出了全新的护理办学思想。其办学宗旨是将护理作为一门科学，改变过去护理人员的仆役角色，脱离宗教色彩。用新的教育体制和方法培养护士，南丁格尔使护理由学徒式教导转变为正式学校教育，引领护理走向了职业化、专业化道路。它标志着正规护理教育的开始。此后，欧洲、北美及日本等各国以此为护理教育的标准模式，也先后建立以医院为基础的护士学校，并开始正规的护理教育。它们的护理教育是为了满足国内发展需求而自觉设立的，对后来其他国家护理教育的发展具有示范作用和深远影响。

以医院为基础的证书教育项目（diploma program）是护理教育最早的一种形式。直到 20 世纪 50 年代以前，以医院为基础的护士学校是世界各国培养护士的主要途径。1920—1930 年是其发展的鼎盛时期，它为妇女提供了获得正式教育和就业的机会，培养了许多优秀的护士。

3. **高等护理教育的形成与发展**　高等护理教育开始于美国。1899 年，美国在哥伦比亚大学教育学院家政系开设了医院经济学课程，目的是培养护校校长、教师和护士长。1909 年，明尼苏达大学开设了以培养专业护士为目的的 3 年制大学护理系课程，成为现代高等护理教育的开端。准学士学位项目（associate degree program，相当于我国的大专教育）开始于 20 世纪 50 年代。美国的第一个学士学位项目开始于 1919 年的明尼苏达大学护理系。护理硕士研究生

教育首先开始于 1932 年美国的天主教大学。1933 年，美国哥伦比亚大学教育学院开设了第一个培养护理教师的博士项目。1964 年美国加州大学旧金山分校开设了第一个护理博士学位项目。在此后的 60 年中，美国各州公、私立大学相继建立了护理学系或护理学院。

随着护理教育的发展，具有科研能力的护理工作者不断增加。各种护理专业团体和专业护理组织及专科护理组织纷纷成立，并不断发展。护理学术刊物相继创刊。新的护理理论和独特的护理模式不断被提出。由此，作为一门独立学科的护理学获得长足发展。护理学科的发展反过来又为护理教育的发展提供了基础并提出了新的要求。护理教育的形成与发展同护理学和护理专业的形成与发展息息相关。

（二）国外护理教育的现状

1977 年 6 月 27 日，欧共体《护理指导法》公布，规定护理教育应以高中毕业为起点，学制 3 年。为遵照法律，欧共体各国的护理教育从学制到课程都进行了相应的改革。目前，美国、加拿大、韩国、菲律宾、泰国、澳大利亚、中国等国家都已经形成了从学士到博士完整的护理教育体系，其中以美国的护理教育最具代表性。美国高等护理教育已有 100 多年的历史，已基本构建起从初级水平到高级水平，从应用型技术人员培训到研究型人才培养的完整体系。当前美国护理教育主要分为 6 个等级，即注册职业护理教育、证书护理教育、大专护理教育、本科护理教育、硕士学位护理教育和博士学位护理教育。

1. 注册职业护理教育（licensing vocational nursing program）注册职业护理教育项目是美国最基本的护理教育，它的主要目标是培养护士助理。这个项目一般由职业学校开设，学制 12 ~ 18 个月，招收的对象为高中毕业生。课程设置的主要内容是护理学的基本知识、急慢性疾病护理、预防和康复的基本知识，学习结束后，参加全美职业护士执照考试，考试合格者将以注册职业护士（vocational nurse）从事最基本的护理工作。

2. 证书护理教育（diploma nursing program）证书护理教育项目是早期培养证书护士的主要渠道，传统的证书护理教育以医院办学为主，后来发展到在大学内设证书护理教育，招收对象为高中毕业生，学制 2 ~ 3 年。毕业后，参加全美护士证书考试，通过者以证书护士的身份在各种健康保健系统从事护理工作。随着护理技术和护理水平的不断提高，单纯的证书护理教育已不能满足社会的需求。因此，近 30 年来，证书护理教育在锐减，特别是那些只开设证书护理教育的医院办护士学校已基本消失，取而代之的是大专护理教育和本科护理教育。

3. 大专护理教育（associate degree program）大专护理教育一般在社区学院开设，学制 2 ~ 3 年，招收对象为高中毕业生或证书护士，类似证书护理教育。大专护理教育的课程分为普通课程及专业课程 2 种，根据招收对象不同，课程的侧重有所不同。对于高中毕业生，普通课程及专业课程的比例是 1 : 1，学制 3 年；对于证书护士，普通课程及专业课程的比例为 2 : 1，学制 2 年。毕业后，可参加全美注册护士考试，通过者以注册护士的身份可以在各种卫生医疗保健机构从事护理工作，但主要工作场所在临床。大专护理教育在 20 世纪 60—70 年代期间发展迅速，进入 20 世纪 80 年代后，大专护理教育仍在增加，但增长的速度明显减慢。

4. 本科护理教育（baccalaureate nursing program）本科护理教育为培养护理专业人才而开设。本科护理教育一般由公立或私立大学开设，其招收对象为高中毕业生或具有大专学历的注册护士。对于高中毕业生，学制 4 年，一般采用渐进式的课程设置，基础课程和护理专业课程交叉进行，前 2 年偏重基础课程，但学生仍然接触一些护理专业课程，例如护理学导论。后 2 年护理专业课程的比重增加，但学生仍然可以选修一些人文和社会学的课程。学生毕业后参加注册护士考试，对于已成为注册护士的学生，学制 2 年，课程在原有大专课程的基础上，开设本科程度的基础课程和护理专业课程。本科护理专业毕业的注册护士主要在临床和社区工作，工作的主要职能是向个人、家庭及社区提供健康促进、健康维持和健康恢复的服务，并为患者提供整体护理。目前，美国护士大多为本科学历的护士。

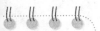

5．**硕士学位护理教育**（master degree program） 自 20 世纪 50 年代，硕士学位的课程开始兴起。硕士学位护理教育培养目标是培养护理管理、教学、科研及临床护理的高级人才。该课程以加强训练教育和行政管理技巧及专业临床实践技能为重点，有 2 种基本类型的硕士学位：理科硕士学位和护理学硕士学位。美国硕士学位护理教育一般开设在大学的护理学院，招收对象为具有本科学历的护士。硕士护理教育项目的课程设置分为几个专科，例如护理管理硕士、护理教育硕士、个案研究护理硕士、临床护理专家等。护理硕士课程偏重于护理理论及护理发展趋势的研究，培养学生的科研技能，学生毕业后从事护理教学、护理管理、护理科研和临床护理工作。护理硕士学位护士的工作职能是发展护理实践的领域，提高护理工作的水平，参与护理研究，并具有将护理理论和护理实践相结合的能力。

6．**博士学位护理教育**（doctoral program） 博士学位护理教育一般开设在综合性大学的护理学院，其宗旨是培养护理学科的高级人才，作为从事护理教育的师资、护理科研的带头人、护理管理的决策人、独立开业的专科护理专家及健康咨询顾问等。招收对象是具有护理硕士学位的护士，或与护理相关的硕士学位并且在护理领域做出突出贡献的护士，学生需参加博士生资格考试，通过者进入博士课题的研究阶段，课题研究一般需要 2～3 年，且前 2 年需要学习基础课程，如护理研究、统计学及专业相关的专科课程。目前，有 2 种不同的护理博士学位：一种是护理学博士（doctor degree in nursing science，DNS），为护理博士的专业学位，主要培养学生将高级专科护理知识及综合护理知识应用于护理临床实践的能力，其主要研究方向是如何将新的护理理论运用于护理实践并加以推广；另一种是哲学博士（philosophy of doctor，PhD），为学术型的博士学位，侧重护理科研与理论的研究，主要培养学生的理论研究能力，鼓励学生发展和测试新的护理理论。

二、中国护理教育的历史与现状

（一）中国护理教育的发展史

我国护理教育的发展同样和护理专业的成熟与发展密切相联。早期的医药和护理没有明确分工。护理理论和实践是与医药活动联系在一起的。而早期的医护教育则是通过老一代人将其积累的知识和经验通过口授方式传递给下一代，后来又通过医书传播医护知识。我国近代护理学的形成和发展，在很大程度上受到西方护理的影响，以教学形式出现的护理教育也带有浓重的西方文化色彩。鸦片战争前后，美、英、德、法和加拿大等国的传教士、医生接踵而来，除建教堂外，还开办医院和学校。1835 年，美国传教士在广州开设了中国第一所西医院（即现在的中山大学孙逸仙纪念医院），2 年后开始举办护士短训班，以培训护理人员。

1887 年美国护士麦克奇尼（E. M. Mckechnie）在上海妇孺医院开办了护士训练班，此被视为中国护理教育的初始。1888 年，美国人约翰逊（Johnson）在福州成立了我国第一所护士学校。之后，在北京和其他一些城市如广州、南京、长沙、成都等地先后成立了护士训练班和护士职业学校，对中国护理教育的形成和发展起到了一定推动作用。1909 年，在美国信宝珠护士的倡导下，中华护士会在江西牯岭正式成立。成立初期，会长均由美国或英国护士担任，后逐步改由中国护士任会长。中华护士会所做的主要工作如制订、编译及修订护士学校课程和教学方法，组织全国护士统一毕业会考，护理学校注册以及颁发毕业证书，编辑出版书籍等，都对护理教育的发展起了促进作用。

1921 年，美国人开办了私立的北京协和医学院，内设高等护士学校，学制 4～5 年，学员毕业时授予护理学士学位，这是我国高等护理教育的开端。此后，北京协和医学院护士学校与燕京大学、金陵女子文理学院、东吴大学、岭南大学和齐鲁大学五所大学合办，创建了全国第一所高等护理教育机构，实施五年制高等护理教育。1934 年，国民政府教育部成立护士教育专门委员会，将护士教育改为高级护士职业教育，招收高中毕业生，学制定为 3～4 年，于是护理教育被纳入国家正式教育系统。

1949年，中华人民共和国成立后，随着经济建设对中级护理人员的大量需要，国家用大量的经费发展中等护理教育。1950年，在第一届全国卫生工作会议上，护理教育被列为中等专业教育之一，统一制订教学计划和教材，并不断扩大招生和增加临床教学基地，之后停办了高等护理教育。中等护理教育成为我国护理教育的主体，为我国培养了大批临床护理实用型人才。

1983年，原天津医学院（现天津医科大学）建立护理系，并开始正式招收护理专业本科生。1984年1月，国家原教委与原卫生部在天津召开了"全国护理专业教育座谈会"，并决定在国家高等医学院校内设置学士学位护理专业，在停办30多年后恢复了高等护理教育，开创了护理教育的又一新时期。随着我国护理学专业高等教育的快速发展，目前开展护理学本科教育的院校已超过200所。

1990年12月，经国务院学位委员会审定，批准原北京医科大学（现北京大学医学部）护理系首先开设护理硕士教育项目。1992年开始招生，学制3年。随着社会发展，为了满足对不同职业背景专门人才实行针对性强的培养，2010年1月，国务院学位委员会通过了护理学硕士专业学位设置方案。2010年正式开始了护理学专业学位研究生教育。

我国内地的护理学专业博士研究生教育起步较晚，2004年第二军医大学首次招收2名护理学博士研究生，成为内地护理学博士研究生教育开始的标志。随后，中南大学、山东大学、北京协和医学院等学校相继开始招收护理学专业博士研究生。至2011年，全国共有16所院校招收护理学博士研究生，其中11所院校直接招收护理学专业的博士研究生，另外5所院校在临床医学学科专业下（如内科学、肿瘤学、老年医学、中西医结合临床等）招收研究方向为护理相关领域的博士研究生。

（二）中国护理教育的现状

随着科学技术的不断进步，护理知识体系不断丰富和完善，护理教育状况也在不断发展变化。2011年3月，护理学专业正式由原来的医学门类下临床医学一级学科下的二级学科调整为医学门类下和临床医学并列的一级学科。目前，我国的护理教育呈现中等护理学教育、护理学专科教育、护理学本科教育、护理学研究生教育的多层次、多渠道的护理学教育体系。

1. 中等护理学教育　中等护理学教育（secondary nursing programs）的任务是培养"实用型"人才。招生对象为初中或高中毕业生。报考学生必须通过国家统一命题的入学考试，由学校根据考生的德、智、体三方面的全面衡量结果，择优录取。学习年限一般为3～4年。通过学习学生应掌握中等教育所要求的文化基础、本专业必需的医学基础知识、护理学基础知识及基本技能，具有对常见病、多发病及急危重症患者的观察、应急处理和身心护理能力，具有基本的卫生保健知识。学生按教学计划修完全部课程，考试及格，准予毕业，发给毕业证书。通过国家护士执业资格考试，取得职业许可证后，能在各类医疗卫生、保健机构独立从事护理和预防保健工作。

2. 护理学专科教育　护理学专科教育（associate degree nursing programs）的任务是培养技术应用性护理人才。护理学专科教育的办学形式多样，可由普通医科大学或二级学院开设，也可由专科学校独立设置，还可以由民办高校、职工大学、函授大学等开办。招生对象为高中毕业生或已参加护理工作的护士。学习年限一般为3年，依不同学习对象和学习形式而异。通过学习，学生应在掌握本专业基础理论、基本知识和技能基础上，提高专科护理理论和技能水平，掌握本专业的新知识、新技术，具备一定的护理理论、保健康复、健康教育等能力。学生学业期满，考试及格，准予毕业，发给专科毕业证书。

3. 护理学本科教育　护理学本科教育（baccalaureate degree nursing programs）的任务是培养能在各类医疗卫生保健机构从事护理工作的高级应用型专业人才，是我国多层次护理教

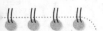
育体系中的一个重要的核心层次。目前我国护理学本科教育主要有两种形式，一是学生高中毕业后通过国家统一入学考试，进入医学院校或普通大学的护理学院（系）学习，修业年限为4～5年；二是已取得护理专科文凭，通过国家统一的自学考试、全日制专科升本科、函授专科升本科等教育形式，学习年限一般为2～3年。通过学习，学生应掌握较系统的护理学及相关的医学和人文社会学知识，具有创新精神、评判性思维能力、独立解决问题能力和自主学习能力，具备基本的临床护理能力，初步的教学能力、管理能力及科研能力。学生按课程计划规定修完全部课程，各门成绩经考试和考查全部合格，选修课达到要求学分者，准予毕业，发给毕业证书，按国家颁布的学位条例规定授予学士学位证书。

4. 护理学研究生教育 护理学研究生教育分为两个层次，即护理学硕士研究生教育和博士研究生教育。

（1）护理学硕士研究生教育（master's degree nursing programs）：任务是培养具有从事专科护理、护理管理、护理教学和护理科研工作的高级应用型或学术型护理人才。实施护理学硕士研究生教育的机构主要是获得护理学硕士学位授权资格的医科大学或综合大学的护理学院（系），招生对象是高等医学院校护理学专业或相关专业本科毕业生或具有同等学力者，经过国家统一考试，择优录取，学习年限一般为3年。学习期间，由研究生指导教师按照专业培养目标要求，制订研究方向、学习课程、时间安排、指导方式、考核期、学位论文和培养方法等具体的培养计划。通过学习，研究生应具备坚实的护理学理论基础和系统的专业知识，了解本学科国内外发展前沿，具有科学的创新精神、评判性思维能力、独立研究能力和自我发展能力，在护理学专业某领域具有一定专长。研究生修满规定学分，各门课程经考试和考查，成绩合格，通过学位论文答辩，并经国家授权的硕士学位评定委员会批准，可授予硕士学位及研究生学历毕业证书。

知识拓展

护理学学科体系研究进展

学科体系包括两个含义，一是指某一学科的内在逻辑体系及其理论框架；二是指学科范围和各个分支学科构成的有机整体。护理学学科体系可界定为：对护理学学科本体及其理论、历史和方法以及各分支学科或分支专题研究的总和，是反映特定护理学研究对象和研究范围及其内在诸要素之间相互关系的理论体系，其核心内容载体是护理学科二级、三级学科的合理划分及设置依据；护理学学科体系研究属于护理学元理论研究，在国内刚刚起步。国外有关护理学科体系研究主要以美国为代表，研究内容主要围绕如何合理划分护理学科知识体系而展开。其核心内容将在学科专业分类系统或专业目录中体现出来。美国护理学学科体系研究框架的典型是美国学科专业目录，其2000年版中的护理学一级学科下设18个专业领域，包括急危重症护理、家庭护理、公共卫生护理、成人保健、青少年健康保健、精神卫生护理等分支学科，构建了从哲学到护理学基础学科、技术学科和临床学科的完善的学科体系。

来源：张艳，姜安丽．护理学学科体系研究进展．护理研究，2012，26（415）：3265-3267

（2）护理学博士研究生教育（doctoral degree nursing programs）：是我国护理人才培养的最高层次。护理学博士研究生教育任务是培养具有坚实宽厚的基础理论知识和系统精深的专门学科知识，具有独立从事科学研究和教学工作能力，能够在科学和专门技术领域内做出创造性成果的高级学术型护理人才。实施护理学博士研究生教育的机构主要是获得护理学博士学位授权资格的医科大学或综合大学的护理学院（系），招生对象是已经获得硕士学位或具有相当水平的护理人员，修业年限为 3～4 年。入学后必须在导师的指导下，按照培养计划学习规定的课程，通过考试，并在导师指导下完成科研课题，写出具有一定的创新性和学术应用价值的学位论文，通过答辩方能毕业。凡符合《中华人民共和国学位条例》规定要求者，授予博士学位。

三、现代护理教育的发展趋势

科学技术的飞速发展，带动了信息速度的加快和信息量的增加，给多学科交叉的护理学提供了更广阔的发展前景。在 21 世纪大众对享有高质量卫生保健的需求日益增加，特别是目前国、内外对高层次护理人才的需求增加的大环境下，护理教育将面临新的机遇和挑战。

（一）护理学专业人才培养定位趋于明确

从国外护理教育的现状看，从事护理实践的护士以学士学位为主，从事护理教育、护理管理、护理研究等的护士则需要有硕士、博士学位，而且拥有高学位的护士呈现越来越多的趋势。在我国，改变以中等教育为主，迅速扩大高等护理教育规模，提高护理教育层次的教育改革正在进行。高等职业护理教育将逐渐取代中等教育，临床第一线护士将以大专和本科层次为主。研究生教育立足于培养高层次、高水平的护理师资、护理管理人才和临床护理专家，适当扩大护理硕士研究生教育和开设博士研究生教育是护理教育的发展趋势。

为此，在教学观上"以人的健康为中心"的护理理念为指导，注重对学生进行全面素质教育，因材施教，鼓励学生个性发展，强化学生创新能力培养；护理教育向多层次化发展，构建各种形式的终身教育体系；采用国际化的教育质量标准，建立与国际接轨的护理教育质量认证制度，培养具有国际交往能力的高素质人才；充分发挥中西医结合护理专业的优势和特色。

（二）护理学课程体系不断完善

护理专业课程设置和教学内容不仅要注重医学基础知识，还要注重社会科学、人文科学、信息科学和行为科学等知识。目前各高校不断进行课程改革，护理专业课程设置努力体现现代医学模式。转变以学科为中心的课程观，建立以学生为主体，以专业系统知识和核心能力为中心的课程观，打破学科间壁垒，优化组合学科板块。在课程中增加了社会学、卫生法律、管理学、健康教育、伦理学、心理学等人文学科，并加强了人际沟通技巧的学习和训练，更好地突出了护理专业的特点。

21 世纪护理的理念已将护理视为一个动态的、连续的和有反馈的完整过程。因此，护理的教学内容和护理的实践改革需要与护理专业发展紧密结合，建立包括生理、心理、社会和人文等全方位的护理教育模式；社区护理已成为护理专业发展的一个重要领域，强化社区护理教育的必要性也日渐突出；护理教学方法和手段，将进一步向多样化和现代化发展。高科技成果在教学中的应用，比如网络座谈讨论、远程教学等，将给学生提供更多的主动学习机会，培养具有自学能力、勇于创新的新型护理人才。

（三）护理教育师资队伍建设需要不断加强

护理教师是提高护理教育质量的关键。在教师队伍建设方面，主要趋势是：制订护理教师专业标准和任用标准；重视护理教师的整体素质，培养护理教师积极的情感、态度和价值观；充分利用国际和国内教育资源，加强护理教师间的国际交流与合作，强化护理教师的在职培训，采取多样化的培养途径，优化教师队伍的学历结构和知识结构；提高护理教师的工资和福利待遇，稳定护理教师队伍等。

第三节　护理教育的教学内容、研究任务和研究方法

一、学习护理教育的意义

护理教学能力是护理学专业本科生必须掌握的三大基本能力之一。护理教育为学生今后从事护理学领域内教育教学活动，包括院校护理教育、临床和社区护理教学、健康教育等提供必需的教育和教学基本知识、基本理论和基本技能。因此，护理专业学生通过学习护理教育应达到：①增加人文社科类知识，拓展知识视野，养成多学科的思维方式，为将来从事临床、科研等工作奠定基础。②为从事教学打下基础，同时也为护理专业学生开展自学和培养能力素质提供科学的指导。③可以帮助护理专业学生选择适当的教育方法与手段，对不同年龄、社会背景、文化层次、身心状态的人群实施针对性强、耗时少、效果佳的健康教育。

二、护理教育的教学内容

护理教育学以培养学生解决护理教育实际问题的能力为目的，通过参与教学过程，使学生了解教育的基本理论和过程，培养思维能力、创新能力、语言表达能力、沟通交流能力和团队合作精神，从而具备护理教育的基本能力。护理教育的教学内容包括教育学基本原理，护理专业的课程设置、教学方法、评估及评价在护理教育中的应用，临床教学组织和护理中的教育管理等。以护理学基础理论、基本技能和发展智力与能力为重点。为了推动现代化护理的发展，护理教育的内容必须反映现代科学、现代医学和现代护理学方面的最新成就，引导学生接近护理学发展前沿。

三、护理教育的研究任务

具体到护理教育学的研究任务，应包括以下几个方面：①护理教育理论的发展；②护理教育目标和教育哲理的制订；③课程设置的形成和发展；④教学方法的改革；⑤评估与评价在护理教育中的应用；⑥临床教学的组织和改革；⑦护理教育资源配置理论即护理教育的组织管理等。

四、护理教育的研究方法

护理教育学的研究方法就是为了解释某种护理教育学现象或解决某项护理教育教学问题所采取的途径、诀窍和程序的总和。护理教育学的研究方法有很多种，主要包括如下几种。

（一）观察法

观察法（observational method）是人类认识周围世界的最基本方法，也是所有科学研究的最基本方法。它既可以单独使用，也可以配合其他研究方法运用，是其他研究方法的基础。而科学的观察法是研究者有目的、有计划地在一定的情境中，运用各种感官器官或借助于科学仪器等技术手段，对处于自然条件下的研究对象的言语、行为等外部表现进行系统考察，搜集事实材料并加以分析研究从而获得对问题的较深入认识的研究方法。

观察法的步骤：第一，确定观察目的、内容和重点，确定观察的方式和手段。第二，记录观察结果，并把观察中的特殊情况记录下来，以备研讨。第三，及时整理观察材料，包括对大量的观察材料利用统计技术进行整理汇总和对典型材料进行分析。观察有时需要多次完成，甚至要作长期的追踪观察，以便比较。

（二）实验法

实验法（experimental method）是在人工控制护理教育现象的情况下，有目的、有计划地

观察护理教育现象的变化和结果的一种方法。它能使观察、研究更精密，便于弄清每一个条件下所产生的影响，保证研究工作的准确进行。实验法分为自然实验法和实验室实验法。教育研究多采用自然实验法。

自然实验法是在正常情况下进行，以取得更加准确的材料和数据。实验法一般可分为单组法、等组法和循环法三种。①单组法：是在一组或一个班中进行实验，进行施加某一实验因子前后的比较，或与施加另一实验因子之后的比较。②等组法：是将各方面基本相同的两个班或组，分别施以不同的实验因子，再来比较其效果，作出肯定或否定的评价。③循环法：是把各个不同的实验因子，按照预定的排列顺序，分别施加在不同的班或组中，然后把每个因子的几次效果加在一起，进行比较，做出结论。

（三）文献研究法

文献（literature）是记录已有知识和信息的一切载体，是把人类知识用文字、图形、符号、声频和视频等手段记录下来的所有资料。文献研究法（literature research）是根据一定的研究目的或课题需要，通过对文献进行查阅、整理和分析，全面、正确地了解所要研究的问题，并力图找寻事物本质属性的一种研究方法。

文献研究法要求的材料，最好是第一手原始材料。如果是间接的资料，首先要鉴别其真伪及是否准确。文献研究法的步骤为：第一，搜集一切可搜集到的文献，并从中选择出重要的和确实可用的材料；第二，详细阅读有关文献，认真审阅，并作摘录、分类；第三，分析研究材料，提出研究意见，确立大纲；第四，写出研究报告。

（四）比较研究法

比较研究法（comparative research method）是根据一定的标准，对两个或两个以上有联系的教育现象、过程、活动等进行考察，寻找其异同，探求教育之普遍规律及特殊本质，力求得出符合客观实际的方法。这是经常运用于护理教育研究的一种方法。比较的根本要求是同质相比，即在同一护理教育问题上由两个或两个以上的单位进行比较。进行比较的材料必须是同类范围的，采用的标准、处理方法必须都是同一的，否则就不可比。

比较研究法可分为：同时代的不同国度、民族、地区、学校等之间在某一课题上的横向比较；同一国家、民族、地区、学校等自身在某一课题上不同时期的纵向比较。比较教育研究工作可分四步：①描述：描述各个考察对象的某一护理教育现象或教育事实；②解释：主要是对所了解的教育情况进行解释，并从社会、经济、心理诸方面分析影响护理教育的各种因素；③并列：主要是把要比较的材料，按可比的形式排列起来，决定比较的格局，确立比较的标准，然后进行资料分析，提出比较分析假说；④比较：即全面地比较研究，验证假说，得出结论。

（五）统计法

统计法（statistics）是把通过观察、测验、调查、实验所得到的大量数据材料，进行统计分类，然后对所研究的护理教育问题作出数量分析的一种方法。这是数理统计法在教育中的应用。教育统计分为描述统计和推断统计两大类。统计法一般分两大步骤：①统计分类：整理数据，列成系统；分类统计，制订统计表或统计图。②数量分析：通过数据进行计算，找出集中趋势、离散趋势或相关系数等，以便从中发现规律性。掌握统计法，必须学习统计学，以掌握科学推理方法和统计计算技术。

（六）调查法

调查法（survey method）是社会科学研究中广泛运用的一种基本方法，作为一种描述性研究方法，它是通过对原始材料的观察，有目的、有计划地收集研究对象的材料从而形成科学认识的一种研究方法。在护理教育研究中，作为收集和处理信息的基本方法，调查研究法是被普遍采用的研究方法。护理教育调查法研究的步骤可分为三个阶段：①准备阶段：包括提出问题、查阅文献、形成假说，制订调查计划，拟定调查提纲和设计调查表。②调查阶段：包括直接观察、收集书面材料、谈话、开调查会、问卷等调查方法。③资料分析阶段：包括资料整理、资料分析、形成调查研究的结论和论文。

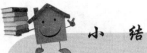

小 结

　　护理教育是为护理学科培养具有宽厚的医学、人文学、护理学等知识，并能为人类健康服务的专业人才的活动。随着科学技术的不断进步，护理的知识体系也在不断丰富和完善。国外护理教育经过百年的快速发展，已形成了注册职业护理教育、证书护理教育、大专护理教育、本科护理教育、硕士学位护理教育和博士学位护理教育；我国护理教育也在不断发展变化。目前，我国的护理教育呈现中等护理教育、护理专科教育、护理本科教育、护理研究生教育的多层次、多渠道的护理学教育体系。高等护理教育的护理人才培养定位日益明确，护理学课程体系以及护理师资队伍的建设也在不断加强。

　　护理教育的目的是为学生今后从事护理学领域内教育教学活动，包括院校护理教育、临床和社区护理教学、健康教育等提供必需的教育和教学基本知识、基本理论和基本技能；其研究任务，包括护理教育理论的发展、护理教育目标和教育哲理的制订、课程设置的形成和发展、教学方法的改革、评估与评价在护理教育中的应用、临床教学的组织和改革及护理教育资源配置理论等；探索教育规律常用的方法有观察法、实验法、文献研究法、比较研究法、调查法等。

思 考 题

1. 教育、教育学和护理教育学这三个概念之间有何区别？
2. 以美国护理教育为例，分析目前我国护理教育存在的问题。
3. 结合自己的学校和学习生活，思考当前我国护理教育改革的主要方向。

（李彩福）

第一章思考题参考答案

第二章 教育学理论及在护理教育中的应用

学习目标

通过本章内容的学习，学生应能够：

◎ 识记

1. 阐述各教育学理论的代表人物及各自主要观点。
2. 阐述记忆和遗忘的基本特征和记忆过程。
3. 列举遗忘进程的影响因素。
4. 陈述观察学习的阶段。
5. 阐述合作学习的原则。
6. 说出建构主义理论关于学习环境的四大要素。

◎ 理解

1. 用自己的语言解释下列概念：

应答性行为　操作性行为　正性强化　负性强化　塑造　发现学习　有意义学习
接受学习　同化　观察学习　外部强化　替代强化　自我强化　练习曲线　内在反馈
外在反馈

2. 举例说明斯金纳强化理论的 4 种强化类型。
3. 举例说明信息遗忘的前摄干扰和后摄干扰。
4. 比较成人教育模式与儿童教育模式的不同点。
5. 区分行为主义、认知主义、人本主义三大理论的不同。
6. 分析一项护理操作技能的形成过程特征及影响这项操作技能形成的教学条件。

◎ 运用

1. 将行为主义理论、认知理论、社会学习理论、人本主义理论、合作学习理论的主要观点应用到护理教育中。
2. 应用操作技能的有效教学策略，对一项护理操作技能的学习进行教学设计。

第一节 行为主义理论

案例 2-1

"红杠杠"

某小学二年级，语文课老师每天给学生布置作业，因小学生都贪玩，往往是玩完了才去做作业，而作业量又比较大，所以学生字写得比较差，后来老师就给作业完成得好而且字迹写得比较工整的同学的胳膊戴上一道"红杠杠"，最多的是三道杠，红

案例 2-1 分析

13

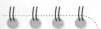

案例 2-1

杠杠越多表明作业做得越好。因为红杠杠是作业完成好坏的标志，所以为了得到红杠杠，同学们都比较主动地去学习，老师也就进一步强化了这种行为。

问题与思考：

请根据斯金纳强化理论，分析该案例中促进小学生学习的刺激、所产生的反应及应用的强化类型。

一、行为主义理论的产生及主要代表人物

行为主义理论是 20 世纪初产生于美国的一个学习心理学派别。其主要代表人物有：华生（J. B. Watson）、巴甫洛夫（I. Pavlov）、桑代克（K. Thorndike）和斯金纳（B. Skinner）等。

知识拓展

华生简介

美国心理学家华生（1875—1958）是行为主义心理学的创始人，他第一个把行为奉为一种"主义"，从而形成了一个独立的心理学派别。华生毕业于芝加哥大学心理学院，他接受了动物实验方面的训练，并发现对动物行为的观察比有意地关心动物的智力状况更能产生和发现客观的资料。1919 年，他的代表作《行为主义观点的心理学》（*Psychology from the Standpoint of a Behaviorist*）出版，该书系统地表述了他的行为主义理论体系。华生认为行为主义理论的目标就在于预测和控制行为。其观点引起了人们对行为的关注，在心理学领域产生了持久的影响。

二、行为主义理论的主要观点

以华生为代表的行为主义理论家的主要观点可以概括为以下几个方面。

1. 在教育心理学研究中应该摒弃内省的方法，即放弃对学习的内在认知过程的研究。

2. 观察和研究学习过程应只限于动物或人的学习行为，而且重点是客观实验，而不是主观推测。

3. 动物的大多数学习行为是通过刺激－反应的联结学会的。动物实验的结果可以推知到人类，因为动物与人的行为区别仅在于复杂程度的不同。

4. 人类的学习是为了形成适应社会生活的行为，人的任何行为都是外在环境与教育的产物。

5. 强调外显行为的变化，强调强化的作用，认为人的行为结果影响着后继的行为。用公式表示：Learning=Behavior + Consequence。

三、桑代克的学习理论

爱德华·李·桑代克（Edward Lee Thorndike，1874—1949）是美国的心理学家，他受达尔文进化论的影响，认为人类是由动物进化来的，动物和人一样进行学习，只是复杂程度不同

而已。因此他通过动物实验来研究学习，提出了联结主义的刺激－反应学习理论。

（一）桑代克的动物实验

桑代克所设计的最成功的实验之一就是"猫开门"实验，如图 2-1 所示：他把饿得发慌的猫关进被称为迷笼的笼子，笼外放着食物，笼门用活动的门闩闩着。被放进笼时的猫在笼子里躁动不安，在乱碰乱抓的过程中，偶然碰到那个活动的门闩，门被打开

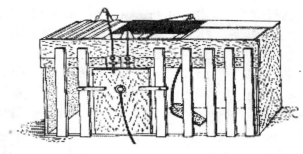

图 2-1　桑代克迷笼

了，猫吃到了食物。如此反复，猫从笼中出来吃到食物所花费的时间会越来越少。实验表明，所有的猫的操作水平都是相对缓慢地、逐渐地和连续不断地改进的。由此，桑代克得出了一个非常重要的结论：猫的学习是经过多次的试误，由刺激情境与正确反应之间形成的联结所构成的。

（二）桑代克的主要理论观点

1. 学习是一种经过试误而建立刺激－反应联结的过程　根据实验研究，桑代克认为学习都不是突然发生的，而是通过一系列细小的步骤按顺序逐渐达到的一种渐进的、反复尝试的过程，是个体在刺激情境中反复尝试，建立一种刺激－反应联结的过程。在问题情境中，个体表现出多种尝试性的反应，直到一个特定的反应出现，将问题解决为止，即形成了固定的刺激 - 反应联结。这种从多种反应中经过反复尝试选择其中一种特定刺激－反应固定联结的过程，称为试误学习（trial and error learning）。在试误学习过程中，先是错误的反应多于正确的反应，随后正确的反应多于错误的反应，直到全部正确而无错误的反应出现。

2. 试误学习的规律　根据实验的结果，桑代克提出了著名的三条基本规律。

（1）准备律（law of readiness）：指刺激 - 反应的联结，随个体的身心准备状态而异。当个体在准备状态下对某个刺激做出反应时，就会产生满足感，有过满足感的经验，以后在同样的情境下会做出同样的反应。当个体不准备对某个刺激做出反应时，就会产生苦恼，以后在同样的情境中也不会做出反应。

（2）效果律（law of effect）：指刺激 - 反应联结受反应结果的影响，即 Learning=Behavior+Consequence。反应得到的结果是奖赏，联结的力量就会增强；反应得到的结果是惩罚，联结力量就会减弱。效果律说明，一个导致成功或奖励的行为比没有得到奖励的行为更可能被重复。效果律是最重要的建立刺激 - 反应联结的规律，后来被持有这种学习观的理论家发展成为"强化学说"。

（3）练习律（law of exercise）：指刺激 - 反应联结随练习次数的多少而增强或减弱，包括"应用律"和"失用律"。

1）应用律（law of use）：任何刺激 - 反应联结，通过应用或练习则可使之加强，练习越多，则联结力越强。练习的间隔越接近，刺激与反应间的联结力越强。

2）失用律（law of disuse）：指某一刺激 - 反应联结如果在一定的时间范围内不练习，联结的力量就会减弱甚至消失。

桑代克在教育心理学的发展中占有重要的地位，是心理学史上第一个用动物进行学习研究的人，他的学习理论是第一个系统的教育心理学理论，对教育心理学的发展做出了重要的贡献。

四、斯金纳的操作性条件反射理论

伯尔赫斯·弗雷德里克·斯金纳（Burrhus Frederic Skinner，1904—1990）是美国著名的

教育心理学家，他继承并发展了桑代克和华生的理论，进行了大量而持久的动物实验研究，提出了操作性条件反射理论。此理论是从华生行为主义派生出来的一种新行为主义理论。

（一）斯金纳的动物实验

为了分析动物的行为，斯金纳专门设计了斯金纳箱（图 2-2）。斯金纳迷箱内部有一些动物可以通过某些操作获得奖励的食物。他设计的一种实验装置是在迷箱内装一个小杠杆，小杠杆与传递食物丸的机械装置相连接，杠杆一旦被压动，一粒食物丸就会滚进食盘。实验时，斯金纳把小白鼠放入迷箱，与桑代克实验中的猫相似，白鼠起初只是盲目地活动，当它踏上杠杆时，即有食物丸放出，从而获得了食物。再按压杠杆时，第二粒食物丸又滚进食盘。反复几次之后，这种条件反射很快就形成了。小白鼠会在箱内持续按压杠杆，反复取得食物，直到吃饱为止。

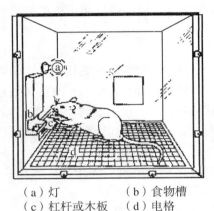
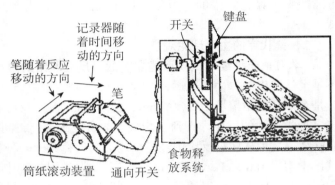

（a）灯　　　　　（b）食物槽
（c）杠杆或木板　（d）电格

图 2-2　"斯金纳"箱

（二）斯金纳的主要理论观点

1．操作性条件作用与学习行为　斯金纳把行为本身作为心理学的研究对象，认为心理学的任务就是要对行为进行直接的、描述性的研究。斯金纳所要建立的心理学，其实就是一门直接描述行为的行为科学。强调对行为的预测和控制是斯金纳整个思想体系的中心内容。他所建立的行为公式是：$R=f(S)$。其中 R 表示行为反应，是因变量；S 表示刺激情境，是自变量。斯金纳认为操作性条件作用的学习过程是有机体在各种情境活动中，由于自发的反应而建立起的刺激 - 反应联结关系，主张行为的改变是操作条件作用的结果，并将人类的行为分为两种：应答性行为与操作性行为。

（1）应答性行为（respondent behavior）：应答性行为由先行刺激所引发，是对刺激物的回答，这种行为比较被动，要受刺激物的控制，巴甫洛夫的条件反射就属于应答性行为。

（2）操作性行为（operant behavior）：操作性行为是有机体自发操作的行为，这种行为是主动的，代表着有机体对环境的主动适应。操作性行为可以有效地应付环境，而应答性行为做不到这一点。在斯金纳看来，人类的大多数行为都是操作性行为，因此研究行为科学的有效途径就是研究操作性行为。

斯金纳认为，两种不同类型的行为必然会导致两种不同的条件反射。应答性行为所导致的是"反应性条件反射"，而操作性行为所导致的则是"操作性条件反射"。前者与巴甫洛夫的经典条件反射一致，称为 S 型条件反射（强化是与刺激相联系的）；后者则与桑代克的工具性条件反射相类似，称为 R 型条件反射（强化是与反应相联系的）。

2．强化物的种类　有以下两种分类方法。

（1）积极强化物与消极强化物：强化物可以分为两类，一类为积极强化物（正强化物），另一类为消极强化物（负强化物）。积极强化物是指与操作性行为相伴随的、可增加操作性行为发生频率的强化物，如水、食物、奖赏等；消极强化物是指与操作性行为相伴随的刺激物，当它从情境中被排除时，可以增强这种反应。斯金纳通常以食物来强化白鼠按压杠杆的行为，在这种情况下食物就是积极强化物，它提高了白鼠按压杠杆的频率；也可以安排这样的实验，把白鼠放进一个特制的箱子里，然后给予电击，只有当白鼠按压杠杆时，电击才停止。经过几次这样的强化，白鼠就学会了按压杠杆以逃避电击，电击就是消极强化物，因为它也增加了白鼠按压杠杆的频率。

（2）条件强化物与概括化强化物：斯金纳把天然具有强化作用的刺激物称为原始强化物，如食物、水等。但有时与原始强化物相伴随的很多中性刺激物，由于条件作用也具备了强化性质，成为条件强化物。如在白鼠按压杠杆时，同时呈现灯光和食物，白鼠很快形成操作性条件反射。此后，再安排白鼠按压杠杆，不给予食物，只呈现灯光，白鼠按压杠杆的行为也增加，说明灯光已经具有了强化性质，成为一种条件强化物。一般来说，条件强化物的力量与原始强化物的匹配次数成正比。

当一个条件强化物与一个以上的原始强化物形成联系时，这个条件强化物就具备了多方面的强化作用，成为一个概括化的强化物。在现实生活中，最常见、最典型的概括化强化物是金钱，因为金钱与人的衣、食、住、行等具有普遍联系，因而具有最广泛的强化作用。但与条件强化物不同的是，作为概括化强化物的一级强化物不再伴随它们时，概括化强化物的作用依然存在。因此，概括化强化物在人类行为的习得和保持中，具有非常重要的意义。

3．强化原则（principles of reinforcement）　斯金纳认为，操作性条件反射的建立依赖于两个因素：操作及其强化。他利用斯金纳箱对白鼠进行了一系列研究，得出了操作性条件反射建立的规律，即"如果一个操作发生后，接着给予一个强化刺激，那么其强度就增加"。只不过，强化增加的不是某一具体反应，而是反应发生的概率。强化在斯金纳的操作性条件反射原理中起着重要作用，但斯金纳既不同意桑代克以效果律来解释强化对操作性条件反射形成的作用的观点，也不同意巴甫洛夫关于强化增加条件反射的强度的观点。他认为，强化增强的不是某一具体的条件反射本身，它所增强的是这种反射发生的概率，或者说它增强了反射发生的倾向性。

斯金纳通过实验，总结出操作性条件反射具有以下四个强化类型：

（1）正性强化（positive reinforcement）：即指某种具体行为的效果是积极的，就能增加该行为重现的概率。在斯金纳箱内，小白鼠按压操作杆可以得到一个食物丸，从而增加了它产生这种反应的概率。教师如果对表现良好的学生报以赞许的微笑，或者在记分册上给予肯定的评价，则可以促进学生良好表现的出现。正性强化还可通过给予金钱、荣誉、物品、情感、信息、关注、赞同等方式实施。

（2）负性强化（negative reinforcement）：即指某种具体行为可以避开某种不愉快的结果，就会增加该行为重现的概率。在斯金纳箱里，当小白鼠被放置于某种不良刺激中，如电休克，它可以通过某一特殊的反应，如按压操作杆以关掉电源来逃脱这种不良的刺激。这种负性强化也增加了产生按压操纵杆这种反应的概率。有些学生之所以努力学习，很可能是为了避免考试不及格被家长和老师批评等不愉快的结局。

（3）惩罚（punishment）：即指某种行为可以导致某种不愉快的后果，个体为了避免这种后果会减少做出这种行为的概率。惩罚不等于负性强化，它的不良刺激是发生在动物反应之后。如果在斯金纳箱里，按压操作杆的行为会导致小白鼠的电休克，那么它按压操作杆这一行为的概率就减少。如一个学生做了某种不良的行为而受到批评后，他会减少再次表现这种行为的概率。

（4）强化消退（omission of reinforcement）：即指在反应之后，如果不继续给予强化，反应行为就会逐渐消失。在斯金纳箱里，如果小白鼠按压操作杆不能得到食物这一强化剂，反应的概率就会逐渐减少。强化的消失最终导致反应的消失。

4．**强化程序**（schedules of reinforcement）　斯金纳把强化程序分为两种类型：持续性和间断性的。在持续性强化中，动物每一次反应都给予强化；在间断性强化中，强化不是每次反应后都给予，间断性强化还可以进一步分为比率强化和间隔强化两种，前者强化取决于动物反应的速度，后者强化取决于时间。此外，每一种又可以按固定或变化的特点进一步分类。强化程序分为以下几种类型（图 2-3）：

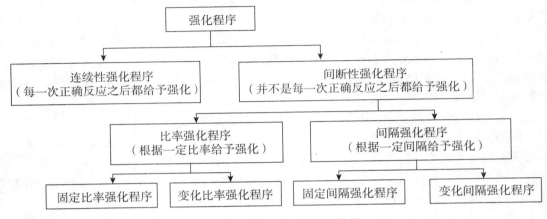

图 2-3　斯金纳强化程序的类型

（1）固定间隔强化：指在固定的时间间隔内给予强化，而不管有机体在这一间隔内做出多少次反应。这种强化作用模式，容易使有机体在时距的开端反应较少，而在时距的终端反应增多。

（2）变化间隔强化：指强化发生在变化的时间间隔里，有时长，有时短。例如，有时 2 分钟给予强化，有时 3 分钟给予强化。

（3）固定比率强化：指强化发生在预定的若干次反应之后，例如，小白鼠每次按压杠杆之后给予强化，或每按压 3 次操作杆之后给予一次强化。其效果与固定间隔强化类似，即在接近强化时，反应突然增多，而在强化后的一段时间里，反应则减少。

（4）变化比率强化：指强化发生在变化的反应次数之后，例如，有时在小白鼠按压了 8 次操纵杆反应后进行强化，有时却在按压了 2 次后给予强化。其作用比固定比率强化的作用大。

这四种强化模式对行为的影响有大有小，斯金纳认为，在对有机体进行强化时，不应只采用一种模式，而应联合使用多种模式。

5．**塑造**　塑造（shaping）是斯金纳的另一个概念，即指新行为的产生。行为的塑造可以通过上述四种方式，即正性强化、负性强化、惩罚以及强化消退来完成，其中，正性强化效果最佳，惩罚收效最少，负性强化居中。由于人总是处在复杂的环境之中，所以计划对人的行为进行塑造时，不能简单地局限于依赖某一种强化，而需要对上述四种方式进行综合运用。

五、行为主义理论在护理教育中的应用

（一）桑代克的学习理论在护理教育中的应用

1．**准备律的应用**　做好教前和学前的准备工作。教师应充分了解学生、钻研教材、精心设计教学过程的每一个环节，各种教学文件备齐。学生在课前复习旧课、预习新课，根据教师所规定的范围、内容和方法收集资料，激发并强化学生的学习动机，强调学习内容的重要性，

唤起学生学习的需要，让学生在最佳的状态下接受学习。

2．练习律的应用　教学实施后，例如对操作技能进行示范后，要安排学生练习时间，指导学生的练习，使其达到熟练的程度。

3．效果律的应用　教师不仅安排学生进行练习，还要对学生的练习给予积极的反馈。对于学生学习方面的进步，例如，操作掌握得好的地方，及时给予表扬和鼓励。使学生产生满足感，增进学习的兴趣，增强学习的效果即学习的联结。

（二）操作性条件反射理论在护理教育中的应用

1．强化类型的应用　在几种不同的强化类型中，以正性强化的效果最佳。护理教师要多运用正性强化，引导学生的正性情绪，来获取所期望的学习行为或表现。例如，在课堂教学中，护理教师对于学生的良好表现，如认真思考、勇于发言等，要及时给予肯定和赞赏，例如运用点头、口头表扬或奖励等。以增强学生的自信心，并从学习中获得快乐，从而在下一步的学习中更多表现出这些行为。注意奖赏要针对所有的学生，不要限于少数"好学生"，成绩一般或较差的学生更需要奖赏，效果可能更加明显。另外，巧妙运用负性强化及惩罚，对于所实施的负性强化或惩罚措施，教师要让学生明白他错在哪里、哪些事情不应该做，否则学生会有迷惑不解的可能，也会导致效果的降低。

2．强化程序的应用　鉴于不同的强化程序可导致不同的习得速度、反应速度和消退速度，教师也可利用不同的强化程序，例如定期考核（固定间隔强化）或不定期小测验（变化间隔强化），促进学生持续学习，提高教学的效果。

第二节　认知理论

案例 2-2

数学课与化学课的联系

化学课上老师发现很多学生不会调配溶液的浓度。这是一个相对简单的比率应用问题，化学老师从数学老师处得知学生已在数学课上学习过相关内容。

问题与思考：

请运用"有意义学习"的概念解释学生在化学课上运用数学技能时所遇到的困难，思考应使用哪些教学策略帮助学生更好地学习新知识。

案例 2-2 分析

一、认知理论的产生及主要代表人物

20 世纪 50 年代，西方主流心理学兴起了"认知革命"，产生了认知理论。认知理论的发展经历了三个不同的阶段：以格式塔心理学的学习理论和托尔曼的学习理论为代表的早期认知理论阶段、以布鲁纳和奥苏贝尔为代表的传统认知派学习理论、以信息加工学习理论为代表的新的认知派学习理论。本节重点介绍布鲁纳的发现学习理论、奥苏贝尔的接受同化学习理论和信息加工学习理论。

二、认知理论的主要观点

1．学习是个体对事物经认知、辨别、理解从而获得新知识的过程，在此过程中，个体所学到的是思维方式，即认知结构（cognitive structure）。

2．个体在学习情境中运用其已有认知结构去认识、辨别以至理解各个刺激之间的关系，增加自己的经验，从而改变（扩大或提升）自己的认知结构。

3．学习的产生是内发的、主动的和整体性的。

三、布鲁纳的发现学习理论

布鲁纳（Jerome S. Bruner，1915—）特别强调学生的主动探索，认为从事物变化中发现其原理原则，才是构成学习的主要条件，因而被称为发现学习论（discovery learning theory）。布鲁纳发现学习理论的观点可以概括如下：

（一）重视学习过程

布鲁纳认为重要的不在于铭记多少事实，而在于获取知识的过程。与让学生学习一系列事实相比，让他们去表达一个问题、收集资料、选择资料、处理资料以及做出推论等的过程是最重要的。

（二）强调内部动机的重要性

布鲁纳认为学习是一个主动的过程，对学习的最好的激发乃是对于所学材料的兴趣，即主要是来自学习活动本身的内在动机，而非等级、奖赏等外部因素。

（三）强调形成学习结构

布鲁纳认为学习是类目及其编码系统的形成。类目（category）指一组有关的对象或事件。编码系统（coding system）是人们对环境信息加以分组和组合的方式（图2-4）。由于布鲁纳强调学习的主动性和认知结构的重要性，所以他主张教学的最终目标是促进"对学科结构的一般理解"，即学习某一学科要掌握该学科的基本结构。"基本"指构成学科的主要内容，包括概念、规则（指原理、规律和公式）和生动的有意义的细节。"结构"即基本内容之间有层次的联系。布鲁纳认为，理解学科的基本结构有助于：①掌握整个学科的基本内容；②记忆学科知识；③促进知识的迁移；④提高学习兴趣。

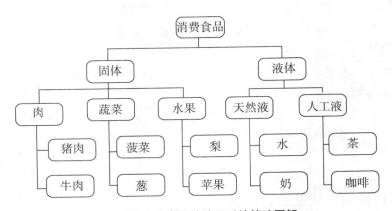

图2-4　消费食品的编码系统简略图解

（四）强调直觉思维的重要性

直觉思维指"以熟悉有关知识领域或其结构为依据，使思维者可能实行跃进、越级和采取捷径"。布鲁纳认为，在发现、发明、解决问题的过程中，常常是由直觉思维"猜测"出正确的答案，然后由分析思维去检验与证明。

（五）提倡发现学习

布鲁纳认为，对学习过程的重视，强调学科的基本结构，在强调分析性推理的同时注意直觉思维以及激发学习的内部动机等几个方面，都可体现在一种教学方法中，这就是发现学习（discovery learning）。发现学习是以培养探究性思维为目标，以基本教材为内容，使学生通过再发现的步骤进行的学习。它包括用自己的头脑亲自获得知识的一切形式。

四、奥苏贝尔的接受同化学习理论

戴维·保罗·奥苏贝尔（David Pawl Ausubel，1918—2008）特别着重于对学生课堂学习的性质、条件、过程和机制的探讨，提出了接受同化学习理论。他的基本观点如下：

（一）有意义接受学习是学生学习的主要形式

奥苏贝尔认为，人们常将接受学习与机械学习等同，将发现学习与有意义学习等同。然而发现学习不一定是有意义的，接受学习仍然可以是有意义的。有意义学习（meaningful learning）是符号所代表的新知识与学生认知结构中已有的适当知识建立非人为的（非任意的）、实质性的（非字面的）联系的过程。有意义接受学习（meaningful reception learning），简称接受学习（reception learning），就是在各门学科的学习中，将以定论形式表示的有意义材料与学生业已形成的有关认知结构有机地联系起来，加以融会贯通的学习。发现法并非传授学科内容的首要方法，有意义接受学习为课堂学习的主要形式。

（二）有意义学习的条件

1. 学习材料必须具备逻辑意义　逻辑意义指的是学习材料本身与人类学习能力范围内的有关观念可以建立非人为的和实质性的联系，亦即在人类能力范围内可以被理解。

2. 学习者认知结构中必须具备适当的知识基础　这一条件有时也称为学习者的知识基础或知识准备状况。

3. 学习者必须具有有意义学习的心向　指学习者积极主动地把符号所代表的新知识与学习者认知结构中原有的适当知识加以联系的倾向性。类似于学习动机和学习积极性。

（三）有意义接受学习的同化模式

同化（assimilation）指所学的新知识与原有认知结构相互作用，原有认知结构包含了新知识并扩大自身，形成更高度分化的认知结构的过程。新旧知识相互作用的同化模式有以下几种：

1. 下位学习　指新的学习内容类属于学生认知结构中已有的、包摄面较广的观念，有两种形式：

（1）派生下位学习：当新的学习材料作为原先获得知识的特例，或作为原先知识的证据、例证而加以理解时，便产生了派生下位学习。新知识只是旧知识的派生物，学习结果导致的不是原认知结构的质变，而只是扩大。

（2）相关下位学习：新的材料类属于原有的具有较高概括性的材料中，原有的观念得到扩展、精确化、限制或修饰，新的概念或命题获得意义。新学习的材料与具有较高包摄性和概括性的类属者结合并发生相互作用，但前者的意义并未完全蕴含在后者之中，也不能为后者所代表。新知识使旧观念发生部分质变，要么是限制，要么是扩充，要么是修改。比如，学习了杠杆的概念，学习定滑轮时，把定滑轮同化到杠杆的概念之下，理解了定滑轮实际上是一种等臂杠杆，就能很容易理解定滑轮为什么不省力。随着对定滑轮概念的同化理解，对杠杆的理解也会有一定变化，杠杆不一定是细长的，也可以是一个圆轮子。

2. 上位学习　当学习一种包摄性更广，可以把一系列已有的观念从属于其下的新知识时，新知识便与认知结构中已有的观念产生上位关系。

3. 并列结合学习　当新知识相对于原有认知结构既不存在上位关系，又不存在下位关系，只是和认知结构中的某些观念具有一般的吻合性时，新知识则可用原有知识进行类化，并与原有认知结构产生一种并列的组合，可能产生联合意义，这种学习称为并列结合学习。比如凭借关于水流的知识来理解血流等。

五、信息加工学习理论

信息加工学习理论认为认知学习过程是信息的收集、加工、储存和需要时提取加以运用的过程。

(一) 信息加工的心理过程

一般认为信息加工的过程包括三个心理特征：信息加工是阶段性的；各阶段的功能不一，居于前者属暂时性，居于后者属永久性；信息加工不是单向直进式，而是前后交互作用的。根据此三点假设，一般同意采用类似图 2-5，说明信息加工的内在心理过程。

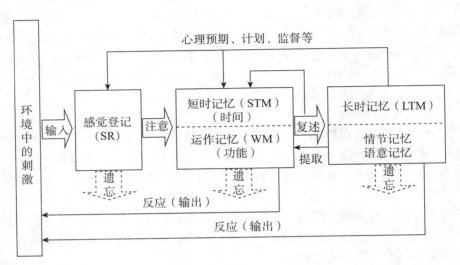

图 2-5 信息加工的心理过程

1．记忆的信息加工模式 一般认知心理学家，将信息加工分为三个彼此分离但又前后交流的阶段来解释。三个阶段代表三种不同形式与不同性质的记忆。

(1) 感觉登记 (sensory register，SR)：又称感觉记忆或瞬时记忆。感觉是通过各种感觉器官从环境中接收信息的过程。通过感觉接收到的信息一开始储存在感觉登记器中。但在这一阶段，信息只保留不足 3 秒的时间。如果信息没有被转入下一阶段，就会从感觉登记器中迅速消失。之所以把这个阶段称为感觉登记是因为它所储存的信息的形式与信息刚开始被感知时的形式是相同的。人类通过"注意"这一心理过程，对感觉登记中的信息进行选择性关注。注意 (attention) 是心理活动对一定对象的指向和集中。

(2) 短时记忆 (short-term memory，STM)：一旦信息获得注意，就被转入短时记忆。短时记忆指感觉登记后再经注意而在时间上延续到 1 分钟以内 (多在 20 秒左右) 的记忆。短时记忆是限量记忆，可以存储 7±2 个相互没有联系的信息。

(3) 长时记忆 (long-term memory，LTM)：指保持信息长期不忘的永久记忆。长时记忆的容量是无限的。储存在长时记忆中的信息大致分为两类：一类为情节记忆，指有关生活情节的实况记忆；另一类为语意记忆，指有关文字所表达意义的记忆。

2．短时记忆的运作功能 短时记忆的容量虽有限制，但其具有运作记忆的功能，一方面，它通过复述、精加工和组块等作用，使信息保持较长久的时间，并促进信息转入长时记忆；另一方面，它又根据当前认知活动的需要从长时记忆中提取储存的信息进行操作。精加工指个体有意识地将新信息和长时记忆中已有信息相联系，利用已有信息赋予新信息更多的意义。组块 (chunking) 指发现新信息之间的层次关系或其他关系，使信息带有某种结构，将独立的信息单位组合成一个新的信息群来使任务简单化，使之能有效保持。

3．记忆的基本过程 记忆包括识记、保持和回忆三个阶段。从信息加工的角度看，这一基本过程是信息的输入、储存和提取。

（1）识记（memorizing）：是识别并记住事物的过程。根据识记的目的性及意志力程度，分为无意识记和有意识记。无意识记指事先没有预定目的，不需要意志努力的自然识记；有意识记指事先有预定目的，并经过一定意志努力的识记。根据识记的理解性及方法，分为机械识记和意义识记。机械识记指在不理解材料意义的情况下，采用多次重复的方法进行的识记；意义识记指在理解材料意义的基础上，依靠材料本身的内在联系进行的识记。

（2）保持（retention）：指识记的事物在头脑中储存和巩固的过程。保持并非是原封不动地保存头脑中识记过的材料的静态过程，而是一个富于变化的动态过程。这种变化表现在质和量两个方面。质的变化反应表现为个体并没有原封不动地保持识记信息的原样，而是不断受个体已形成的心理结构制约，对信息进行主观加工；量的变化反应一般表现为识记的内容随着时间的进程呈减少的趋势，甚至遗忘。

（3）回忆（recall）：是对头脑中保持事物的提取过程。分再认和再现两个水平。再认（recognition）是当识记过的事物再度出现时能够把它识别出来。再现（reproduction）是当识记过的事物不在时能够在头脑中重现，这是一种高水平的回忆。

（二）长时记忆中信息的遗忘

1．遗忘的进程 德国心理学家艾宾浩斯（H. Ebbinghaus）采用机械重复的记忆方法对词表进行系列学习，当达到刚能一次成诵的程度时便停止，然后间隔一段时间后再测量自己还能记得多少。根据他的实验结果绘制了艾宾浩斯遗忘曲线（curve of forgetting）（图2-6），表明遗忘的规律为：速度先快后慢、内容先多后少。

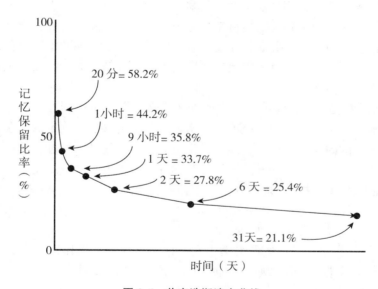

图 2-6 艾宾浩斯遗忘曲线

2．遗忘进程的影响因素

（1）识记材料的性质和数量：对熟练的动作和形象材料遗忘得慢；对有意义的材料比无意义的材料遗忘要慢得多；在学习程度相等的情况下，识记材料越多，忘得越快，材料少，则遗忘较慢。

（2）学习的程度：一般认为，对材料的识记，如果没有一次达到无误背诵的标准，称为低度学习；如果达到恰能成诵之后还继续学习一段时间，称为过度学习（over learning）。实验证明，低度学习的材料容易遗忘，而过度学习的材料比恰能成诵的材料记忆效果要好一些。

3．长时记忆遗忘的原因　对遗忘的原因，有各种不同的说法，归纳起来有下述四种：

（1）衰退学说：该理论认为，遗忘是记忆痕迹得不到强化而逐渐减弱，以至最后消退的结果。在感觉登记和短时记忆的情况下，未经注意和复述的学习材料，可能由于痕迹衰退而遗忘。

（2）干扰学说：干扰理论认为，遗忘是因为在学习和回忆之间受到其他刺激的干扰所致。一旦干扰被排除，记忆就能恢复。干扰学说可用前摄干扰和后摄干扰来说明。前摄干扰指先前学习的材料对识记和回忆后学习的材料的干扰作用。前摄干扰随前行学习材料数量的增加而增加，也随保持时间的增加而增加。后学习的材料对识记和回忆先学习材料的干扰作用，称为后摄干扰。后摄干扰受前后两种学习材料的类似程度、难度、时间安排以及识记的巩固程度等因素的影响。如果前后学习的材料完全相同，后学习即是复习，不产生后摄干扰。在学习材料由完全相同向完全不同逐步变化时，后摄干扰开始逐渐增加，材料的相似性达到一定程度，干扰作用最大，以后干扰又逐渐减弱，到了先后识记材料完全不同时，干扰的作用最小。

（3）压抑说：压抑理论认为，遗忘是由于情绪或动机的压抑作用引起的，如果这种压抑被解除，记忆也就能恢复。

（4）提取失败：有研究者认为，存储在长时记忆中的信息是永远不会丢失的，之所以对一些事情想不起来，是因为在检索有关信息时没有找到适当的检索线索。

六、认知理论在护理教育中的应用

（一）发现学习理论在护理教育中的应用

1．合理设置课程及编排教材　按照学科基本结构进行课程设置，使学生在掌握学科结构的基础上获得系统的知识。转化与安排教材的知识结构，将原发现过程改编成适合学生在课堂上再发现的过程，为此必须做到：①教材编写和组织要缩短原发现过程，降低难度，使学生能在较短时间内完成再发现过程；②简化原发现过程中出现的启示期的思维过程，使学生能通过逻辑思维来解决；③整理原发现过程中出现的大量可能性，精简为少数几个主要的选择支；④改教材编写的演绎式为归纳式。

2．创造有利于发现学习的情境　护理教师在日常教学中应强调主动学习的精神，强调内在动机。护理教师可利用惊奇、激发疑惑、提出具有几个解答的不确定的问题、设计困境、揭示矛盾等来激发学生的内在学习动机，鼓励学生主动学习。另外，护理教师可安排刺激学生思考的学习情境，并通过小组学习任务的设计，为发现学习创造条件。

3．采用发现的教学方法　护理教师可采用如下教学流程，促进学生进行发现学习：

（1）第一阶段，提供信息：呈现教具、图片、数据、影片、问题，让学生观察、操作、体验、比较、推论、假设、分析、判断、试验、探究。

（2）第二阶段，互动澄清：让各组学生发展他们的探究（操作）方式和发现，鼓励全班学生讨论他们所获得的学习经验。师生互动，护理教师以启发式提问的方式，诱导学生依据既得的经验自行发现法则、关系。

（3）第三阶段，应用印证：将所学习到的概念与规则，应用于学习与生活情境中。

（二）奥苏贝尔的学习理论在护理教育中的应用

1．了解学生的认知结构　按奥苏贝尔的观点，只有学习材料能配合学生既有的认知结构，学习才会有意义。教师在讲解新知识前，应通过测验或非正式口头问答的方式确定学生是否拥有适当的认知结构，据此决定教学的内容。

2．呈现前导组织　若学生没有具备适当的认知结构，教师应呈现前导组织，提供相关的背景知识。前导组织是指一种以学生已熟知的知识为基础设计的有组织的材料，它可以是一段文字叙述、一部影片或是一道问题。前导组织起桥梁作用，使学生更易将新教材融入旧知识当中，有助于学习的产生。

3. 合理组织教学内容　学习材料讲解的过程中，教师应遵守渐进分化和整合协调的原则。渐进分化即从一般概念的说明，逐渐进入详细内容的讲解。整合协调即教师在呈现教材时，协助学生理清学习内容中各项事实、概念和原则之间的关系，包括平行关系和上下从属关系，并对学习内容中重要的异同点进行比较，以便将各个重要内容之间的关系整合后，清晰而稳定地融入学习者的原有认知结构中。

（三）信息加工学习理论在护理教育中的应用

1. 引起注意　根据信息加工学习理论，注意促使信息从感觉登记进入短时记忆。教师应通过告知明确的学习目标、言语强调、音调变化、手势运用、板书重要内容、增加趣味性等方法吸引学生的注意。

2. 根据学生的学习限度安排教学　短时记忆的容量和时间都是有限的，超出这个限度就会使信息加工的效率大打折扣。因此护理教师不应在短时间内呈现给学生过多信息，而应留给他们时间思考、加工信息，促进信息转换。

3. 促进信息加工　信息加工学习理论告诉我们，个体通过复述、精加工和组块等方法可以使信息变得更有意义，转入长时记忆，长久地保留。护理教师应以多种方式呈现信息，运用大量比喻和例子说明新信息，通过提问促进学生对信息进行精加工、绘制图表、进行小结等方法促进学生对信息的加工。

4. 促进信息的保持　根据长时记忆遗忘的进程、影响因素及遗忘的原因，护理教师可采取如下方法，促进学生对所学知识的保持：

（1）保证课间休息：课间休息有利于减少前后课程内容之间的干扰。

（2）有效识记学习材料：运用记忆术为无意义材料人为赋予意义帮助记忆。适当过度学习，以达到掌握标准学习量，再增加 50% 为宜。识记较长的学习材料时，由于中间部分同时受前后内容的前摄干扰和后摄干扰，因此应有意识地加强学习。

（3）合理组织复习：根据遗忘进程先快后慢的规律，必须及时复习学习内容，同时配合经常性的复习，以防止不断地遗忘。

第三节　社会学习理论

案例 2-3

男护生的"榜样"

　　男同学小王被调剂至某校护理专业。由于对护理专业缺乏足够的了解，小王的学习态度逐渐消沉，出现了旷课在宿舍打游戏的现象。班主任刘老师认为小王为初犯，对他进行了说服教育，未采取惩罚措施。但小王的学习态度并未因此改善，久而久之，班上其他男生也出现了旷课的现象。

　　问题与思考：

　　请分析旷课现象出现的原因，并根据社会学习理论提出改善男生学习态度的措施。

案例 2-3 分析

一、社会学习理论的产生及代表人物

由于行为主义学习理论不能完全解释人类的复杂学习行为，于是 20 世纪 60 年代初产生了社会学习理论。美国斯坦福大学教授班杜拉（Albert Bandura，1925—）是这一理论的创始人。他认为虽然通过操作性条件作用的塑造程序，可以形成各种社会行为，但个体也可以只是通过观察他人的行为而习得新的反应。这些他人即榜样（models），通过这种观察而习得反应，即称为榜样作用（modeling）。

二、社会学习理论的主要观点

（一）社会学习理论的实验研究

为了说明榜样作用的效果，班杜拉进行了经典的 Bobo 玩偶实验：随机将儿童分为三组，分别观看三部影片中的一部，影片中的成人对着和成人一般大小、称为 Bobo 的充气娃娃拳打脚踢。第一部影片中，攻击者因其攻击行为得到了奖赏；第二部影片中，攻击者因其攻击行为遭到了批评；第三部影片中，攻击者的行为没有引来任何后果。随即，每个儿童被独自留在放满玩具的游戏室，这些玩具中包括 Bobo 娃娃。实验者透过单向玻璃观察儿童的举动。目击影片中攻击者行为受到强化，或未受惩罚的儿童与目击攻击者受到惩罚的儿童相比，前者更多地模仿攻击者的行为。说明电影里榜样的攻击性行为所导致的结果（奖励或惩罚），是儿童是否自发地模仿这种行为的决定因素。但这是否意味着，看到榜样受奖励的儿童比看到榜样受惩罚的儿童习得更多攻击性行为呢？为了回答这个问题，班杜拉在这三组儿童看完电影回到游戏室时，以提供糖果作为奖励，要求儿童尽可能地回想榜样的行为，并付诸行动。结果表明，这三组儿童在模仿攻击性行为方面没有任何差异。这说明，榜样行为所得到的不同结果，只是影响到儿童模仿的表现，而对学习几乎没有什么影响。因为在榜样受到惩罚的条件下，儿童同样也习得了这种行为反应，只不过没有同样地表现出来罢了。

（二）观察学习

所谓观察学习（observational learning），是通过观察他人所表现的行为及其结果而发生的替代性学习。人们仅仅通过观察别人（榜样）的行为就能学会某种行为。班杜拉认为，人类的大量行为都是通过对榜样行为的观察而习得的。

1. 观察学习的对象：榜样 班杜拉认为凡是能够成为学习者观察学习的对象，就可以称之为榜样或示范者。榜样不一定是活生生的人，也可以是以符号形式存在的人（如影视中的人）或事物、动物等。

2. 观察学习的特点 根据上述实验结果，班杜拉认为观察学习具有如下特点：

（1）观察学习不一定具有外显行为反应：学习者经由观察可以获得新的反应模式，但并不一定表现出来。

（2）观察学习不依赖直接强化：在没有强化作用的情况下，观察学习同样可以发生。

（3）认知在观察学习中起重要作用：班杜拉认为，在观察学习中，学习者从接触榜样到以后表现榜样的行为，中间经历了注意、记忆、表象利用等认知过程。

（4）观察学习不同于模仿：模仿指学习者对榜样行为的简单复制。而观察学习时，学习者从他人的行为及其后果中获得信息后，可经过自我矫正的调整，抽象出超越所观察到的行为之上的规则，并通过对这些规则的组合，创造全新的行为。

3. 观察学习的类型 班杜拉根据观察者观察学习的不同水平，把观察学习划分为三种类型：

（1）直接的观察学习：即学习者对示范行为简单的模仿。

（2）抽象性观察学习：学习者从示范者的行为中获得一定的行为规则或原理。

（3）创造性观察学习：学习者从不同示范行为中抽取出不同的行为特点，并形成一种新的行为方式。

4. 观察学习的过程 观察学习包括注意、保持、再生和动机四个阶段（图2-7）。

（1）注意阶段（attentional phase）：指在观察学习时，个体必须注意榜样所表现的行为特征，并了解该行为蕴含的意义，否则无从经由观察而成为自己的行为。注意是对榜样的知觉过程，决定了学习者在大量的示范事件面前观察什么、知觉什么和选取什么。影响注意阶段的因素主要有以下三个方面：

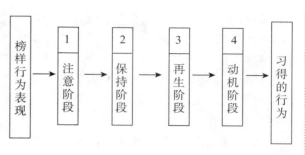

图 2-7 观察学习的过程

1）榜样特点：①相似性：在性别、年龄、价值观、文化背景等方面，榜样与观察者越相似，观察者越容易学习榜样的行为；②地位与声誉：榜样的地位越高，声誉越好，越具有权威性，越能引起观察者注意并保持这些榜样的行为；③能力水平：榜样所表现的能力水平要接近观察者，太低对观察者没有吸引力，太高又可能使观察者望而却步；④人格魅力：观察者更愿意模仿具有人格魅力的榜样行为，榜样热情的态度、有教养的举止，对于吸引观察者的注意有重要的影响。

2）观察者特点：对自己的行为反应恰当与否不确定的观察者、依赖性较强的观察者，更会注意、模仿榜样的示范行为。观察学习也受观察者的动机影响，与观察者自我判断相符合的行为容易被模仿。此外，由于观察学习也受个体的认知水平影响，注意、保持、再生和动机任何一个阶段发生认知不协调，都可阻碍观察学习的顺利进行。

3）榜样显示的特点：①真实的示范：真实榜样的行为操作，更生动有趣，更容易引起并保持观察者的注意，并可通过行为简化和重复示范突出重要部分；②符号性示范：指通过传媒如图片、幻灯、电影、录像等显示榜样，该类榜样可供观察者反复使用，但生动性不如真实示范；③内隐的示范：指要求学习者想象某种榜样行为进行观察学习；④创造性示范：指人们把不同榜样的各个方面组合成一个新的示范榜样，观察者可通过示范学到带有创新性的行为模式。

（2）保持阶段（retention phase）：指个体观察到榜样的行为之后，必须将观察所见转换为表征性的心向（把榜样行为的样子记下来），或表征性的语言符号（能用语言描述榜样的行为），才可形成示范事件的内部形象，以保留在记忆中，这些记忆代码在日后就能指导操作。演练是示范行为长久保持的重要方式。有些通过观察而习得的行为，此时如能在头脑中进行心理演练，也可增加保持时间。

（3）再生阶段（reproduction phase）：即观察者把表征化的示范信息转化为自己行为的过程。学习者能否用行为的方式显示出观察学习的内容，部分取决于他们是否已具备再现榜样行为所必需的子技能。另外，观察和行为的完全一致通常是通过对初步尝试的正确调整而实现的。在大多数日常学习中，人们通常是通过榜样作用大致掌握新的行为，然后根据自我矫正的调整，才逐渐熟练掌握这种技能。

（4）动机阶段（motivational phase）：指个体不仅经由观察从榜样身上学到了行为，而且也愿意在适当的时机将学到的行为表现出来。个体是否表现观察习得的行为，受个体动机变量的控制。个体呈现习得行为的动机受三种强化影响：一是外部强化，指榜样行为是否导致有价值的结果，如物质奖励、精神奖励等；二是替代强化，即看到他人表现示范行为后获得积极效果；三是自我强化，即学习者根据自己的标准，通过自我反省、自我奖惩等形式调整自己的行为。如人们倾向于做出使自我感到满足的反应，拒绝做出自己不赞成的行为。

三、社会学习理论在护理教育中的应用

在当前注重反思和评判性思维的护理教育氛围下，很容易忽视观察学习在护理教育中的作

用，但观察学习依然是最普遍、成功的学习方式之一。

1．发挥护理教师的角色榜样力量　学生每时每刻都在观察和倾听护理教师的一言一行，护理教师对学生来讲就是一个专业角色榜样。护理教师应充分认识到这一点，不断学习，扩充专业知识，熟练操作技能，形成良好的职业素质和道德风范。为学生提供符合职业操守与规范的角色榜样，帮助学生逐步建立正确的学科价值取向和积极的学科情感与态度，形成良好的专业行为角色模式。

2．采用示范教学，传授新行为　在护理教学中采用各种形式的示范教学，充分发挥教师的榜样作用。演示时，教师需要引起学生对学习情境中相关细节的注意。同时，示范必须清楚明白，符合逻辑。根据社会学习理论的观点，学生呈现习得行为的动机受三种强化即外部强化、替代强化和自我强化的影响。因此，如果学生没有模仿护理教师演示的行为，可通过奖赏模仿示范行为的学生（替代强化），教学生对自己说"很好，我做到了！"（自我强化）等方式，达到促进学生呈现所演示行为的目的。

3．利用同伴发挥示范作用　护理教师并不是学生唯一的榜样。与教师一样，学生也可以通过观察习得同伴的高成就取向或低成就取向。学生往往更倾向于模仿高地位的示范者。因此，在教学过程特别是专业技能的教学和临床实习中，可让学生以配对或小组学习的方式进行。将学习较差的学生和能力较强的学生配对形成练习或实习小组，使"差生"通过对同伴的观察学习来提高。

第四节　人本主义理论

案例 2-4

冷冷的老师

　　某大学教师，女，从事护理学基础教学 8 年，其教学风格严格但简单，侧重于知识和技能的传授，平时缄默不语，比较容易发火，有种"理性有余、感性不足"的冷感。实验课上批评、指责与反问学生的情况时常发生，学生多次在评教评学座谈会上表达对其不满。

　　问题与思考：

　　该教师在教学中存在的主要问题有哪些？根据人本主义理论，提出 2 ~ 3 点建议。

案例2-4分析

一、人本主义理论的产生及主要代表人物

　　人本主义于 20 世纪 50—60 年代在美国兴起，70—80 年代迅速发展，它既反对行为主义把人等同于动物，只研究人的行为，不理解人的内在本性，又批评弗洛伊德只研究神经症和精神病患者，不考察正常人心理，因而被称为心理学的第三种运动。人本学派强调人的尊严、价值、创造力和自我实现，把人的本性的自我实现归结为潜能的发挥，而潜能是一种类似本能的性质。人本主义最大的贡献是看到了人的心理与人的本质的一致性，主张心理学必须从人的本性出发研究人的心理。主要代表人物包括：马斯洛（Abraham Harold Maslow，1908—1970）和罗杰斯（Carl Ranson Rogers，1902—1987）。

二、人本主义理论的主要观点

（一）强调情感、态度和价值观在学习中的重要作用

人本主义心理学强调学习行为中人的因素，认为情感、情绪、志向、态度、价值观等在学习中起重要作用。认为学习是人自我实现的过程，相信任何正常的学习者都能自己教育自己，发展自己的潜能。它不同于只研究人的外在行为而不考虑其内在情感和经历的行为主义理论。也不同于认知理论，后者关心的是人类行为的思维方面，对情感方面则强调很少。

（二）重视人的价值和人格的发展

人本主义理论认为必须关心和尊重人的尊严、人的各层次需要，必须充分重视人的主观能动性、自身价值和创造性，学习过程能促进人类的成长、个体的满足以及自我实现等。

（三）强调教育要以学习者为中心

人本主义者认为必须把学习者作为学习活动的主体，在学习上，应给学生自己选择学习方式的机会。教学的任务是创造一种有利于学生发挥潜能的情境，使其学习潜能得以充分发挥。同时，学校的课程应该为学生探测情感、考察态度与情绪、明确价值观、学习有效地交往与处理人际关系提供指导和机会。

三、罗杰斯的学习理论

罗杰斯是作为一名心理咨询者开始他的生涯的。他在给人们进行心理治疗，帮助他们解决日常生活问题的过程中，发展了他的以患者为中心的心理治疗原则。这一原则把患者视为主人，认为患者具有解决自己问题的能力，治疗师只要赋予同情及支持，就可帮助患者。因此，以患者为中心的心理治疗过程中，治疗师并不指导或劝告患者做什么，而是创造一个非评论性的气氛，帮助、促进其发展自我意识，加深对自己的了解，引导及促进患者克服暂时的情绪障碍，并集中力量解决所面对的问题。罗杰斯认为治疗师与患者之间的这种关系也同样可以用于教师和学生之间，提出了以学生为中心的教育理念，并提出了一系列以自由为基础的学习原则。

（一）以学生为中心的教学理念

罗杰斯将以人为中心的思想反映到了教育教学理论中，确立了"以学生为中心"的教育观点。他认为，教育的宗旨和目标应该是促进人的变化和成长，培养能够适应变化和成长的人，即培养学会学习的人。从这一教育目标出发，他提出学校教育应该建立以人为本、以学生为本的理念，"学校为学生而设，教师为学生而教"。罗杰斯认为，在促进学生学习的过程中，最关键的是培养学生良好的态度、品质及人格。罗杰斯反对把学生看成是自私、反社会的动物。强调要把学生当人来看待，相信学生自己的潜能。他的这种教育思想主张在 20 世纪 80 年代美国教育改革时代反响异常强烈，被誉为二战以来最有影响的三大学说之一。

（二）以自由为基础的学习原则

他的非指导性教学理论，提出教师要尊重学生，在感情上和思想上与学生产生共鸣，要信任学生，并同时感受到被学生信任，这样才会取得理想的教育效果。因此，他特别提出要建立良好的师生关系，确立以自由为基础的学习原则。在罗杰斯看来，良好的师生关系应具备的三个基本条件是真实、接受和理解。

1．主张以学生为中心，强调发挥学生的内在潜能。

2．强调学习内容应是对人有价值、有意义的知识。这样的教学内容，学生感兴趣并容易记忆，也有利于以后的应用。因此教师在教学中应注意了解学生的兴趣及爱好，尊重学生的选择，在课程内容的选择上考虑学生的需要，教学中所用教材必须有意义且符合学生的要求。

3．在压力较小的情况下学习效果最佳。

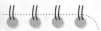

4．学习是一种自觉的心理过程。

5．最有用的学习是掌握学习方法及过程。

6．自己评价学习效果可以培养学生的独立思维能力及创造能力。

7．重视学生能力的培养以适应将来的社会生活。

8．教师在学习中主要起促进作用。

四、人本主义理论在护理教育中的应用

（一）重视人的价值和人格的发展

1．在日常教育过程中注意培养学生健全的人格　将人格教育理念融合在护理学各学科的教育活动中，使学生在潜移默化的过程中形成健全的人格。

2．在教学中贯穿良好的道德观念及价值取向　护理服务的对象是人，养成良好的护理道德观念是护理教学的一个重要内容，教师在教学中应该注意应用直接的教学方法，如回答问题或讨论的方式，鼓励学生分析自己的行为与价值观，以澄清自己的价值观念。鼓励学生对社会上有争议的问题进行讨论，如目前医疗卫生中的红包问题、护理工作中的伦理问题等，使学生有机会思考并认知道德问题的复杂性。教师在教学中以身作则，为学生树立遵守各种道德规范的榜样，并能公正地评价学生的行为。

（二）重视师生关系，让学生参与教学活动

教师应该真诚地面对学生，信任并接受学生，同时能够从学生的角度来理解事物。教师越信任和支持学生，学生将越自信，也更容易实现自己的学习目标。

护理教师应该让学生参与决策，以便促进学生个人价值感的发展。当然，让每一个学生都参与计划决策似乎是不可能的，但可以由学生代表提出建议。例如，为了让学生参与教学过程，可以邀请每个小组选派代表来参加学习计划会。此外关于哪一天考试、何时交作业、是否实行双语教学以及采用何种模式等这类问题，可以由学生做出决定后征求老师的同意。这样灵活的安排可以使学生感到了参与。

（三）接受学生个体差异

大多数教师会意识到学生在学习课程或接受培训之前存在个体差异，但许多人并没有意识到在课程结束时学生之间还会存在差别的事实。重要的是，教师应该持续地意识到尽管学生经过了相同的训练，他们仍然是不同的个体，应该鼓励学生保持独特的态度和价值观，而不是成为一个遵奉者，成为规格统一的产品。在高等护理教育中更应注意学生有自主的需要，当发现学生的错误时，有时不必当众直接指出，以免使学生感到受挫折，教师应该促进学生的自我反省。例如，在护理技术考试时，某个学生的表现明显落后于其他学生，在排除其他原因后，教师可问学生平时的练习情况，借此引导学生反省自己的学习情况，并对自己的学习产生责任感和发展其自主性。

（四）教师是帮助者和促进者

人本主义者认为教师的角色是帮助者和促进者，而并非是信息的传递者。换言之，教师应成为学生的另一个学习资源。因此，当学生提出问题时，教师不应简单地提供信息或忠告，而应以同情、认可、鼓励等方式来满足学生的需要。

（五）重视课堂气氛

人本主义理论在教学中十分强调课堂气氛，课堂的气氛应该使学生感到平静并且是一个具有心理安全感的环境。教师与学生之间关系的某些障碍，可以通过重新安排座位、应用小组讨论等方法使其改善。这样也能促进对情感和价值观的讨论，这是人本主义所强调的极为重要的一个方面，也是护理教育常常忽略的一个方面。

第五节 成人教育理论

案例 2-5

张老师的学习特点

某护理职业学院张老师，女，30 岁，讲师，平时较少外出学习，考虑到工作的需要，小张自己申请并获得了国家中职院校骨干教师培训的机会。

问题与思考：

请思考小张本次学习的特点，并应用成人教育理论来分析。

案例 2-5 分析

一、成人教育理论的产生及主要代表人物

自 20 世纪初以来，美国成人教育理论界最具影响的是进步主义成人教育思潮，其代表人物是林德曼和诺尔斯，前者是美国进步主义成人教育哲学的积极探索者，后者是进步主义成人教育思想的勇于实践者。关于成人教育，广义上，是指对以自我内化为主要学习方式并能独立影响外部世界的人施加的建立人与世界认识关系的活动过程。狭义上，成人教育是指按照一定的目的和要求，对以自我内化为主要学习方式并能独立影响外部世界的人开展的有计划、有组织地建立人与世界认识关系的活动过程。

二、诺尔斯成人教育理论的主要观点

成人的学习方法显然与儿童不同，马尔科姆·诺尔斯（Malcolm S. Knowles，1913—1997）在研究成人教育的过程中创造了成人教育模式。

知识拓展

成 人

目前对于"成人"的界定，综合生物学、心理学、社会学、法律学的观点，成人被认为是身体各方面均已成熟、个体达到心理和情绪上的成熟、能够在社会上承担一定角色、开始享有各种法律规定的权利和承担相应的法律责任的人。从哲学、教育学的角度看，成人首先必须拥有自我意识，能够自主学习并以自我内化为主要学习方式。其次，成人必须拥有独立自主影响、改造外部世界的能力。成人一般具备这两个条件，或者说必须同时具备这两个条件，才能称得上是真正的成人。

（一）提出了自我指导的成人教育模式

诺尔斯提出了一种自我指导学习模式。自我指导学习是指一个过程，在这个过程中，无论有没有别人的帮助，个体都会积极主动地诊断他们的学习需求，提出学习目标，确认学习的人力和物力资源，选择并实施适当的学习策略，评价学习结果。成人教育模式相对于传统的儿童教育模式是一种新的学习方法。这两种学习形式是平行的而不是对立的，诺尔斯认为教育者应该根据学习者的不同情况，从两者中选择适当的模式。成人教育模式与儿童教育模式在对学习者的假说上有五个方面的区别：学习者的概念、经历、学习意愿、学习倾向以及学习动机（表 2-1）。

表2-1　成人教育模式与儿童教育模式的不同假说

假说	儿童教育模式	成人教育模式
学习者的概念	依赖型：教师控制了学习中所有主要的决策	自我指导型：希望他人将自己看成是独立的人，学生对自己的学习全面负责
学习者的经历	大多数学生的经历对学习几乎没有作用，而依赖于教师的传递	学生的经历对学习有很大的作用，取决于成人不同的角色
学习的意愿	与年龄有关：取决于生物年龄阶段以及年级水平	与需要有关：学生知道做某事的需要
学习的倾向性	以内容为中心：课程设置以学科为中心	以任务为中心：课程设置以任务、问题为中心
学习的动机	外在的：来源于外部的压力，如父母和教师	内在的：出于自尊和自信的需要

儿童教育模式和成人教育模式可能对儿童和成人的学习都适用，当学习者第一次遇到新的不平常的情况时，儿童教育模式可能比较适用，例如原来对计算机知识一无所知的成人开始学习计算机时，就可应用儿童教育模式。诺尔斯确信成人教育模式也可能适用于儿童的某些情况，例如，当一个已学习钢琴多年的儿童要继续深造时，教师应考虑应用成人教育模式，满足他的需要。

（二）成人教育模式的过程设计

儿童教育主要是"内容设计"，即将知识传播给学生，学生的学习完全依赖于教师所教授的内容。而成人教育主要是"过程设计"，即注重教育过程的设计，其目的是调动学生积极主动地参与教学活动，以达到最佳学习效果。"过程设计"主要包括以下七个方面。

1．创建一种有利于成人学习的气氛　包括生理气氛和心理气氛。教室的布置、座位的安排、学生的生理状况等均属于生理气氛的内容，成人教育需要更舒适、宽松的生理气氛。心理气氛涉及相互尊敬、相互合作、相互信任、支持以及真诚、愉快和慈爱的气氛等。

2．创造一种组织结构，以便让学习者参与计划的制订　通过邀请一些学员共同讨论计划，体现他们本身的愿望。

3．诊断学习需要　通常学习者的需要与教育机构的需要之间存在着一定的距离，因而两者之间需要仔细协商，诺尔斯偏爱于采用以能力为基础的学习模式。

4．形成学习目标　学习者进行协商，应用学习合同，最后形成学习目标。只有当学生将学习目标视为自己的目标时，才能激发其学习的热情。

5．设计学习计划　这也是学习合同的一个组成部分。它包括设计学习的进度、采取何种学习方法、选择什么样的学习材料，以及如何进行评价等内容。

6．帮助学习者完成学习计划　这也属于学习合同的一个组成部分。

7．评价学习结果与再诊断学习需要　这种评价应该既包括定性评价也包括定量评价。通过自我评价可使学生正确认识自己的能力，并对自己的学习负责任。

传统的教育可以被看作是一个计划模式，完全由教师来计划学习的目标，决定适合的教学方法，按计划好的顺序实施，并最终对效果进行评价。成人教育模式（有人称之为现代教育模式）是一个过程模式，是教师促进学习者获取知识的过程，例如教师帮助创建适宜的学习环境，鼓励学习者参与计划，判断学习者的需要，并提供满足这些需要的学习经历等。

（三）强调学习合同

在诺尔斯的成人教育理论中，他还极其强调学习合同。学习合同（learning contract）是一个可以使外部需要和期望与学习者的内部需要和兴趣得以协调的手段；学习合同可以使学习者通过参与诊断需要、形成目标、确定资源、选择方法、评价成绩等过程，把计划视为自己的东西，因而能够主动地负起责任。另外，学习合同可以使以工作为基础的学习者和工作监督人明确学习目标。在诺尔斯看来，"在帮助学习者组织其学习上，它是一种非常奇妙有效的方法"。诺尔斯认为，形成学习合同的步骤包括：第一，诊断学习需要；第二，确定学习目标；第三，确定学习资源和方式；第四，确定完成日期；第五，确定成绩的证据；第六，确定如何判断证据；第七，与咨询员一起检查学习合同；第八，执行合同；第九，评价学习结果。

三、成人教育理论在护理教育中的应用

成人教育的理论与实践应从注重教转为注重学，成人教育的使命是"培养有能力的人，即能够把知识用于变化着的环境中的人"。成人教育的指导方法不是告诉学习者他所需要的全部知识，而是为其自学提供帮助。因此，应用成人教育理论时，护理教师和学习者之间应该是一种合作关系，教师应促进建立有效的学习环境，帮助学生掌握、获取知识。

1. **尊重成人学习的自主性**　在教学中可根据学生的年龄和不同层次，应用学习合同或协商的方法，促进自我定向，使学生对自己的学习负责任。

2. **重视经验，并将经验作为学生学习的源泉**　可以广泛地应用经验学习法，特别是临床经验，因此，合理设置课堂讲授和临床实践的比例十分重要。教师在教学过程中应特别注意学生的背景经历，了解学生是否已经有临床经验，以针对不同经历的学生因人施教，这会很好地增进教学效果。

3. **强调成人教育课程的选择要与人生发展阶段任务相适应**　例如，针对护理学专业专升本学生的课程设置，要选择拓展性课程，例如护理管理学、护理教育学等。针对专科护士的培训，要紧扣其学习需要，以提高其课题申请、论文撰写的能力等。

4. **主张学习是内在过程，是学习者满足和力求达到目的的过程。**

5. **注重教育过程的设计**　包括师生共同创建一种有利于学生学习的气氛、共同计划教学、共同阐明学习目标、共同设计教学方案、帮助学生完成学习计划、共同评价学习效果。

随着护理教育的发展，目前西方许多学校和医院的护理教育项目都是建立在成人教育模式的基础之上，成人教育理论有着相当广泛的应用价值。

第六节　合作学习理论

案例 2-6

不 合 作 的 学 生

刘老师决定在"护理教育与学生的全面发展"一章中使用合作学习的方法。她让学生自由组合成 4 人一组，共同学习该章内容。周一她给每组规定了一部分内容，将其带至图书馆查找资料，并让其在接下来的 2 周内进行小组合作，周五各组向全班进行汇报。但刘老师发现学生分组时成绩好的组成了一组，男同学组成了一组，较时尚的组成了一组。一些小组立刻投入了完成任务的工作，一些则将大量小组活动时间花费在闲聊上。刘老师听到有学生抱怨自己做了绝大部分工作，而有些同学则无任何帮助。教学结束时，每组的报告质量参差不齐。

问题与思考：

刘老师的合作学习为何没有想象的成功？怎样设计一个不同于刘老师的合作学习教学单元？

T2-6
案例 2-6 分析

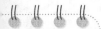

一、合作学习理论的产生及主要代表人物

合作学习是20世纪70年代初在美国兴起的教学理念。合作学习的研究者从社会学和心理学的角度研究学习者学习活动中各种因素的作用，从而提出在教学活动中要进行合作学习的理论。根据这一理论，在教学活动中应鼓励全体学生共同进行学习，加强学生之间的相互交流，从而达到全体学生共同发展、师生教学相长的目的。在这种教学模式中，教师是课堂教学的设计者和促进者，课堂教学以学生为中心，以小组活动为主要的教学形式。合作学习理论的代表人物主要有美国的罗伯特·斯莱文（Robert Slavin）、约翰逊兄弟（David W. Johnson，Roger T. Johnson）和斯宾塞·卡甘（Spencer Kagan）等。

二、合作学习理论的主要观点

1．合作学习的概念 合作学习（cooperative learning）是指在教学过程中，以学习小组为教学基本组织形式，教师与学生之间、学生与学生之间，彼此通过协调的活动，共同完成学习任务，并以小组总体表现为主要奖励依据的一种学习方式和教学策略。

2．合作学习的基本要素 约翰逊兄弟认为，对于任何一种形式的合作学习来说，有五个要素是不可缺少的：

（1）积极互赖（positive interdependence）：学生不仅要为自己的学习负责，还要为同伴的学习负责。小组成员相互承担责任才能有效完成任务。

（2）面对面的促进性互动（face-to-face promotive interaction）：学生进行面对面的交流，组内学生相互促进彼此学习的成功。

（3）个人责任（individual accountability）：小组中每个成员承担一定的学习任务，并要掌握所分配的任务。

（4）社会技能（social skills）：教师教会学生一些社交技能，以进行高质量的合作。

（5）小组自评（group processing）：小组定期地评价共同活动的情况，检讨小组运行情况和功能发挥程度，以保持小组活动的有效性。

3．合作学习的原则

（1）信息互动原则：教师要树立正确的互动观，处理好多项信息交流的关系。重视师生信息交流和学生间的信息交流。

（2）目标导向原则：合作学习是一种目标导向活动，在教学目标上，注重突出教学的情意功能，追求教学在认知、情感和技能目标上的均衡达成，此外，合作学习十分注意人际交往的技能目标，并将之作为一种重要的教学目标。

（3）激励启发原则：教师在树立正确师生观的基础上，激励和启发学生的创造能力。其要求是：①教师是学习的激励者，当合作学习开展顺利时，及时予以表扬，当合作学习遇到困难时，给予激励性的评价；②教师是学习的启发者，通过创造性地再提出问题、设置困难等启发学生；③教师要成为参与者，以普通成员的身份参加小组活动。

（4）合作与竞争互补原则：突出合作的主导地位，同时正视个人的价值，鼓励个人在合作中的优秀表现，表彰组与组之间的优胜者，培养学生的竞争意识。

（5）集体性与个体性统一原则：教师树立正确的形式观，处理好班级与小组活动的关系。其要求是：①以基于合作设计的集体授课为基础，注重研究性和探究性，为后续的小组活动留有足够的空间；②以小组活动为基本形式成立异质合作学习小组，小组由性别、学业成绩、能力倾向、民族等方面不同的成员构成。

（6）标准参照评价原则：教学评价的目标与尺度将常模参照改为标准参照，只要比自己过去有进步就达到了目标；把小组总体成绩作为奖励或认可的依据，促进组内成员合作和组间成员竞争。

三、合作学习理论在护理教育中的应用

（一）合作学习模式

依分组方式、运作方式和评价方式的不同，合作学习在护理教学中的应用可有如下几种模式。

1．切块拼接法（jigsaw） 要求每个学生有责任学习和练习一定比例的内容，然后向其他小组成员传授他所掌握的内容。实施中，教师给小组学生安排易于分解的教学内容，每个小组成员学习和练习自己被安排的部分，然后向小组其他成员传授所安排的内容，最后整个小组一起练习，完成学习任务。

2．小组调查法（group investigation） 主要依据学生的兴趣使其自己选组。在小组中学生可运用合作性探究、小组讨论和合作性设计展开学习活动。在这种方法中，学生组成2～6人小组，从总括性的主题中研讨确定出一个子课题，各小组再将子课题分割成个人任务，落实到每个学生身上，并开展必需的活动以准备小组报告。最后，每个小组做一个介绍或展览，向全班交流他们的成果。

3．学生团队学习法（teams-games-tournament，简称TGT） 要求在分组时设法使各组的实力、性别、种族及社会背景相当。团队成员之间高度互赖互存，通过共同的学习愿景、分享信息资源、角色扮演，以对话、讨论、协商等方式，共同建构知识的意义。学生团队学习法强调小组内合作、小组间竞争。

4．小组协助个人法（teams-accelerated-instruction，简称TAI） 又称为小组辅助个别化学习。此模式是让异质团体共同学习后，个别接受测验，并将学生测验得分形成小组成绩，作为每一名成员的学习成绩，强调小组共同学习，共同分享个别的学习结果。

5．合作法（cooperation learning） 强调全班一起决定要研究的题目，并将题目细分。学生按照自己的兴趣选择题目并形成学习小组。小组内部再继续将题目细分，并让每位组员负责一个子课题，并通过组内报告、小组汇报等过程完成研究。

6．学习圈法（circle of learning） 由老师按学生不同能力、性别及种族混合编组。同一小组的同学围成圆圈面对面就座，学习材料分发给每个小组，而非个人，组员必须分享资讯及教材，共同学习。小组与小组之间为竞争或合作关系，由教师安排设计。

（二）分工方法

组内每个成员被指定担任一种特定的角色。如领导者负责引导小组活动，确保指定作业全部按时完成；激励者负责激励所有小组成员参与活动，避免垄断、不参与，要求小组成员各抒己见；记录者负责分发小组学习材料，记录小组讨论结果；检查者负责检查每个成员的掌握程度等。各种角色轮流担任，实现小组角色相辅相成，增进学生间互助的有效性。

第七节 操作技能的教学原理

案例 2-7

操作技能的教学

王老师是一位教授护理学操作技能的新老师，她动作娴熟，并深知教学目标、有效的讲解示范、合理的练习对操作技能学习的重要性。她向学生讲解操作技能的目的、任务且完成演示后，就给学生大量的时间自行练习，只在学生第一遍操作时进行了指导。结果证明，学生的学习效果并不理想，期末考试时出现了大量错误。

案例 2-7 分析

案例 2-7

问题与思考:

你认为王老师忽视了什么因素对操作技能学习的影响? 应如何更加有效地进行操作技能的教学?

一、概述

由于护理学科的特殊性, 护理工作者不仅需要具备丰富的专业知识, 还需要掌握熟练的操作技能, 才能适应护理专业的需要。因此, 作为护理专业的教师和学生, 必须懂得操作技能学习的心理过程与特点, 以便有效地进行操作技能的教和学。

(一) 操作技能的概念

操作技能 (psychomotor skill) 是指以程序性知识为基础, 借助骨骼肌运动, 经过学习和训练实现将一系列外部动作以完善合理的方式进行组合, 并趋于高度自动化时形成的一种技能, 用于解决客观世界中存在的具体问题。操作技能本质上体现为按一定的关系组织起来的成套实际动作, 是动作的连锁化, 即操作技能一旦形成, 只要动作刺激出现, 就能自动地完成一系列的动作反应过程, 表现出迅速、准确、协调、流畅、娴熟的特点。

(二) 操作技能的特征

1. 操作技能是后天习得的 一些简单的或不随意的外显肌肉反应, 如人的眨眼反射或摇头动作不属于操作技能, 只有那些后天习得的并能相当持久地保持下来的动作活动方式才属于操作技能。它是以感知系统与运动系统间的密切协调为必要条件的动作活动方式。

2. 操作技能在时空结构上具有不变性 从操作技能的外部结构来看, 应是由若干动作按一定的顺序组织起来的动作体系。任何一种动作技能都具有时间上的先后动作顺序和一定的空间结构。动作的顺序性是不变的。

3. 操作技能的运用主要由任务所始动 人对操作技能的运用是主动的, 它主要由当前的任务所始动, 也就是说, 当任务需要时才表现出某种操作技能。

4. 熟练程度越高, 操作技能越自动化和越完善 操作技能是通过练习, 从低层次的感知系统与运动系统的协调关系向高层次的协调关系发展, 最终达到高度自动化和完善的熟练程度。熟练程度越高的操作技能, 越能自动化地、轻松完善地完成。

(三) 操作熟练的特征

操作熟练的特征包括精确度、速度、效率、时间安排、一致性、预感性、适应性和洞察力, 见表 2-2。

表2-2 操作熟练的特征

项目	特征
精确度	能精确地执行操作技能
速度	动作敏捷、充满自信
效率	动作经济 (即无多余动作, 遵循省时、省力的原则)
时间安排	精确计时, 顺序正确
一致性	保证每次操作都能获得一致的结果
预感性	能敏锐地预感到操作过程中可能发生的事件, 并能作出恰当的反应, 对操作的动作进行适当调整
适应性	能使技能适应当时的情况
洞察力	能够从较少的线索中获得最多的信息

二、操作技能的形成

操作技能的形成，是指学习者通过领悟和练习从而逐步掌握某种动作方式。心理学家费茨（P. M. Fitts）和波斯纳（M. I. Posner）将其过程分为三个阶段：

1．**认知阶段** 在学习一种新技能的初期，学习者通过指导者的言语讲解或观察他人的动作示范，或从标志每一个局部动作的外部线索，如操作说明或使用手册，试图理解、领会所学任务。学习者在此阶段会做一些初步的尝试，在头脑中形成动作心像。在此阶段，学习者的注意范围较狭小，只能集中于个别动作，不能控制动作的细节和全部，精神和全身肌肉紧张，动作忙乱、缓慢、呆板而不协调，有较多多余动作，且动作的连贯性差，难以发现错误和缺点，需要较多的意识控制。此阶段主要应强调对任务的认知，即知觉和理解动作的术语、要领、原理或规则，以及做动作时应知觉的线索（包括来自身体内部或外部的线索），以便使学生做第一次动作就尽可能做正确。

2．**联结阶段** 联结阶段的任务是将局部的动作综合成更大的单位，形成一个完整的动作系统。在此阶段，学习者初步掌握了一系列局部动作，并开始将这些动作联系起来，但各个动作结合得还不紧密。在从一个动作过渡到另一个动作，即实现动作转换时，常出现短暂的停顿现象。练习者的协同动作是交替进行的，即先集中注意做出一个动作，然后再集中注意做出另一个动作，交替进行不同的动作。动作之间的转换逐渐加快，逐步形成整体的协同动作。在此阶段，练习者注意和记忆的紧张度有所降低，动作之间的矛盾和干扰减少，多余动作逐步消失，发现和矫正错误动作的能力加强，形成了连贯性的动作整体。这一阶段，重点是使学生将动作的各个组成部分建立起固定的联结，纠正错误的动作，排除旧习惯的干扰。

3．**自动化阶段** 操作技能的各个局部动作已联合成一个有机的整体并巩固下来，各个动作相互协调。练习者的多余动作和紧张度已消除，并能根据情况的变化，迅速、灵活、准确地完成整套动作，几乎不受意识的控制，即达到熟练操作的水平。

三、影响操作技能获得的教学条件及有效教学策略

（一）影响操作技能获得的教学条件

1．**指导与示范** 言语指导结合示范是帮助学生掌握操作技能的有效方法。

2．**练习**

（1）练习曲线（practice curve）：练习曲线亦称学习曲线，是描述操作技能随练习时间或次数的变化而变化的图形。如以单位时间内完成的工作量和正确数为纵坐标，练习曲线呈上升趋势（图2-8A）；如以每次练习所需时间或每次练习的错误数为纵坐标，练习曲线则呈下降趋势（图2-8B、C）。

由于练习内容的性质和难易不同，练习方法不同，练习进步的情况不尽相同，表现在练习曲线上既有共同的趋势，又有个别差异。练习曲线的共同趋势有以下几种表现形式：

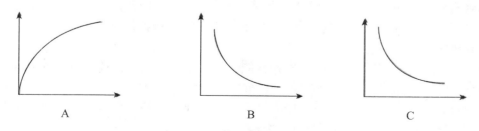

图 2-8 典型的练习曲线

A．表示工作量对练习时间的关系；B．表示每次练习所需时间对练习次数的关系；
C．表示每次练习的错误数对练习次数的关系

1）练习的进步先快后慢：多数情况下，练习初期进步较快，以后逐渐减慢。主要原因是：开始练习时可利用旧的经验和方法，教师把复杂的任务分解为一些简单的任务进行练习，学生的练习兴趣较浓；后期可利用的已有经验相对减少，学习任务越来越复杂，学生的学习积极性可能会降低。

2）练习的进步先慢后快：有些情况下，练习初期进步较缓慢，以后逐渐加快。

3）练习的进步前后较一致：在较少的情况下，练习的进步前后没有明显的快慢之分，几乎是匀速上升。

4）高原现象：复杂的操作技能形成过程中，往往会出现进步暂时停顿的现象，称为"高原现象"。产生高原现象的原因为：①练习成绩的进一步提高需要改变旧的动作结构和完成动作的方式，而代之以新的活动结构和方式；②身体素质发展不够，甚至落后于技能的掌握；③学生的学习兴趣下降，情绪厌倦，身体疲劳等。

5）练习成绩起伏现象：在各种练习过程中，都可以看到成绩时而上升、时而下降的现象。主要是由学习环境，教师指导方法的改革，以及学生的注意、兴趣、情绪、意志、学习方法和身体状况的变化等因素造成的。

不同的练习者，练习曲线存在着个别差异。按练习进步的速度和质量，可概括为四种类型：①速度较快，质量较好；②速度较快，错误较多；③速度较慢，错误较少；④速度较慢，错误较多。

（2）练习条件

1）集中练习与分散练习：集中练习指将练习时间安排得很近，中间没有休息或仅有短暂的休息。分散练习指用较长的休息时段将练习时段分割开。简单的或不连贯的或是已学会的操作技能，采用集中练习法效果较好；复杂的或连贯的操作技能，分散练习一般比集中练习效果好。

2）部分练习与整体练习：如一项完整的操作技能由若干局部技能构成，各部分技能之间不存在相互协调的问题，适合采用部分练习法；但如果连续性操作技能的各部分要经常相互协调，如不考虑这些协调，只是孤立地练习局部动作，则无助于整个技能的学习。

3．反馈（feedback） 操作技能是通过反馈促进的。根据不同的分类方法，有不同类型的反馈：

（1）按照信息的来源分为内在反馈和外在反馈：内在反馈（intrinsic feedback）指学习者通过自身各种感觉通路获得对自己练习效果的信息；外在反馈（exterior feedback）指通过教师的提示，或者观看有关操作技能的图表、录像、指示信号等方式得到动作信息的过程。

（2）按照提供信息的时间分为同时发生的反馈和延缓的（定期发生的）反馈：在完成操作过程中提供的信息反馈为同时发生的反馈；在动作完成之后间隔一定的时间提供的信息反馈为延缓的（定期发生的）反馈。

（二）操作技能的有效教学策略

1．明确目的、任务 教师要指导学生理解学习的目的和任务，以使学生对自己要掌握的操作技能有一个明确的期望和目标，促进学习的自觉性和积极性。

2．有效的讲解与示范

（1）使学生注意示范者演示：在操作技能学习的认知阶段，将教师的讲解、示范与让学生说出示范动作相结合，促进学生对操作技能的正确理解和记忆。

（2）分解示范：示范的位置要使所有学习者都能观察清楚，将各个步骤充分展开，使学生准确地掌握动作的结构与特点，更好地观察、理解与模仿。

（3）防止信息负担过重：在操作技能学习的初期，示范动作的速度要慢，防止因信息量过大导致学习不能进行。

（4）引导学生回忆并利用已掌握的有关技能。

3．合理的练习

（1）了解练习曲线：了解练习过程的共同特征和个体差异，有助于合理分析和处理技能训练中出现的问题。

（2）恰当分配时间：根据技能的复杂性和连贯性合理选择集中练习和分散练习。分散练习应先密后疏，在开始阶段，每次练习时间不宜过长，各次练习时间间隔可短一些，随技能的进步，延长每次练习的时间和各次练习的时距。

（3）合理安排进程：简单的、各部分相互协调的操作技能最好采用整体练习法。复杂的操作技能最好采用整体→部分→整体的练习方法，即在整体学习的基础上进行部分练习，再回到整体练习。

（4）变换练习的形式：在多种情境下进行练习能更好地促进操作技能的学习。教师应设计各种操作技能练习的变式，如实验室练习与临床实际操作相结合、操作技能与实际病例相融合等，提高练习效果。

（5）心理练习与身体练习相结合：心理练习指仅在头脑中反复思考操作技能的过程和程序的练习方式。心理练习有助于操作技能的改进。但从未进行过身体练习的操作不能做心理练习，且心理练习的时间不宜过长，否则易产生厌倦情绪。

4．给予及时合理的反馈　及时反馈，使学生知晓练习结果，对提高操作技能的练习效率有显著的影响。护理教学中应根据练习的阶段合理安排反馈的形式和时机：

（1）即刻进行反馈：在练习的起始阶段应以同时发生的反馈为主，即教师在学生练习操作的过程中即刻进行反馈。

（2）阶段性进行反馈：教师在进行某一阶段的教学之后，以课后小结、阶段性教学小结或成绩考核的形式提供延缓的（定期发生的）反馈。阶段性进行反馈所提供的信息，不仅能指出学生操作的错误，而且能分析产生错误的原因，提供的信息量大、全面、针对性强，是对即刻反馈的重要补充。

（3）发展学生的内在反馈：指导学生经常对自己所做的操作进行分析、评定，并加以校正，提高学生的自我反馈即内在反馈能力，对于改进和提高学生的操作技能具有十分重要的意义。接近练习的尾声时，应逐渐减少外在反馈，让学生学会依赖内在反馈，逐步形成独立觉察自己错误的能力。

第八节　建构主义理论

案例 2-8

师生的变化

两护生聊天，话题是关于教师和学生的角色。甲说："老师今天在课堂上说今非昔比，学生不应该是以前的学生了，不能太被动；老师也不应该是以前的老师了，只知道灌输。我非常同意老师的观点。"

问题与思考：

1．如果你是护生乙，你同意老师的观点吗？

2．根据建构主义理论的主要观点分析教师和学生各自在教学中的角色。

案例 2-8 分析

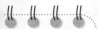

一、建构主义理论的产生及代表人物

建构主义是学习理论中行为主义发展到认知主义以后的进一步发展，被誉为当代教育心理学中的一场革命。建构主义的思想来源于认知加工学说，以及维果斯基、皮亚杰和布鲁纳等人的思想。20世纪70年代末，以布鲁纳为首的美国教育心理学家将维果斯基的思想介绍到美国以后，对建构主义的思想发展起了极大的推动作用。20世纪90年代以来，媒体计算机和基于因特网的网络通信技术为建构主义学习理论的成熟和发展提供了可能和保障，强调以"学"为中心的建构主义学习理论在西方逐渐流行。建构主义理论的主要代表人物有：皮亚杰（J. Piaget）、科恩伯格（O. Kernberg）、斯滕伯格（R. J. Sternberg）、卡茨（D. Katz）、维果斯基（L. Vygotsky）。

二、建构主义理论的主要观点

1. 学习是一个积极主动的建构过程 学习者不是被动地接受外在信息，而是根据先前认知结构主动地和有选择性地知觉外在信息，建构当前事物的意义。在学习的过程中，学生的角色是教学活动的积极参与者和知识的积极建构者，而教师的角色是学生建构知识的忠实支持者、积极帮助者和引导者。

2. 知识是个人经验的合理化，而不是说明世界的真理 知识不是对现实的纯粹客观的反映，任何一种传载知识的符号系统也不是绝对真实的表征，同时，知识并不能绝对准确无误地概括世界的法则，提供对任何活动或问题解决都实用的方法。因为个体先前的经验毕竟是十分有限的，在此基础上建构知识的意义，无法确定所建构出来的知识是否就是世界的最终写照。

3. 知识的建构并不是任意的和随心所欲的，而要受到社会文化因素的影响 建构知识的过程中必须与他人磋商并达成一致，并不断地加以调整和修正，在这过程中，不可避免地要受到当时社会文化因素的影响。

4. 学习者的建构是多元化的 由于事物存在复杂多样化，学习情感存在一定的特殊性，以及个人的先前经验存在独特性，每个学习者对事物意义的建构将是不同的。

三、建构主义理论的基本内容

（一）关于学习的含义

建构主义（constructionism）认为，知识不是通过教师传授得到，而是学习者在一定的情境，即社会文化背景下，借助其他人（包括教师和学习伙伴）的帮助，利用必要的学习资料，通过意义建构的方式而获得的。建构主义学习环境的四大要素或四大属性有情境、协作、交流和意义建构。

1. 情境 学习环境中的情境必须有利于学习者对所学内容的意义建构。在教学设计中，创设有利于学习者建构意义的情境是最重要的环节或方面。

2. 协作 协作应该贯穿于整个学习活动过程中。教师与学生之间、学生与学生之间的协作，对学习资料的收集与分析、假设的提出与验证、学习进程的自我反馈和学习结果的评价，以及意义的最终建构都有十分重要的作用。协作在一定的意义上是协商的意识，包括自我协商和相互协商。

3. 交流 是协作过程中最基本的方式或环节。比如学习小组成员之间必须通过交流来商讨如何完成规定的学习任务以达到意义建构的目标，怎样更多地获得教师或他人的指导和帮助等。其实，协作学习的过程就是交流的过程，在这个过程中，每个学习者的想法都为整个学习群体所共享。交流对于推进每个学习者的学习进程，是至关重要的手段。

4. 意义建构 是教学过程的最终目标。其建构的意义是指事物的性质、规律以及事物之间的内在联系。在学习过程中帮助学生建构的意义就是要帮助学生对当前学习的内容所反映事物的性质、规律以及该事物与其他事物之间的内在联系达到较深刻的理解。

（二）关于学习的方法

建构主义提倡在教师指导下的、以学习者为中心的学习，也就是说，既强调学习者的认知主体作用，又不忽视教师的指导作用，教师是意义建构的帮助者、促进者，而不是知识的传授者与灌输者。学生是信息加工的主体，是意义的主动建构者，而不是外部刺激的被动接受者和被灌输的对象。学生要成为意义的主动建构者，就要求学生在学习过程中从以下几个方面发挥主体作用：

1．要用探索法、发现法去建构知识的意义。

2．在建构意义过程中要求学生主动去搜集并分析有关的信息和资料，对所学习的问题要提出各种假设并努力加以验证。

3．要把当前学习内容所反映的事物尽量和自己已经知道的事物相联系，并对这种联系加以认真的思考。"联系"与"思考"是意义构建的关键。如果能把联系与思考的过程与协作学习中的协商过程（即交流、讨论的过程）结合起来，则学生建构意义的效率会更高、质量会更好。协商有"自我协商"与"相互协商"（也分别称"内部协商"与"社会协商"）两种，自我协商是指自己和自己争辩什么是正确的；相互协商则指学习小组内部相互之间的讨论与辩论。

教师要成为学生建构意义的帮助者，就要求教师在教学过程中从以下几个方面发挥指导作用：

1．激发学生的学习兴趣，帮助学生形成学习动机。

2．通过创设符合教学内容要求的情境和提示新旧知识之间联系的线索，帮助学生建构当前所学知识的意义。

3．为了使意义建构更有效，教师应在可能的条件下组织协作学习（开展讨论与交流），并对协作学习过程进行引导，使之朝有利于意义建构的方向发展。引导的方法包括：提出适当的问题以引起学生的思考和讨论；在讨论中设法把问题一步步引向深入以加深学生对所学内容的理解；要启发诱导学生自己去发现规律、自己去纠正和补充错误的或片面的认识。

（三）建构主义教学模式

在建构主义学习理论影响下形成的教学模式主要有：支架式教学（scaffolding instruction）、抛锚式教学（anchored instruction）、随即进入教学（random access instruction）等，下面介绍支架式教学。

支架式教学是教师在教学时应该为学生提供一种有利于有效理解知识的"支架"，并借助于"支架"进一步使学生深层次理解教学内容的教学模式。它是以前苏联著名心理学家维果斯基的"最近发展区"（zone of proximal development，ZPD）理论为依据的。学生的发展有两种水平：一种是学生的现有水平，另一种是学生可能的或潜在的发展水平，二者之间的差距称为"最近发展区"。教学应着眼于学生的"最近发展区"，为学生提供带有难度的内容，调动学生的积极性，发挥其潜能，超越其最近发展区而达到其所能达到的最高水平。支架原意是指建筑行业的脚手架，维果斯基将其类比为在学习过程中教师帮助学生提高认知水平的个性化支持。支架式教学是根据学生的需求为他们提供帮助，并在他们能力达到时撤去帮助的教学过程。

支架式教学由以下几个环节组成：

1．**搭脚手架**　围绕当前学习主题，按"最近发展区"的要求建立概念框架。

2．**进入情境**　将学生引入一定的问题情境。

3．**独立探索**　让学生独立探索。探索内容包括：确定与给定与概念有关的各种属性，并将各种属性按其重要性大小顺序排列。探索开始时要先由教师启发引导，然后让学生自己去分析；探索过程中教师要适时提示，帮助学生沿概念框架逐步攀升。

4．**协作学习**　进行小组协商、讨论。讨论的结果有可能使原来确定的、与当前所学概念有关的属性增加或减少，各种属性的排列次序也可能有所调整，并使原来多种意见相互矛盾且态度纷呈的复杂局面逐渐变得明朗、一致起来。在共享集体思维成果的基础上达到对当前所学概念比较全面、正确的理解，即最终完成对所学知识的意义建构。

5．**效果评价**　对学习效果的评价包括学生个人的自我评价和学习小组对个人的学习评价。评价内容包括：①自主学习能力；②对小组协作学习所做出的贡献；③是否完成对所学知识的意义建构。

四、建构主义理论在护理教育中的应用

1．**强调以学生为中心**　明确"以学生为中心"这一点对于教学设计至关重要，护理教师要让学生在学习过程中充分发挥其主动性，要能体现出学生的首创精神；要让学生有多种机会在不同的情境下去应用他们所学的知识；要让学生能根据自身行动的反馈信息来形成对客观事物的认识和解决实际问题的方案，实现自我反馈。

2．**强调"情境"对意义建构的重要作用**　建构主义认为，在实际情境下进行学习，可以使学习者利用自己原有认知结构中的有关经验去同化和索引当前学习到的新知识，从而赋予新知识以某种意义。护理教师要围绕教学目标、主题，创设与当前学习主题相关的、真实的、富有挑战性的"情境"，及时呈现需解决的问题，并利用认知过程的心理活动规律进行教学，避免纯理论的讲授。目前，护理院校尝试开展的情境教学法即是建构主义理论的运用。例如，妇产科护理学"孕妇产检"内容的教学中，教师可以让学生事先准备"孕妇产检"模拟情境，也可以让学生去临床见习，生动、形象的情境有利于学生的意义建构。

3．**强调"协作学习"对意义建构的关键作用**　建构主义认为，学习者与周围环境的交互作用，对于学习内容的理解，即对知识意义的建构，起着关键性的作用。学生们在护理教师的组织和引导下，针对某一主题一起讨论和交流，共同建立起学习群体，并成为其中的一员。在这样的群体中，共同批判地考察各种理论、观点、信仰和假说；进行协商和辩论，先自我协商，然后再相互协商。通过这样的协作学习环境，学习者群体的思维与智慧就可以被整个群体所共享，即整个学习群体共同完成对所学知识的意义建构，而不是其中的某一位或某几位学生完成意义建构。小组教学法的核心是协作学习，即是建构主义理论的运用，护理教师可以多加运用该教学方法。

4．**强调对学习环境的设计**　建构主义认为，学习环境是学习者可以在其中进行自由探索和自主学习的场所。在此环境中学生可以利用各种工具和信息资源（如书籍、音像资料、多媒体课件等）来达到自己的学习目标。在这一过程中学生不仅能得到教师的帮助与支持，而且学生之间也可以相互协作和支持。在建构主义学习理论指导下的教学设计应是针对学习环境的设计而非教学环境的设计，特别是以问题为导向的教学（problem-based learning，PBL），一定要有专门的 PBL 教室，护理教师在开展 PBL 教学时一定要创设相应的学习环境。

5．**强调利用各种信息资源来支持"学"**　为了支持学习者的主动探索和完成意义建构，护理教师要多为学生着想，在学习过程中要为学习者提供各种信息资源，包括各种类型的教学媒体和教学资料。对于信息资源应如何获取、从哪里获取，以及如何有效地加以利用等问题，是主动探索过程中迫切需要教师提供帮助的内容。

6．**强调学习过程的最终目的是完成意义建构**　在建构主义学习环境中，强调学生是认知主体、是意义的主动建构者，整个学习过程的最终目的是学生对知识的意义建构。教学设计通常不是从分析教学目标开始，而是从如何创设有利于学生意义建构的情境开始，整个教学设计

过程紧紧围绕"意义建构"这个中心而展开，不论是学生的独立探索、协作学习，还是教师辅导，总之，学习过程中的一切活动都要从属于这一中心，都要有利于完成和深化对所学知识的意义建构。例如，对于"外科休克"一节的教学，不论教师让学生独立思考，还是协作讨论，教学的最终目的是让学生能够识别出发生外科休克的患者，并给予正确的处理措施。

小　结

1. 桑代克的主要理论观点：
（1）学习是一种经过试误而建立刺激 - 反应联结的过程。
（2）试误学习三条基本规律：准备律、效果律、练习律。
2. 斯金纳的操作性条件反射理论的主要理论观点：
（1）两种类型的学习：应答性行为和操作性行为。人类大多数行为是操作性的。
（2）强化类型：正性强化、负性强化、惩罚和强化消退四种。
（3）强化程序：固定间隔强化、变化间隔强化、固定比率强化和变化比率强化。
（4）塑造：指新行为的产生。
3. 行为主义理论在护理教育中的应用。
（1）组织目标教学。
（2）形成积极的学习行为。
（3）正确应用强化理论：①强化类型的应用：以正性强化为主，巧妙运用负性强化及惩罚。②强化程序的应用：教师可利用不同的强化程序，例如定期考核或不定期小测验。
（4）塑造：产生新的行为。
4. 认知理论的主要观点和内容：
（1）布鲁纳重视学习过程，强调内部动机、学习结构和直觉思维的重要性，提倡发现学习。
（2）有意义学习是新知识与认知结构中已有的适当知识建立非人为的、实质性的联系。有意义接受学习为课堂学习的主要形式。
（3）信息加工分为三个阶段即感觉登记、短时记忆和长时记忆。
5. 社会学习理论的观点和应用：
（1）班杜拉认为个体可通过观察而习得新的行为。
（2）观察学习是通过观察他人所表现的行为及其结果而发生的替代性学习。
（3）护理教师应发挥角色榜样力量，采用示范教学传授新行为，利用同伴发挥示范作用，以促进学生的观察学习。
6. 人本主义理论的主要观点：
（1）强调情感、态度和价值观在学习中的重要作用。
（2）重视人的价值和人格的发展。
（3）强调教育要以学习者为中心。
7. 罗杰斯的学习理论的主要观点：
（1）以学生为中心的教学理念。
（2）以自由为基础的学习原则。
8. 人本主义理论在护理教育中的应用：
（1）重视人的价值和人格的发展。
（2）重视师生关系，让学生参与教学活动。

（3）接受学生个体差异。

（4）教师是帮助者和促进者。

（5）重视课堂气氛。

9. 诺尔斯成人教育理论的主要观点：

（1）提出了自我指导的成人教育模式。

（2）成人教育模式的过程设计：①创建一种有利于成人学习的气氛；②创造一种组织结构，以便让学习者参与计划的制订；③诊断学习需要；④形成学习目标；⑤设计学习计划；⑥帮助学习者完成学习计划；⑦评价学习结果与再诊断学习需要。

（3）强调学习合同。

10. 成人教育理论在护理教育中的应用：

（1）尊重成人学习的自主性。

（2）重视经验，并将经验作为学生学习的源泉。

（3）强调成人课程的选择要与人生发展阶段任务相适应。

（4）主张学习是内在过程，是学习者满足和力求达到目的的过程。

（5）注重教育过程的设计。

11. 合作学习的内容和模式：

（1）合作学习指在教学过程中，以学习小组为教学基本组织形式，教师与学生之间、学生与学生之间，彼此通过协调的活动，共同完成学习任务，并以小组总体表现为主要奖励依据的一种学习方式和教学策略。

（2）合作学习的原则：信息互动、目标导向、激励启发、合作与竞争互补、集体性与个体性统一及标准参照评价。

（3）合作学习的模式有切块拼接法、小组调查法、学生团队学习法、小组协助个人法、合作法和学习圈法。

12. 操作技能的形成和教学的主要内容：

（1）操作技能一般要经历认知、联结和自动化阶段才能形成。

（2）练习与反馈是影响操作技能获得的两个重要的教学条件。

（3）教师在教学中应使学生明确目的、任务，有效地讲解与示范，组织学生合理练习，给予及时合理的反馈，促进操作技能的有效学习。

13. 建构主义理论的主要观点：

（1）学习是一个积极主动的建构过程。

（2）知识是个人经验的合理化，而不是说明世界的真理。

（3）知识的建构并不是任意的和随心所欲的，而要受到社会文化因素的影响。

（4）学习者的建构是多元化的。

14. 建构主义理论的基本内容：

（1）关于学习的含义：学习是学习者在一定的情境，即社会文化背景下，借助其他人（包括教师和学习伙伴）的帮助，利用必要的学习资料，通过意义建构的方式而获得的。

（2）关于学习的方法：要用探索法、发现法去建构知识的意义。

（3）建构主义教学模式：支架式教学、抛锚式教学模式、随即进入教学模式等。

15. 建构主义理论在护理教育中的应用：

（1）强调以学生为中心。

（2）强调"情境"对意义建构的重要作用。

（3）强调"协作学习"对意义建构的关键作用。

（4）强调对学习环境的设计。

（5）强调利用各种信息资源来支持"学"。

（6）强调学习过程的最终目的是完成意义建构。

思 考 题

02-9
第二章思考题参考答案

1．简述行为理论、认知理论、人本主义理论三大理论的主要区别。

2．表扬的机制是什么？为什么不能滥用表扬？

3．为什么社会学习理论在帮助护理专业的学生形成良好的学科态度和技能方面具有独到的功能价值？护理教师应如何在教学中应用社会学习理论？

4．结合实际谈人本主义理论在护理教育中的应用。

5．从教学目标、教学内容、组织形式、师生角色、师生／生生互动、知识教与学的方式、学习情境、评估方法等方面分析合作学习与传统学习的不同。

6．以静脉输液为例，阐述操作技能的有效教学策略。

（孟庆慧　侯云英）

第三章　课程与课程设置

学习目标

通过本章内容的学习，学生能够：

◎ **识记**

1. 复述课程在学校教育中的意义。
2. 复述泰勒关于课程设置的四个基本问题。
3. 列出影响课程改革的因素。

◎ **理解**

1. 用自己的语言正确解释下列概念：
   课程（广义与狭义）　学科课程与经验课程　分科课程与综合课程　课程设置
2. 举例说明教育目标的构成。
3. 比较不同的护理课程设置模式的优缺点。
4. 举例说明生物 - 心理 - 社会医学模式对护理教育变革的影响。

◎ **运用**

1. 根据给定的情境，依据学习到的理论知识设计适用的护理学课程。
2. 依据布鲁姆的教育目标分类系统，编制课堂教学目标。

课程是在教学活动中为了实现教育目标的主要载体，教育主体即教师与学生，需要以课程为主线来有效地完成教学活动。课程不仅对教学内容形成了明确规定，而且还决定了如何选择教学方法和教学组织形式，同时，也是进行教学评价的重要依据。而护理教育必须符合护理学科的发展与临床模式，因此护理学课程设置必须符合本专业的特点。

第一节　课 程 概 述

一、课程的概念

（一）课程的定义

在中国，"课程"一词最早出现在唐朝孔颖《诗经·小雅·巧言》中的一句注释："维护课程，必君子监之，乃依法制"。南宋朱熹在《朱子全书·论学》中多次提及"课程"，如"宽着期限，紧着课程""小立课程，大作工夫"等，其"课程"主要指"功课及其进程"，这与今天人们对课程的理解基本相似。课，指课业，或者说教育内容；程，是程度、程序、程限、进程之意。概言之，课程就是指课业及其进程。

在西方，"课程"的英文名字是 curriculum，最早出现在英国教育家斯宾塞（H. Spenser）于 1859 年发表的《什么知识最有价值》一文中，意思是指"教学内容的系统组织"。这一名字源自拉丁字 currere，是跑道、跑马场的意思，根据这一词源意思，课程（curriculum）被理解为学习的进程。1973 年，教育学家贝尔（Bell）认为"课程是学生在校期间，通过各种活动而获得的有社会价值的知识、技能和态度"。1975 年，教育学家斯特豪斯（L. Stenhouse）将课程定义为"课程是通过各种有效的实践活动，努力把教育的基本原理、特点传授给学生"。1996 年，罗纳德·多尔（Doll R.）将课程定义为"在学校帮助下，学习者借以获得知识和认识，习得技能，形成态度、情感和价值观的正式或非正式的内容及过程"。由于该词的多态性，不同的课程定义反映了不同课程观和价值取向。教育家们倾向于依据个人的哲学信念和重点领域定义课程，但通常包括以下要素：①预期目标或结果；②学习内容及学习顺序；③学习过程和学习经历；④学习资源；⑤教学主体在学习活动中的责任范畴；⑥学习方式和特点。

在不同的教育情境中根据不同的理论基础对课程有不同的理解，综上所述，可从广义和狭义两方面对课程进行定义。

1. **课程的广义定义**　课程指学校为使学生达到预期学习目标，从学科的教学内容扩展到学校指导之下提供给学生的全部经验，它是学科教学与学生活动的集合体。包括合理的学科设置、符合规律的教学活动、有计划的教学进程、有组织的课外活动以及良好的学校环境和氛围。因此，广义的课程，除了教学活动已列入课程计划或课程设置中所包含的正式课程外（又称为显性课程），还包括学生的课外活动和学校校园文化对学生具有的潜移默化影响，即隐性课程。

隐性课程（hidden curriculum），也可称为"隐蔽课程"或"潜在课程"等，是在学校教育中无课程指南或学校计划中未明文规定，但却显然是学校教育经验中经常的和有效的部分的实践和结果。换言之，隐性课程是一个教育系统或教育机构中，学生在显性课程以外获得的所有学校教育的经验，不作为获取特定教育学历或资格证书的必备条件。隐性课程包括：①物质性隐性课程，如学校建筑和其结构和内涵、校园生活水平及其结构和内涵等。②制度性隐性课程，如人际关系准则，包括教师、学生、职工、领导相互之间的关系准则，学术交往、朋友交往、恋爱交往等准则。③心理性隐性课程，如师生特有的心态、行为力和价值观念等。隐性课程作为一种体验性教育经验，是以学生自我体验为根本途径，具有特殊性，即使学生获得特殊的教养，成为有特殊教养的人。隐性课程具有两种存在形态：一是非预设的隐性课程，在这种课程中对学生产生影响的因素是自发的、没有经过精心地组织的，课程计划中没有明确规定的、无形的，但在学校教育中对学生的发展起着重要作用的课程。二是预设的隐性课程，即影响学生的因素经过了有意图的设计、组织，因此，预设的隐性课程是指精心设计的、不具有实际形态，但对学生的发展产生潜在影响的课程，其主导价值在于通过渗透的方式对学生的发展产生熏陶作用，以影响和改变学生的思想意识。

2. **课程的狭义定义**　课程指学校为实现培养目标而规定的教学科目，以及每一门教学科目的目的、内容、范围、分量、进程等的总和，主要体现在课程计划、课程标准和教材。

（二）课程与教学的关系

作为现代课程论学科建立标志的是美国著名教育家、课程理论专家拉尔夫·泰勒的《课程与教学的基本原理》，该书被誉为"现代课程理论的圣经"。

"教学"一词也是较早出现在《学记》，该部著作是先秦时期儒家教育和教学活动的系统总结，对教学的作用、教学管理的措施和要求、教育教学的基本原则和方法、教学过程中的师生关系以及教师素养等都进行了精辟论述。此外，《孟子》《老子》《庄子》《大学》以及朱熹的《四书集注》、韩愈的《师说》等著作中也都包含了许多丰富、深刻的教学思想。现代教学理论把我国传统教学理论和西方教学理论进行了融合发展，推动了我国的教学理论走向更高层面。

课程与教学关系的研究最早是由美国著名教育家杜威提出：教学与课程彼此间水乳交融，相互作用，动态统一。20世纪90年代美国课程论专家奥利瓦对课程与教学之间的关系进行了系统研究，指出课程与教学的关系主要存在四种不同的观点，形成了四种不同的模式。

1．**相互独立模式**　即课程与教学是两个相互独立、互不交叉的系统，在互不影响的情况下各自发生变化。

2．**相互交叉模式**　即教学与课程虽然是两个相互独立的系统，但二者之间又存在着相互交叉的关系，即教学包含着课程的一部分，课程也包含着教学的一部分。

3．**相互包含模式**　主要有两种情形：一是教学包含课程，即"大教学论"；二是课程包含教学，即"大课程论"。

4．**循环联系模式**　即课程与教学虽然是两个相对独立的系统，但二者之间又存在着密切的相互联系，构成一个更大的循环系统。其中，课程不断地作用和影响着教学，教学也不断地作用和影响着课程。

在我国，关于两者之间的关系存在着三种观点。第一种传统观点认为课程都是在教学范畴内被讨论的，因此课程被认为是教学内容的选择和组织，即教学论包含课程论。这种观点从教学论的立场出发，将课程视为教学内容，认为"没有教学内容的教学论是空洞的，课程事实上接受着也应该接受教学过程规律的支配"。第二种观点是并列论，亦即课程论与教学论之间相互独立。有学者提出："课程论与教学论应是教育科学下属的两个独立分支学科，各有特定的研究对象和不同的特点，构筑理论体系的相关概念也不相同，需要分别进行深入研究"。这种观点的提出，深化了人们对课程与教学问题的思考，改变了我国长期以来重视教学轻课程的状况。第三种观点是课程论包含教学论，即"大课程观"。这种观点主张把教学作为课程实施，把教学论从属于课程论。如"课程本质上是一种教育进程，课程作为教育进程包含了教学过程"，"课程的属性和类型是多方面的，包含了学科课程与活动课程、显性课程与隐性课程，也就包含了课堂教学与课外教学、模仿教学与陶冶教学"，"教师也是课程的研制者，从而构建课程包含教学的主体机制"。该观点的提出，表明了人们思考和解决课程问题与教学问题的立场和取向开始了根本性的转变，逐渐将重心由教学转移到课程。以上对于课程论与教学论关系的认识无论是并列论，还是教学论包含课程论，亦或课程论包含教学论，从本质上说是二元分离，即都主张将课程与教学断然分开，如此，造成了课程研究与教学研究的割裂和分离，最终必将影响课程论与教学论的发展，导致严重的弊端。20世纪90年代中后期，部分学者先后提出了"课程与教学一体化""课程与教学整合论"等观点，试图将课程与教学进行整合。目前，国内外一些学者对课程与教学的整合进行了有益的探索。课程与教学两者相互联系，唇齿相依。课程通过教学得以实施，而教学则是在一定范围内实施课程的过程，两者彼此依赖，共同服务于人的发展与传播社会文明及促进社会发展。但是，教学并不完全是实施课程的过程，而课程也并非仅仅是通过教学得以实施的，教学之外的其他活动也有实施课程的职能。由于课程的编制过程与实际的教学过程有时是部分重叠的，所以两者又存在着相互交叉的关系。虽然课程与教学密切联系，不可分割，但是并不能将二者混为一谈，抹杀它们之间的界限。只有认识和看到两者界限的存在，才能够厘清各自理论和实践的思路，使各自的理论更加深化和丰富，使课程和教学实践更有针对性，最终促进课程与教学论的整体发展。

（三）**课程在学校教育中的意义**

课程是学校实现人才培养目标的主要体现，对学校教育具有重要意义，主要表现在以下几个方面：

1．**课程是教育教学活动的基本依据**　课程主要体现在课程计划、课程大纲及教材上，它们是课程的具体化，在教学过程中，教学的主体必须根据课程大纲要求和教材的要求，确定教

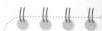

学活动的基本内容、进程及教学方法和手段。

2．**课程是实现学校教育目标的基本保证**　根据学科特点及学科整体性的观点，教育目标被有效地拆分为各门课程，学生需要通过课程的学习获得必备的知识、相应的技能和思想态度，实现教育目标，从而保证人才培养的质量符合社会的需求。

3．**课程是学校一切教学活动的中介**　课程是根据各学科特点将知识进行系统化的整合，学校的一切教学活动都围绕课程进行，便于更好地把握培养目标。

4．**课程为学校进行管理与评价提供标准**　学校教育的质量主要针对学生各门课程的学习成绩进行有效评价，来考察是否达到培养目标。因此，课程是评估教学质量的重要内容。

二、课程的类型

（一）课程类型分类

受不同教育思想的影响，课程有不同的类型，了解课程在学校教学中的表现形式，对于发挥其作用至关重要。

1．**学科课程与经验课程**　从课程内容所固有的属性出发，将课程分为学科课程与经验课程。

学科课程（subject curriculum），是以文化知识（科学、道德、艺术）为基础，按照一定的价值标准，从不同的知识领域或学术领域选择一定的内容，根据知识的逻辑体系，将所选出的知识组织为学科。学科课程是最古老、使用范围最广的课程类型。学科课程的主导价值在于传承人类文明，使学生掌握、传递和发展人类积累下来的文化遗产。

经验课程亦称活动课程（activity curriculum），是围绕学生的需要和兴趣、以活动为组织方式的课程形态，即以学生的主体性活动的经验为中心组织的课程。经验课程以开发与培育主体内在的、内发的价值为目标，旨在培养富有个性的主体。经验是经验课程的基本内涵，在于学生总是生活在特定的社会和文化之中，所以，为了提升学生的经验和价值，经验课程也把学生感兴趣的当代社会生活问题以及学科知识转化为学生的经验，作为课程内容。经验课程的基本着眼点是学生兴趣和动机，以动机为课程与教学组织的中心。经验课程的主导价值在于使学生获得关于现实世界的直接经验和真切体验。

2．**分科课程与综合课程**　分科课程（branched curriculum）是一种单学科的课程组织模式，它强调不同学科门类之间的相对独立性，强调一门学科逻辑体系的完整性。从课程开发来说，分科课程坚持以学科知识及其发展为裁点，强调学科知识的优先性；从课程组织来说，分科课程坚持以学科知识的逻辑体系为线索，强调学科自成一体。

综合课程（integrated curriculum）是指一种课程取向，有意识地运用两种或两种以上学科的知识观和方法论去考察和探究一个中心主题或问题。如果这个中心主题或问题源于学科知识，那么这种综合课程即是"学科本位综合课程"（或"综合学科课程"）；如果这个中心主题或问题源于社会生活现实，那么这种综合课程即是"社会本位综合课程"；如果这个中心主题或问题源于学生自身的需要、动机、兴趣、经验，那么这种综合课程即是"经验本位综合课程"（或"综合经验课程""学生本位综合课程"）。

两者的关系：综合课程是与分科课程相对应的课程范畴，这两种课程组织形式各有其存在价值，因为学科发展本身就是分化与综合并驾齐驱的。分科课程在掌握知识的系统性、逻辑性和专业性方面的价值是综合课程无法替代的；综合课程在反映知识间的内在联系方面的价值也是分科课程无法取代的。它们具有互补性。

（二）课程类型在护理教育中的应用

课程定义和课程相关理论可以告诉人们课程产生的缘由以及发展轨迹，同时需要知道课程在学校教育中的现实价值和功能，了解课程在学校教学中的表现形式以及文本规格，这对于发挥其作用至关重要。常见护理课程类型包括：

1. 以学科为基础的护理课程 以学科为基础的护理课程是护理教育中传统的课程模式，即全部课程按学科分设。尽管各护理院校的课程计划不甚相同，但从总体结构上来看，基本是由普通教育、基础医学、护理学三大领域的课程组成。通常以疾病为中心，从病理学、病原学、治疗学和护理学等方面进行讲述。按系统划分疾病，包括核心课程和选修课程两大类型，并不断引进护理科学的新知识和新技能。

2. 综合性护理课程 综合性护理课程是20世纪50年代后在医学教育改革中采用的一种新的课程结构。一般按照问题或人体系统进行学科内容组合，从而形成了一种跨学科的综合课程模式。课程的综合一般采用以下几种方法：

（1）论证法：按照护理理论或其他相关学科的理论作为课程结构框架设置课程，如20世纪70年代早期产生了"以患者为中心"的课程设置模式。20世纪80年代初，美国一所大学护理学校创立了"以健康问题为中心"的课程模式。有些学校通过论证人体发育和衰老的过程，把从出生到死亡的概念作为组织课程的基础。课程始终以人为中心，把各部分知识综合成较大的整体。按照这种课程结构，学生首先学习正常的生长发育、婴儿或成人的护理、预防医学和社区卫生，然后再学习疾病从加重到危重以及死亡的发展，目的是强调把患者作为整体，进行身心两方面的护理。

（2）操作法：根据学生的需要组织教学，由学生根据自己的情况，选择适合于本人需求的活动，这种课程没有一定的结构，先让学生在医院观察，再决定他们需要学习的技能，然后再让他们进行以专题为中心的学习。

（3）以问题为中心的综合性课程：这种课程结构是根据护理实践中的各种问题组织教学，这些问题经过护理专家的审定，通过系统地向学生提出的问题和解决问题的过程，使学生学到解决各种护理问题所需的知识和技能。

综合性护理课程的特点在于课程结构是根据学生的需要和兴趣来决定的，重点放在学习解决问题的过程。学生在追求兴趣的过程中会碰到某些必须加以克服的困难和障碍。这些困难则构成了学生学习过程中想要解决的问题，成为学习的动力。

同时，综合性护理课程也存在着一些缺点，如内部缺乏被确定的水平结构，不能充分体现课程设置的组织原则，同时也缺乏内部连续性。课程设置的顺序由多种因素决定，除学生的兴趣外还有成熟性、经验背景、既往的学习经历、效果和难度等因素，但是综合性护理课程不能充分体现这些相关因素。

3. 以能力为基础的扩展课程 以能力为基础的护理课程特点是根据国家卫生事业的目标和服务的需要，以及发展服务的策略来确定护理人员的预期能力，每门课程所规定的应是解决护理问题所必需的知识、技能和态度，全部课程组合达到发掘学生所必需的护理能力及解决问题能力的目标。

第二节 课程设置及护理学专业课程设置

课程设置是课程理论与课程实践的重要桥梁，是课程领域的一个重要的核心问题。课程设置模式是指根据一定的课程理论指导和丰富的课程实践经验，为设计和组织课程而形成的一套较为稳定的课程设置活动结构框架和活动程序。不同的学者依据不同的理论，发展了多种课程设置模式，如行为目标模式、过程模式、文化分析模式、自然模式和实践折中模式等。

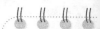

案例 3-1

新建护理学院的课程设置之争

A市拟新建一所护理学院。在该学院的初创阶段，教师们对学院的专业课程如何设置产生了分歧。有些教师认为应该与兄弟学院的课程设置保持一致，具体做法就是参考国内重点院校护理学专业课程设置，他们开什么课程我们也开什么课程，这样进行课程设置，省时省力。另有部分教师认为，因为本学院的护理学专业学员的就业范围以A市为主，应该对本市的社区情况、医院和其他医疗机构对护理人才的需求进行调研，在此基础上设置专业课程。这样做虽然需要消耗一定的时间和精力，但这样进行课程设置有一定的针对性，毕业生更能够适应社会的需求。两种观点的支持者相持不下。

问题与思考：

如果由你来设置课程，你会怎么做？

案例 3-1 分析

一、泰勒原理

行为目标模式的创建人是美国当代最负盛名的课程理论家和评价专家 R. W. Tyler。1949年，Tyler（泰勒）撰写和出版的《课程与教学的基本原理》（*Basic Principles of Curriculum and Instruction*）树立了课程研究领域的一个里程碑，对世界课程理论的发展产生了深远的影响。行为目标模式被教育学家们普遍认可，并被广泛应用于学校和课堂教学，该模式对护理教育的发展也有着深远的影响。

斯坦福大学纪念泰勒文章

在《课程与教学的基本原理》中，Tyler 提出了关于课程设置的四个问题，被称为"泰勒原理"，即在课程设置过程中都必须回答以下四个基本问题：

1．学校应该达到哪些教育目标？

2．学校应该提供哪些课程方能达到这些教育目标？

3．学校应该如何对这些课程进行有效的组织和安排？

4．我们应该如何对这些课程进行评价？

这四个问题除了表示出课程的基本要素"目标""内容""方法"和"评价"外，也呈现出课程设置的四个步骤：①叙述目标；②选择课程；③组织课程；④评价。如图 3-1 所示。

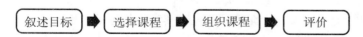

图 3-1　泰勒课程设置步骤图

Tyler 对上述四个问题，即目标、内容、方法和评价分别从实际状况进行分析，提出了主要问题，之后进一步提出了解决问题的思路和方法。

（一）目标

行为目标（objective）模式最核心的部分是制订目标，最困难的阶段也在于确定目标阶段。

1．确定目标的意义　教育目标是指教师所预期的学生变化。因为教育是一系列有目的、有计划、有组织的活动，因此教育的结果是可以预料的。教育本身就是一个使学习者行为发生变化的过程，教育的结果强调的是学习者行为的改变，因此教育的结果也是可以观察到的。

教育目标的确定可以保证教学活动始终按照计划向预期目的进行，也是组织教学内容、确定教学方法的前提和依据，又是评价教育结果的标准。例如，当教育目标确定为"学生能够独立完成导尿操作"，则教学活动应始终围绕此目标，教学内容应以导尿操作为主题，并依据此目标，选择适当的教学方法，如讲授、示教、反示教等。当评价结果时，此目标可作为评价标准，如学生能独立完成导尿操作，则达到预期教育结果；若学生不能独立完成，则未达到预期的教育结果，因此制订教育目标极为重要。

2．**教育目标的层次**　根据教育目标的性质及其与课程的关系，从宏观到微观，将教育目标分为不同的层次。

（1）总体目标（general goal）：是目标系统中层次最高的目标，它在目标系统中起决定性的作用，所有的具体目标都是根据教育总目标制订的。它反映了特定社会对合格成员的基本要求，与该社会最根本的价值观一致。如我国高等教育总目标是把青年学生培养成精神充实、道德完善、学识渊博、智能高超、身体健康、精力充沛的人。它是我国关于高等专门人才的规格标准的具体标志，反映了一定的教育观、人才观和质量观，体现了国家对教育的期望和对年轻一代的培养要求。因而，它是制订教育政策、教育规划的依据之一，是健全高等教育体制、完善高等教育结果的重要因素。同时，它也是不同类型的高等教育制订具体目标的根本依据。无论是什么性质的高等教育机构，无论是哪个专业的高等教育，都是在保证总体目标实施的前提下，根据各自不同的要求和特点，确定自己的具体要求，设计不同的教育方案。高等教育的总体目标始终以其宏观调控的特有功能而显示出左右全局的重要意义。

教育的总体目标具有内容广泛、要求科学的特点。例如，我国高等教育总体目标的内容结构完整、全面，涵盖范围广泛，包含了对学生在德、智、体、知、情、意等各个方面的要求，尤其高等教育培养的人才在素质的主要方面无遗漏或残缺。另外，我国高等教育总体目标也体现了需求的科学性，即对高等专门人才的规格要求科学准确、标准合理。既没有降低标准，把接受高等教育的人降低到中等教育以下程度，也没有无限拔高，用一流学者的水平要求学生，而是规格适当，难易适中，充分估计到学生在接受高等教育期限内可以达到的潜能阈值。

（2）第二层次目标（secondary-level goal）：是将总体目标再进行详细分类，对总体目标进行特定性具体的解释，从而形成具体的目标框架。

例如，我国的《本科医学教育标准——护理学专业》（试行）对培养目标的描述是"本科护理学专业教育的培养目标是培养适应我国社会主义现代化建设和卫生保健事业发展需要的德智体美全面发展，比较系统地掌握护理学的基础理论、基本知识和基本技能，具有基本的临床护理工作能力，初步的教学能力、管理能力及科研能力，能在各类医疗卫生、保健机构从事护理和预防保健工作的专业人才"。

（3）特定行为目标（instructional objective or terminal objective）：指某一门课程的特定目标，是对组成学习活动的行为进行准确的陈述，其实质是对第二层次目标的进一步分解。特定行为目标的组成应包括描述学习者为达到目标进行学习活动的行为动词。

例如，某学校护理学专业妇产科护理学的课程目标是：

完成本课程的学习后，学生能够：①叙述妊娠、分娩及产褥期母体生理心理变化；②执行产前保健措施，并识别高危妊娠个案；③描述女性生殖系统的自然防御功能，识别妇科常见疾病的临床表现，并为护理对象提供有效的护理措施及自我护理指导等。

从以上教育目标分类可以看出，只有确定了教育的总体目标，才能够确定第二层次目标，之后再根据第二层次目标确定特定行为目标。例如，要确定护理学专业学生本科教育的课程目标，首先要确定本科生教育的总体目标，形成具体的目标框架，最后根据此目标，确定护理学专业本科生每门课程的特定行为目标。

3．**确定学校教育目标的依据**　课程目标是如何获得的呢？对于这个问题，Tyler 的回答是最有影响力的。Tyler 认为，与其说是制订目标，不如说是选择目标。而要对课程目标做出正

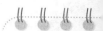

确的选择，必须来自三个方面的信息：一是对学生的研究；二是对当代生活的研究；三是学科专家的建议。

（1）学习者本身：Tyler 认为，教育是改变人类行为方式的一种过程，这个行为是广泛的，包括外在行为，同时又包括内在的思想与情感。研究学习者本身，可以提供教育的目标。首先需要调查了解目前学生的状况，然后把这种状况同标准进行比较，它们之间的差距就是学生的需要，也就是课程所追求的目标。

例如，当确定护理学专业本科生的教育目标时，需要考虑学生自身的状况，对他们现有的知识水平、逻辑思维能力和分析判断能力等诸多方面进行调查，然后与本科生的标准进行比较，两者的差距体现了改变学生行为的需要，也就是护理学本科教育要达到的目标。

（2）社会的需求：教育是为社会服务的，教育培养出来的人才必须是社会所需要的。根据社会需要，学校才能明确所培养的学生达到什么目标、应该具备哪些知识和能力等。在世界卫生组织世界医学教育大会报告中曾提出，医学教育的最高标准在于最好地满足当地的卫生需求。因此，了解社会的需求对于制订目标、保证学校培养社会所需人才来说是非常重要的。一般地说，社会对于护理学专业的需求，大致可以从以下几个方面进行了解：学校的地理位置和周围环境，所服务地区的医疗保健机构任务、数量和分工，所服务地区的经济状况，所服务人群的健康状况和需求，包括平均寿命、疾病谱、人口构成等，人才需求情况和就业机会等。

例如，一所护理学院所在的城市是一个老龄化的城市，但课程设置中未开设老年护理学这门课程，教育目标也未提到学生需要具备老年护理的相关知识和技能。为满足这一社会需求，学院可以考虑增设相关课程，从而相应增加"学生初步具备老年护理的知识和技能"的教育目标。

（3）学校的哲理：学校的办学宗旨和教师对本专业的理解构成了学校的哲理。教育目的和培养目标反映了学校领导和全体教师对培养人才的具体意图，也体现了教育者的价值观，即学校的哲理。哲理是通过全体教学人员对某些概念的一致认可体现的。如对教育的认识，对医学模式的认识，对护理学的四个基本概念——人、健康、环境、护理的认识等。这些概念构成了确定培养目标的框架，也成为概念框架，随后一系列课程内容的确定、教学方法的选择、考核评价的实施，都在此框架内进行。

因此，在确定学校教育目标之前，应首先评估以下内容：学生的背景，包括年龄、文化程度、地区、学习态度、动机等；学校的宗旨及教育思想；学校的教育层次，如中专、大专、本科等；学校的硬件及软件条件，包括教学资源、教学设备、教师队伍等；社会需求等。

4．教育目标的特点

（1）相关（relevant）：上层次的目标对下层次的目标有制约作用，下层次目标要保证达到上层次的目标。如某医学院护理学专业的培养目标是：培养适应我国医药卫生事业需要的，德、智、体全面发展的，具有较扎实的护理学理论知识和技能，从事临床护理、护理教育、护理科研工作的高级护理人才。若其下一层的各门课程的课程目标并未包含这些内容，那么就会出现上、下两层的目标不一致的矛盾，这样确定的教育目标是失败的。

（2）明确（clear）：即目标含义清晰，不模糊。教育目标是教学活动按计划向预期目的进行的保障，也是组织教学内容、确定教学方法的前提和依据。因此，含义不清、令人费解的教育目标难以发挥上述作用，也就失去了确定目标的意义。

（3）可测量（measurable）：即目标可观察、可衡量。教育目标是评价教育结果的标准。如果标准无法测量，教育结果也就无法评价了。

（4）可行（feasible）：即符合实际。具有可行性的教育目标在实际工作中才有意义。如将本科教育目标确定为"掌握本学科坚实、宽广的基础理论和系统深入的专业知识；具有独立从事科学研究工作的能力；并做出创造性成果"，显然这一目标对本科生的要求过高，不符合实际，在现实教育中不可行。因此这样的目标也没有意义。

5. 教育目标的构成　教育目标由三部分构成，即一个表明学习者行为的动词、学习者实现目标所需具备的条件、评价学习者行为的标准。

（1）表明学习者行为的动词：在目标组成中，必须有描述学习者行为的动词，而且学习者的这种行为不是抽象的，应是可观测的行为。例如：目标陈述是"学习者能理解骨骼的结构"，护理教师如何知道学习者是否达到了这一目标？要测量学生的理解力是不可能的，但可以从学习者的某些特定行为推出结论。例如：学习者如果能够用自己的语言来描述骨骼的结构，而不是机械地参照笔记和课本进行复述，护理教师就可以认为该学生已经掌握了目标所要求的内容。如果将上面的目标改为如下写法会更加准确："学习者在不参照书本和笔记的情况下，描述或书写骨骼的结构"。"描述"这个行为动词，表明了学习者可观测的行为。又如"学生能够在模型上独立演示灌肠操作"。"演示"这个行为动词，也表明了目标的可观测性。

（2）实现目标所需具备的条件：这些条件通常指时间的限制、资料的使用或特殊的场景等。

例如，目标为"学生能够在10分钟内完成麻醉床的准备工作"，在"10分钟内"这一时间限制就是实现该目标的条件。

又如，在上述例子"学习者在不参照书本和笔记的情况下，描述或书写骨骼的结构"中，实现目标的条件是"在不参照书本及笔记的情况下"，限制了资料的使用，这样才可实现目标，即"描述或书写骨骼的结构"。

再如，目标为"学生能够在模型上演示灌肠操作"，特殊的场景"在模型上"是实现该目标所应具备的条件。

（3）评价行为的标准：例如，目标陈述是"用无菌技术清除患者伤口腐烂的组织，不会给患者造成危险及不适"，其中行为动词是"清除"，实现目标的条件是"用无菌技术"，评价行为的标准是"不会给患者造成危险及不适"。

陈述教育目标时应注意：①学生是预期行为目标的唯一主体；②教育目标是预期结果，而不是实施过程；③不要将两个或两个以上的预期行为结果列入同一目标。

（二）内容

在行为目标模式实施过程中，一旦目标确定，就应考虑下一主题——内容（content），即如何选择与目标相一致的课程。Tyler认为教师的作用在于安排一定的情境，以帮助学生达到预期目标。因此选择课程的中心问题可以归结为如何安排各种情境，以保证使学生能够获得自己期望的学习经验。这需要遵循以下几条原则：

1. 必须使学生有机会去实践目标中所包含的行为。
2. 必须使学生在实践上述行为时有满足感。
3. 所选择的课程应在学生力所能及的范围内。
4. 可采用多种形式的课程达到同一个目标。
5. 同一课程也可以产生多种结果。

Tyler还指出，课程必须具备以下特征：能够发展学生的智力；有助于获得构成各种知识的原理、原则，以及这些原理和原则的各种实验、证据、观念、事实等；有助于发展学生的社会态度和兴趣。

（三）方法（method）

对课程进行有效的组织和安排是在制订了目标和内容之后的第三阶段工作。要使课程组织有成效，必须符合以下三条标准：

1. **连续性**　课程设置应使学生对于所学的能力或技能有不断重复练习和继续发展的机会。
2. **程序性**　后面的课程必须在前面课程的基础上更加广泛和深化。
3. **统合性**　指横向联系，需要考虑各门课程的关联性和学生行为与所学内容的统一和连贯，即把学生某一学科的能力作为学生全部能力的重要环节并加以促进，而不是仅仅把它作为孤立的能力。

例如，在某护理学院的课程设置中，将医学基础课和护理学基础作为临床课程的前期课，体现了课程组织的连续性，即学生在护理学基础课程中，所学到的知识和技能仍可以在临床课程的学习中得到重复、练习和发展的机会；程序性，即学生对医学基础课的学习是进一步学习临床课程的前提和基础；统合性，即临床课程（内科护理学、外科护理学、妇产科护理学和儿科护理学等）横向彼此相关联，学生能够为护理对象提供整体护理是这些课程共同的培养目标。

（四）评价

课程评价（evaluation）是按照一定的标准，采用一定的方法、途径对课程各方面的价值和特点做出判断的过程。课程评价具有多种功能，如检查功能、反馈功能、激励功能等。课程评价的对象可以包括课程计划、课程内容和教材等。只有通过评价，才能发现课程在哪些方面产生了效果，在哪些方面还有待改进。课程评价贯穿课程设置始终，依据评价的时间点和所起的主要作用不同，可以分为以下三种类型。

1. 诊断性评价　是为了使课程适合于学习者的需求和背景而在一门课程开始之前对学习者所具有的认知、情感和技能方面的条件进行的评价。其目的是了解和掌握评价对象的基础和情况，为制订课程做准备。

2. 形成性评价　或称过程评价，是在课程设置过程中进行的系统性评价，目的是及时了解活动进程的效果，及时反馈信息，以便及时修正，及时调整。在课程实施阶段，能够检查学生是否有效地掌握某一特定课程内容，或者提出达到目标还需要进一步学习哪些内容。

3. 总结性评价　是一种事后评价，是在课程实施后，为了解并确定其成果而进行的评价，目的是对课程质量有整体的把握。

行为目标模式在课程设置过程中占主导地位，是一个循环往复的过程。随着社会政治经济和科学技术的发展变化以及新的教学研究成果的不断出现，课程将永远处于变化状态之中。行为目标模式有其独特的优越性，对课程设置有广泛的影响，但模式本身也存在不足之处。表3-1 对行为目标模式的优点和局限性进行了概括。

表3-1　行为目标模式的优点和局限性

优点	局限性
1. 为学生学习提供了明确的方向	1. 使教育的领域变得狭隘
2. 促使教师更加详细地检验目标	2. 确定高水平的目标很难，因此学习只集中在低水平的目标上进行
3. 通过观察学生的行为，使学生较为容易达到目标	3. 要在情感领域确定明确的目标几乎不可能
4. 目标可以帮助学生进行自我指导性学习	4. 忽视了对不可预测结果进行指导
5. 为课程设计提供了一个比较合理的系统	5. 不可能陈述每一个学习结果的目标
6. 学生更喜欢有明确的目标来指导其学习生活	6. 只能反映训练的领域，不能反映教育领域
7. 可以为不同机构相似课程的比较提供基础	7. 只促进同一性而忽略了差异性
8. 为教师提供了评价学生行为的系统	8. 对个别教师及个别学生应有不同的目标

二、布鲁姆教育目标分类

1956 年美国著名心理学家、教育学家本杰明·布鲁姆（Benjamin Bloom）出版了《教育

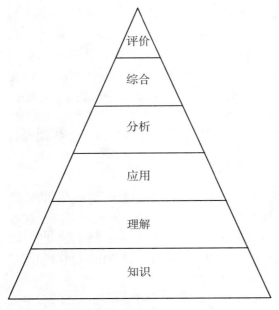

图3-2 认知领域的6个水平

目标分类学：认知领域》。他把教育目标划分为三大领域：认知、情感和精神运动，即布鲁姆教育目标分类体系。这种分类方式使教育工作者在考虑教育目标时能够更加清晰和明确，在描述目标时，能够用更精确的语言更有效地对目标进行评价。

（一）认知领域

认知领域（cognitive domain）涉及的是一些心理及智力方面的能力和运算。按认知领域的复杂性，分为从知识到评价6个水平，如图3-2所示。其中知识在认知领域中处于低级水平，评价为高级水平。不同水平的目标反映了学生不同的要求，在描述中所用的动词也不同。

1．知识（knowledge） 是对先前学习过的材料的记忆。知识水平的目标要求学生记住即可。如目标定为"学生能够复述女性生殖系统的组成"，"复述"一词反映了学生只要记住便可达到目标，属于认知领域中知识水平的目标。知识水平目标的常用动词有：定义、描述、复述、陈述、列出、背诵等。

2．理解（comprehension） 是把握知识材料意义的能力。理解水平的目标要求学生有一定程度的理解，不只停留在记忆的水平。如目标为"学生能区分前置胎盘和胎盘早剥的临床表现"，"区分"一词反映了学生需要在记忆前置胎盘和胎盘早剥的临床表现的基础上，进一步加深理解二者的异同。理解水平的常用动词有：解释、区分、举例、总结等。

3．应用（application） 此水平的目标要求学生能将以前所学的知识应用于实践，它测量学生独立解决问题的能力。如"学生能够运用小儿营养计算法，正确地为特定年龄和体重的儿童计算入量"。常用的动词有：计算、演示、操作、使用、修改、运用、执行、应用、联系等。

4．分析（analysis） 是把复杂的知识整体材料分解为组成部分并理解各部分之间联系的能力。分析水平的目标要求学生能够对事实、观点、假设或判断进行分析，从而进行比较和对比。如"学生能够分析急性心肌梗死患者现存的主要护理问题"。常用的动词有：分析、指出、区别、识别、选择、分类等。

5．综合（synthesis） 是以分析为基础，全面加工已分解的各要素，并再次把它们按要求重新组合成整体，以便综合地创造性地解决问题，包括制订计划或操作步骤等。综合水平的目标是针对学生独立解决新问题的能力进行测量，它需要学生将几部分知识融会贯通。如"学生能够为乳腺癌患者制订一份行之有效的护理计划"。常用的动词有：综合、设计、制订、创造、发展等。

6．评价（evaluation） 是对给定的材料进行价值判断的能力。评价水平的目标要求学生对方法、观点、人及物等的价值进行科学的判断。如"学生能够独立评价某护理计划制订的科学性和合理性"。常用的动词有：评价、断定、评判、判别等。

认知领域的目标分类详见表3-2。

表3-2　认知领域目标分类

水平	分类
（一）知识	1．关于特定事物的知识
	①专用名词术语的知识
	②体现行为的知识
	2．关于处理特定事物方式及手段的知识
	①惯例和习俗的知识
	②趋势和结果的知识
	③分类和范畴的知识
	④标准的知识
	⑤方法论的知识
（二）理解	1．名词、概念的转换
	2．名词、概念的解释
	3．名词、概念的推断
（三）应用	应用原理、规则及概念于真实场景中
（四）分析	1．对要素的分析
	2．对关系的分析
	3．对组织原理的分析
（五）综合	1．提出某种独到的见解
	2．做出某种计划或提出一套操作方法
	3．从一套抽象关系中作出引申
（六）评价	1．按照内部标准作出判断
	2．按照外部标准作出判断

20世纪90年代，以认知心理学家Lorin Anderson（曾为Bloom的学生）为代表的团队，更新了认知领域的目标，以适应21世纪的教育现状：将分类词汇由名词（如application）修改为动词（如applying）；将综合能力（synthesis）修改为创造（creating），并将其提升至最高层次等。

（二）情感领域

情感是指价值内化的程度。情感领域（affective domain）的目标设计主要是各种态度、价值观和鉴别力。其水平划分从低到高，依次为接受、反应、赋予价值、价值观念组织化，以及价值体系的性格化，详见表3-3。

表3-3　情感领域目标分类

水平	分类
1．接受	①意识
	②接受愿望
	③能控制或选择注意
2．反应	①默许
	②愿意作出回答

水平	分类
	③在回答中得到满足
3．赋予价值	①对某种价值的接受
	②对某种价值的偏爱
	③对某种价值的信仰
4．价值观念组织化	①对某种价值的概念化
	②对某种价值体系的组织
5．价值体系的性格化	①概括化的定势
	②性格化

（三）精神运动领域

精神运动领域（psychomotor domain）的目标主要涉及各种精神运动技能，其水平从低到高依次为模仿、操作、精确、连接和自然化，详见表3-4。

表3-4 精神运动领域目标分类

水平	具体内容
1．模仿	对演示动作的模仿
2．操作	按照命令或一定程度要求动作，可以使用工具
3．精确	重复进行一个指定的动作，动作熟练程度可以达到很高水平
4．连接	不同的动作可以连接，按顺序协调起来
5．自然化	各动作相互之间的衔接几乎不假思索即可完成，动作技巧已达到完美水平及自然化的程度

三、课程设置的程序

课程设置包含四个阶段，即指导阶段、形成阶段、功能阶段和评价阶段。四个阶段相互依赖，相互发展。每一阶段的设计会影响到下一阶段的设计。

（一）指导阶段

指导阶段（directive stage）为整个课程设置过程提供了明确的方向，是其他三个阶段的基础，也是课程形成的保障。这一阶段的核心工作是确定有关哲理、理论、概念以及知识的具体内容，因此需要收集大量的信息资料、参考文献，以作出决策，并能够为之后的各阶段提供指导，同时需要全体教员有效地参与和支持。

指导阶段包含四个主要内容：护理哲理、统一术语、培养目标和概念框架。哲理的确认和术语的统一将对课程设置提供明确的规则，参与制订哲理的教师最终应在许多问题上达成一致，并且统一本课程采用的术语，从而达成共识，然后确定培养目标，即培养何种类型的毕业生，这一系列的内容完成后，随之产生课程的理论框架。因为概念、理论是抽象的，难以精确定义，刚开始会对真正的目的产生误解与怀疑。指导阶段需做出决策的事情很多，需投入大量的时间及精力，因此在此阶段应制订一个时间表，以表明每一部分所需的时间。同时，时间表有助于教员的积极参与并且为课程设置的发展提供动力，使指导阶段有效地运转。

指导阶段的主要特点是勾画出课程设置的方向，并不制订具体讲授内容。同时，一个护理学院或护理系可花费几年时间去发展并完善其护理哲理的框架，在指导阶段制订出明确的目标后，下面的阶段就可以通过小组或个人制订具体内容。

（二）形成阶段

形成阶段（formative stage）是根据指导阶段的课程设置方向，制订每一部分的具体内容。它包含三部分：①教学大纲的形成；②确定层次目标与科目目标；③课程内容一览表。首先设计教学大纲，教学大纲的形成导致了层次目标的制订，层次目标的制订又产生了科目目标及课程计划，层次目标与科目目标用于形成阶段的评价，而课程内容一览表则表示护理课程是如何达到层次目标与科目目标。

大学和护理学院对必修课的要求一般是特定的。自然科学、社会科学和人文科学等课程特定地反映出本学校的护理哲理与理论框架，选择课程内容的条件与前提亦是基于指导阶段的理论基础进行的。指导阶段决定了如何有效地选择课程，它是护理课程计划的基础。形成阶段中所确定的内容或设置内容的成败与指导阶段各个步骤的完成情况直接相关。例如：应用术语、理论框架结构与培养目标的一致性，护理哲理指导各阶段各个步骤的成功等。当形成阶段出现问题时，极可能提示指导阶段中某一个部分需要进一步改进。

（三）功能阶段

功能阶段（functional stage）表示了课程设置中教育者的具体行为。一般来说，它是课程设计过程中的实践阶段，它把前两个阶段的内容付诸实践。功能阶段包含三方面的内容：①课程内容说明；②教学方法及学习实践；③学习的有效性。当教授整个课程内容时，可能发现前两个阶段形成的教学大纲中的某些定义不完善，在实施过程中需要不断地进行修改。因此，在此阶段中，全体教师的通力合作是确保课程实施的基础。

功能阶段为教师创造性地应用指导阶段和形成阶段的结果提供了机会。无论课程是个人授课还是小组教学，全体教师都有责任运用经验及职业判断力来确定什么样的课程是可行的。教师参与的目的是帮助学生达到形成阶段所确定的目标，但是这种方法又因教师本身指导能力的不同而有所区别。可以通过评价确保学习行为的有效性及识别学生分数的有效性。在此阶段，可以修改前两个阶段的有关内容。教员应牢记指导阶段的思想，这种思想的不断强化会加强教员的参与和理解，从而保证在此阶段实施过程中，与指导阶段的哲理相一致。

（四）评价阶段

评价阶段（evaluative stage）作为课程设置过程中的最后阶段，对课程计划完成程度进行分析，评价的手段及方法是衡量学生是否最终达到了教育目标及哲理所规定的范围。包含三方面的内容：①输入评价；②过程评价；③输出评价。输入评价是指某课程计划实施前对学生特征的估计。过程评价是指那些影响学生行为的活动，例如教与学活动、学习成绩等。输出评价是指学生是否达到了培养目标的要求及能力。在接受某一教学大纲教育时，按一般系统理论，学生具有一定的知识、技能与方法，这是输入量；通过教学大纲中课程活动的影响，这是过程量；当完成教学大纲时学生具有显著性的变化，这是输出量。这一系统模式的评价始终贯穿着学习的过程，是不断变化的过程（图3-3）。

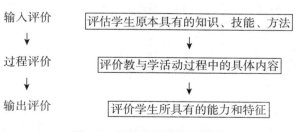

图3-3　评价阶段系统模式图

四、课程科目大纲的制订

课程科目大纲是为了帮助学生及教师了解某一课程概况。为保证其有效性，课程大纲必须在授课前制订，并由学生讨论通过。它包括课程综合描述、课程目标、课程内容、教授方法及评价方法，并且也指出它们各方面的关系。从另一角度说，课程大纲反映课程设置过程中形成阶段与功能阶段各部分内容的总结（表3-5）。

表3-5　课程大纲的内容排序表

课程目标	课程内容顺序排列	教授方法	评价方法
按主次排列所有目标	包括课程内容一览表中确认的各领域的课程	包括教授自学和实验／实践课	所规定日期及所确认的评价工具

制订课程科目大纲应遵循下列原则：

1．**课程目标合理**　课程目标是从教育目标及层次目标中发展而来的。课程内容一览表是根据理论框架结构发展的，课程目标必须有助于课程内容的排序，这样才能选择合适的教授方法及评价方法。

2．**明确课程内容各部分之间的关系**　由于课程目标及课程内容比较稳定，明确了课程内容各部分之间的关系，就可以选择灵活多变的教授方法及评价方法。

3．**澄清评价方法与教授方法的异同点**　在教授方法与评价方法的异同点方面常有混淆之处。例如，教师推荐书籍是一种教授方法，但这也可以作为将来评价考试题目的来源。而书面作业是既可以反映教学行为进展的教授方法，又可以作为评分依据的评价方法。教授方法所选择的提问方式也可以作为一种评价标准。对于学生来说，要理解学习行为与评价行为的不同内涵是十分必要的，尤其在临床实习过程中，更为重要。

4．**分清主次，认识关键所在**　虽然所有课程目标都需完成，但教师需按其关键的程度分清主次。这就要求教师具有专业判断能力，这样可以节约学生的时间和精力。

5．**确认课程内容的顺序**　因为课程目标按关键程度分主次，所以课程的内容也要根据课程目标分主次，课程内容还应该反映学习过程的渐进性，并按基础学科的内容排列主次。

6．**树立课程评估的整体性观念**　应综合课程的所有方面进行评估，从全部课程内容的明确性和整体关系的角度进行评估。

五、课程设置在护理教育中的应用

（一）计划课程设置应考虑的因素

课程设置进行具体计划时需注意以下几个因素：

1．**课程设置的总体结构**　应反映教育方针。

2．**护理哲理的主张**　尤其是那些与护理及学习有关的哲理，应作为指导方向。

3．所有课程应包括公共课程、医学基础课程和护理学专业课程。这三方面需要按比例组合。

4．**所有课程排列顺序**　应考虑到某一课程科目中必要的知识水平。指导阶段的理论框架对这种科目目标有很大影响。

5．充分评估课程的参考资料。

6．明确区分护理学与其他领域的知识，以确定适当的支持课程。

设置必修课有许多种方法，这些设计应该在每个层次（学年）水平上体现促进学习者学习经验的提高并且允许存在个体差异。由于临床实践条件、专职教学人员的组成、学科内容紧密

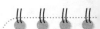

及渐进等情况的限制，对必修课选择经常缺乏灵活性。因此，在课程设计过程中，教师应该能够识别这种缺陷，从而尽可能减少这种僵化模式。可以通过允许学生自由选择的方法，以及放松对护理学前期必修课的限制得以发展课程设置中的灵活性。

（二）护理课程设置模式

课程设置模式可因护理学课程在整体必修课中的不同位置而有所差异。

1. "建筑式"课程设置模式 "建筑式"课程设置模式（building design）表示基础学科在四年制中前2年修完，后2年护理学课程则是建立在前述必需的知识基础之上。如图3-4所示。

2. "渐进式"课程设置模式 "渐进式"课程设置模式（progressive design）表示大多数基本学科要求前2年修完，同时有一部分护理课程亦要求修完。在这种模式中，前2年所学的护理学内容主要是一些不需具备某些基础学科知识的部分，例如护理专业发展史。随着课程的进展，护理学必修课比重增加而其他学科内容比重下降。如图3-5所示。

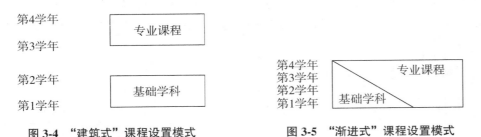

图3-4 "建筑式"课程设置模式　　　　图3-5 "渐进式"课程设置模式

3. "平行式"课程设置模式 "平行式"课程设置模式（parallel model）是指四年学制中基础学科课程与护理学专业课程同时开课，以一定比重同时修完。如图3-6所示。

"建筑式"模式主要强调在具有牢固的基础科学知识基础上，进行护理专业课程的学习；"渐进式"模式中则主张护理学科应与其他学科统一为一个整体，不很强调基础学科奠定基础的作用。因此在选择不同课程设置模式时，必修课程的顺序也不同。

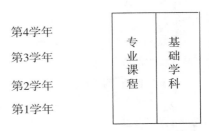

图3-6 "平行式"课程设置模式

护理的哲理决定了必修课程的具体内容。例如护理哲理认为社会的变化包括影响个体文化价值的政治与社会力量的相互作用，可能设置的必修课包括社会学、政治科学、人类学。护理的哲理主张健康是受人类固有的潜在能力及生长发育趋势所影响的，必修课则应设置生物学、遗传学、心理学、生长发育理论等。在课程设置过程中，应考虑主干必修课与支持主干必修课之间维持一种平衡。通常情况下，一个合理的课程总体设置需包括1/3的公共课程和人文科学的必修课、1/3医学基础课程、1/3护理学科课程，并且，在这些必修课项目中，课程之间应有灵活性，并有自由选择的前提。

第三节　课程改革

研究学校课程改革，是课程领域的重要研究课题。课程系统是一个开放系统，它与外界各系统之间有着各种各样的联系，并发生着各种各样的相互作用。也正是由于这种相互作用，学校课程才不断发展变化，而且必须经常地进行改革，才能适应社会发展的需要。因此，如果不对学校课程改革中的一些带有规律性的内容进行研究，改革就无从着手。即使盲目地进行这种改革，成功的希望也是极小的。

对课程改革的研究，主要集中在以下三方面。①研究课程改革的原因。彻底了解课程改革的原因是正确认识课程改革的任务、树立正确改革目的的基础。②研究课程改革的过程。③研究课程改革的结果。一项改革进行的好坏、结果如何，要给予正确的评价，总结经验和教训，找出成功与失败的原因，也是探讨改革规律的一条重要途径。

护理学专业课程的改革集中体现在，曾经认可的某些行为目标，经过长期的实践过程，现在已开始放弃，并且在开展继续评价课程、经验学习、护理程序、护理模式及计算机辅助教学等方面取得了重大进展。在临床护理、护理教育、课程设置、课程效果等方面也进行了质量评价，这些对护理课程改革产生了重大影响。

护理专业课程改革的速率、规模、程度、连续性和方向都有其显著的特点。课程改革的速率，不可能再像以前常见的那样缓慢，而是经过一个稳定的时期，以快速为特点；课程改革的规模，其大小很难进行监测，有时会影响到所有的护理学校，如政策的影响，而有时只涉及某些护理学校；课程改革的程度，在根本与表浅的范围间波动，有时并没有引起深部的变化，往往只局限于改革的表面；课程改革的连续性一直倾向于渐进性的变化方式；课程改革的方向也从永久性的线性变为暂时性的环形。

一、影响课程改革的因素

（一）护理教育领导者的作用

护理教育领导者在课程改革方面占有重要的地位，因为他们拥有决策权力，而且对机构也有全面了解。其作用不仅限于行政管理和现有系统的有效运转，而且还涉及新观点及新政策的革新。护理教育领导者的领导方式、决策形式将对课程改革，以及对整个学院的风气产生深远的影响。

护理教育领导者的决策形式基本包括以下四种：

1．"宣布"决定 无论重要或不重要的决定都是由领导自己做出决定后，再传达给大家。

2．"推销"决定 领导者做出决定，并努力说服他人采纳这个决定，以获得大家支持。

3．"磋商"决定 领导者向有关人员征求意见，最终仍由领导者负责做出决定。

4．"参与"决定 领导者允许其他人员参与决定过程，并且接受共同做出的决定

"宣布"决定和"推销"决定，这两种形式可能导致下属成员的同意，但如果下属成员认为决定仅仅是单方面强加于他们的时候，他们的同意就有可能仅停留于表面。"磋商"决定，这种决策形式最常见，因为它有明确的责任界线。"参与"决定，这种决策形式被认为是民主的，大多数的议题和决定通过投票表决形式来确定。需要强调指出的是，通常出现的同意，实际上意味着某种中间立场，或者是一种妥协，这种情况一般不会促进创造性革新。

（二）学院风气

各护理学院的风气差别很大，有些学院的风气活跃，充满热情和新观念，而另外一些护理学院则风气保守，仅仅维持一种传统性的现状。课程革新更可能发生在那些不过分强调等级权力的学院，因为那些学院强调自治。

一个健康的机构有以下几个特点：

1．目标集中 机构的每个成员都清楚目标，并接受目标。

2．适当的交流 通过交流，信息可以被广泛地传播。

3．最佳的权力利用 很好地应用权力，权力分布均等，不存在特权，下属的意见可以反映到高层次的领导者中去。

4．资源利用 资源被充分有效地利用，特别是人力资源。

5．凝聚力 成员之间存在共同一致的意志，内部团结。

6．**士气**　成员有自我满足感，对机构没有抱怨。

7．**革新性**　为了新的目标采取行动，并创造新的程序。

8．**自治**　机构有相对的自治性，不受外界的影响。

9．**适应**　机构不断适应新的形势，从而满足新的需要。

10．**有效地解决问题**　有效而系统地处理问题。

学院的风气受学院领导的行为、领导与下属的关系以及下属的行为等因素的影响。从开放型到封闭型学院风气的连续谱见图3-7。

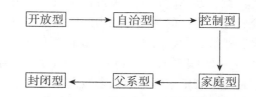

图3-7　从开放型到封闭型"风气"的连续谱图示

1．**开放型**　领导者勤奋、灵活，在必要的时候制订条例和目标，领导者的监督并不十分严密，把下属成员的需要看得很重要，机构成员士气高昂，人际关系良好。

2．**自治型**　领导者的开放意识不明显，允许机构成员有较多自治，但是提供自治的领导者缺少积极性。机构成员的需要并不能很好地被满足，不过成员们具有一种责任感。

3．**控制型**　领导者使机构成员工作得很辛苦，而且进行独裁统治，很少顾及成员们是否感到满意。成员们对此有抱怨，不过成员们仍有一种责任感。

4．**家庭型**　领导者给予非常少的决策，为机构成员创造一个愉快的气氛，但成员们通常士气低落，缺乏进取的目标。

5．**父系型**　领导者对机构成员的影响很小，机构成员把领导者的领导方式看作是对其工作的干涉，成员们虽然进行工作，但取得的成绩很少。

6．**封闭型**　领导者对机构成员表现为疏远和冷漠，不给予任何指导，成员没有个人兴趣，也不具备任何责任感。

此外，影响课程改革的因素还包括：社会健康需求、健康资源与服务、经济发展、专业任务、教师价值观、教师能力、学生特点以及财政支持等。

二、课程改革的方针

（一）课程改革的一般过程

课程改革的一般过程是由专家学者和课程理论家组成课程设计小组，通过对具体的课程问题如一门学科现存的问题和应该达到的标准等进行调查研究，提出一套解决的办法，从这些解决办法中产生出新的课程计划或方案，然后把这些方案拿到学校中去实验，经修改后，向全国推广。

在英国，大多数课程方案的制订和推广也都大体遵循这个过程。因此有人称这种课程改革方法为"研制推广"法。也就是说，在这种方法中，研究（research）、设置（development）和推广（diffusion）是此过程的三个主要阶段，简称为"RDD"战略。

（二）课程改革的策略

Hoyle（1976年）确定了三种课程改革的策略：

1．**策略A**　由权力较大的机构进行课程改革，改革的目标主要是指教育结构内部，交流是单向的，即从权威部门到职业实践者。

2．**策略B**　改革的目标是教师集体的态度、价值观和意见。交流是双向的，即在专家和实践者之间进行，但是属于非指导性的。

3．**策略C**　改革的目标是单纯改革课程，能够取得专家的支持，交流是单向的，常常由有关课程改革的讲座、书籍及录像组成。

一个领导者也可以利用自己的权力引进改革方案，但这种方式也存在一些基本弱点，例如容易引起教师内部的分歧，现实中课程的改革方案往往由教师去执行，所以促进教师间的合作是很必要的。如果课程的改革是由机构的内部开始进行的话，这样的改革方案便更容易被接受。又如课程的改革若从分析课程开始，通过课程研究人员对课程的深入分析，课程改革的目标是为了降低教师的工作量或者强调教师们所要求的事情，那么这样的改革更容易为教师所接受。

课程改革过程中的关键性步骤，是组织教师进行集体讨论，这需要花费很多时间，让教师充分发表自己的观点并提出问题。集体讨论可以在护理学院以外的场所进行，这样可以使教师摆脱传统的角色，更充分自由地表现自己。阻碍课程改革的因素，主要是来自传统的规范，有些新参加工作的护理教师，最初几乎充满了热切的改革愿望，一旦进入实际工作一段时间后，在传统的规范束缚下，大多数人已丧失了改革的愿望。

（三）促进课程改革的方针政策

一些教育学家为了促进课程改革的成功，提出了以下6条方针：

1．努力与机构内的支持力量合作，而且避免与阻碍改革的力量作对。

2．组织一支能够自我激励的改革同盟军。

3．与机构内部的积极因素合作，避免与机构内部的消极因素合作。

4．保证与改革小组合作的人员参与，并使参与者拥有自由和权力完成指定的改革。

5．努力促使课程改革小组的人员参与改革项目。

6．努力使课程改革小组的合作人员免受不必要的压力和紧张。

一个成功的课程改革者，自身需要具备良好的人际交流技巧，但如果为了改革的需要，也应做好思想准备，因为改革也可能会遭到大家的反对。改革者要允许教师们参与某些关于改革的决定，并随时准备回答教师们提出的疑问。改革者需要有坚定的信念，并努力把改革思想付诸实践。改革者必须脚踏实地工作，不要陷入机构内部的琐事之中。同时，改革者的角色，是要对全局有总体设想，以保证改革的顺利进行。

三、课程改革后的推广

新的课程方案一经产生，接下来的任务就是要把它拿到某些学校中去实验。但在大规模的课程改革中，往往会产生这样的问题：这些新的课程方案在小样本实验中是成功的，然而把它们用于全国范围，这种成功性往往就不明显了。这样的实例举不胜举。为了使这种"论证式实验"真正起到论证的作用，从而在把新的课程方案向全国推广时不致出现矛盾，就必须采取一些相应的措施。为此，美国学者（Alan Gartner）提出了以下几条建议：

1．**制订时间表**　在推广课程时，有必要对新课程方案所要达到的目的和目标做出详细的、清楚的说明，并拟定一个切实可行的时间表，包括如何达到这些目的和目标的具体时间安排。

2．**推广计划**　对新课程的推广作出计划，并按阶段完成，不要企图把新的方案立即带到大系统中进行实践，而是应该从实验验证开始，一步一步地、细心地逐渐向大范围过渡。

3．**建立实验基地**　应建立一个实验基地，这个基地拥有充分的资金和设备。在这个基地中充分发展新课程，同时训练有关人员，并通过会议、新闻报道等手段迅速地向外界传播它的实验结果。更为重要的是，要在这些基地中培训那些来自其他系统的人员，以使这些人员回去将实验基地的方案带到各自的系统中去推广。

4．**大造舆论**　在实施课程改革方案时，应大造舆论。对新的课程方案的重要性和价值给予宣传，甚至允许宣传得比预期的结果更好一些，从而获得公众的注意和支持。

5．**培训干部**　在执行大规模课程方案过程中，一个极其重要的事情是要训练干部。这项训练既可以在训练基地进行，也可以在工作地点进行，这些干部包括学校校长、行政人员、教师以及该方案的督导人员。

四、生物 - 心理 - 社会医学模式对护理教育改革的影响

回顾过去，护理是以生物医学模式为基础的，这种模式以疾病为中心，并没有考虑社会及心理因素对健康的影响。随着科学的发展、健康观念的转变，生物医学模式已越来越不能满足人们的健康需要。

可以举一临床病例说明，一个患有心肌梗死的患者，入院治疗后恢复了健康，从生物医学模式来说，患者的护理问题已经结束，患者除了需要定期检查外，并不需要特殊的护理。但是人们可以想象，他的问题只是刚刚开始，患者的工作需要消耗大量的精力，患者处于这种应激状态，可致使心肌梗死复发。如果患者选择退休，他可能会面临另一个问题：他怎样适应收入减少后的生活方式？很显然，患者必须改变他已长期适应的从前的生活方式。从个人方面，患者开始形成一种不健康的自我概念，会更加依赖于他的家属，或者患者将变得更加以自我为中心，结果导致家庭内部及婚姻关系紧张。

患者在以生物医学模式为中心的护理中得不到帮助，然而以生物 - 心理 - 社会医学模式为中心的护理则可以为患者提供全面的帮助。生物 - 心理 - 社会医学模式包括许多学科，如心理学、社会学和人类学，这些学科能为患者的健康问题提供整体的解决方法。这些方法是把不同专业的知识和不同学科的问题模式结合在一起，可以为患者提供有关健康的帮助及建议。研究结果显示，大约 40% 的住院患者并不遵照医嘱，心理学家认为可以通过发展健康信念模式帮助患者注意到原因所在，这个模式认为只有患者具备关于健康和动机的基本知识，再加上一系列有关健康的信念后，才会接受某些形式的健康行为。同时，医学社会学也为健康保健知识作出了贡献。

从以上的讨论中可以了解到生物 - 心理 - 社会医学模式对护理课程的改革具有重要的意义。如果护理学院采纳这一模式，就应开设该模式所涉及的相关课程，如人类学、社会学和心理学等。但是也存在着这样一个问题，是否由护理教师担任这些课程的教学？还是应当请一些这样的课程专家来教授？如果请人类学、社会学及心理学的专家来教授这些课程内容，也会引起一些问题，例如他们缺乏对护理的认识及与护理相关的理论，他们的教授常常不能结合护理专业的学科特点。因此这个问题仍有待于进一步研究和讨论。

生物 - 心理 - 社会医学模式为护理教育提供了振奋人心的前景，它把护理教育从传统的生物医学模式中解放出来。现代护理需要护士为患者提供生理、心理、社会广泛内容的护理，更有效地运用整体护理于护理实践中。

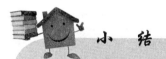

小　结

课程的概念有广义和狭义之分。广义上是指学校为使学生达到预期学习目标，从学科的教学内容扩展到学校指导之下提供给学生的全部经验，它是学科教学与学生活动的集合体。按照不同分类方式，从课程内容所固有的属性出发，分为学科课程与经验课程；从课程内容的组织形式出发，分为分科课程和综合课程。

重点讨论了课程设置的理论及其在护理教育中的应用。课程设置的基本模式泰勒原理，除表示出课程的基本要素"目标""内容""方法"和"评价"外，也呈现出课程设置的四个步骤：①叙述目的；②选择课程；③组织课程；④评价。课程设置包含四个阶段，即指导阶段、形成阶段、功能阶段和评价阶段。四个阶段相互依赖，相互发展。每一阶段的设计会影响到下一阶段的设计。护理课程设置模式有"建筑式"课程设置模式、"渐进式"课程设置模式以及"平行式"课程设置模式。

对课程改革的内涵、影响因素、方针及推广进行了系统的描述。课程改革的影响因素应从护理教育领导者及学院风气两方面考虑。课程革新后的推广措施主要有：制订时间表、推广计划、建立实验基地、大造舆论、培训干部。

本章旨在使护理教育者在未来的教育实践中，能根据社会发展的需要，以正确的理论为指导，运用科学的方法和程序设置护理课程，使护理的课程体系更有利于提高护理教学的质量和护理人才培养的水平。

思 考 题

1. 解释活动课程与隐性课程的概念。
2. 简述课程在护理教育中的具体应用。
3. 依据评价的时间点和所起到的主要作用，课程评价可分为哪些？

（王丽芳　杨国勇　孙宏玉）

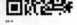
第三章思考题参考答案

第四章 教学方法与技巧

学习目标

通过本章内容的学习，学生应能够：
◎ **识记**
1. 叙述各类护理教学方法的发展及特点。
2. 说出各类护理教学方法的操作过程。
◎ **理解**
1. 用自己的语言解释下列概念：
教学方法　课堂教授法　小组教学法　PBL　CBL　情景模拟教学
教学技巧
2. 比较传统课堂讲授法与以问题为中心的教学法之间的异同。
3. 举例说明小组教学常用的教学技巧。
◎ **运用**
1. 对课堂中所应用的教学方法与技巧的准确性与适当性进行评价。
2. 进行一次教学试讲，合理运用教学方法与技巧。

第一节　课堂讲授法

案例 4-1

课堂计划的重要性

　　张护士，本科毕业，工作 5 年，是某大学附属医院重症监护室的一名护士，兼任临床带教老师，是科室最优秀的年轻护士，已参与 3 年本科护生临床见习与实习带教。学生们都非常喜欢张护士，张护士受邀去大学护理学院为护理学专业本科二年级学生进行 1 学时"压疮的预防与护理"的课堂讲授。因为是第一次给本科生上理论课，张护士准备了大量的临床案例，想把自己护理压疮患者的经验都告诉学生。在实际讲课过程中，学生对临床案例非常有兴趣，张护士也是越讲越劲儿，当下课铃声响起的时候，她发现教材上本节的内容还有一大半没讲，这才意识到课堂讲授不仅要保证内容精彩，同时课堂计划的合理设计与严格执行则更为重要。

　　问题与思考：

　　张护士应如何制订课堂讲授计划？

04-1
案例 4-1 分析

一、课堂讲授法的特点

讲授法（lecture method）是广泛应用于各种教育系统的主要教学方法，是教师运用语言向学生系统而连贯地传授科学文化知识的方法。其最大的优点就在于能用较短的时间传递较丰富的知识，容量大，效率高。要想证实一些信息，要说明或宣传一种观点，要想让学生理解这些观点之间的联系以及复杂性等，通常都要借助于讲授法，这也是教师教学最基本的一种方法和基本功，尤其当学生人数多、讲授内容丰富、时间有限的情况下，讲授法尤为重要。Blign（1972年）和 Brown（1978年）等人对此进行了文献回顾，归纳如下：

1. **目标** 讲授法在传授知识方面与其他方法一样有效，但在促进学生的思维能力和改变态度方面却不如其他方法。

2. **强迫性参加** 在教学活动中可以发现，那些不参加听课的学生，其考试或测验的成绩要比参加听课的同学差。

3. **时间安排** 实验结果提示，大约在讲授开始20分钟后听众的注意力开始逐渐下降，所吸收的内容及笔记的信息量也开始减少，而且上午授课比下午授课更有利于知识的记忆，但这对于"夜晚型"的学生来说不利，因为他们生理的最清醒状态是在下午3时至午夜期间。

4. **回忆信息** 从回忆信息的角度看，讲授法相对其他方法差，调查结果表明1周后这种回忆将降至20%。

5. **讲授** 讲授的过程是最关键的部分，讲授速度主要与材料的难易程度有关。

讲授作为一种主要的教学手段，与其他方法相比，具有其独特的优缺点（表4-1）。

表4-1　讲授法的优点与缺点

	内容
优点	一个教师能与许多学生交流
	介绍新课题
	介绍课本里没有的新知识
	教师把题材系统化后讲授给学生
	给学生一个对方能建立的框架
	优美生动的讲授能提高学生的主观能动性
缺点	讲授不能照顾个别学生的需要
	讲授的进度不一定适合所有学生
	教师可能会存在明显偏好
	学生在很大程度上是被动的
	学生得到的是"第二手"资料
	学生的注意力逐渐减弱

值得注意的是，师生双方都需要多样化的教学。事实上，教师们无形中已经采用了多种教学技巧充实于讲授法中，单纯的讲授已经不多见了。因此，为了理想的教学效果，主张采用多样化的教学手段。在采用讲授法时切忌冗长、乏味、缺乏条理性的做法。经过认真计划和充分准备后，教师采用讲授法能够讲出高水平的课，为学生所喜爱，并且可以达到预期目标。

二、制订讲授计划的过程

讲授法适用于传授现成的或是其他材料中已经被证实的知识，是介绍某种特定题目的常用手段，教师在制订讲授计划前，需要考虑讲授法是否是教授这一题目的最佳方式，如果是，接下来就可以考虑下列与计划有关的因素。

（一）分析影响讲授计划的因素

1. **学生因素** 学生所学的课程类型是需要考虑的首要因素，护理学专业课程的内容不仅限于护士执业资格考试的内容，各阶段的课程都具有相当水平的专业理论和实践技能。此外，学生的教育背景也是不容忽视的因素，在多层次多轨道的护理专业教育中，学生对每节课所需要的知识也不尽相同，对教师而言，只能把目标定在中点，因为要使讲授适合于每一个学生是件很困难的事。对那些处于两个极端的学生则需要配合个体化的指导，以保持其学习热情。学习班级的规模也将影响计划的类型，例如，在一次讲授中，试图给一大群学生安排活动是很困难的。

2．**题材因素**　所选题材的培养目标对讲授计划将会产生极为深远的影响。如果确定题材目标主要是与学习精神运动技能或是态度的改变有关，那么讲授法就不是这些题材的最好的教学方法。但是，在学生进行实践之前给他们演示精神运动技能或是在小组讨论之前先介绍病例或某一特定问题时，仍然可以采用讲授法。

3．**环境因素**　环境因素对讲授计划有实践性的约束。因为环境因素不仅仅包括视听教材、黑板等教学辅助用品，也包括学习场所等因素在内。

4．**心理因素**　在制订讲授计划时，需要考虑许多心理因素。讲授内容的组织要有逻辑性、富有意义。讲授顺序的安排应从简单到复杂、从具体到抽象、从已知到未知。在讲授过程中要不断地改变活动方式并注意给学生一定的刺激，以保证听讲者的注意力不致很快下降。在讲授结束时要进行重点内容的重复，使学生能够多次接触某一信息，这样，学生在讲授结束后的一段时间内还能保持信息记忆。此外，师生间的关系也会直接影响授课计划和授课效果，因此教师要注意建立良好的师生关系，以促进授课计划的实施。

（二）制订课堂计划

在考虑影响讲授计划的诸多因素之后，就可以着手准备一份课堂计划。每一节课都要有课堂计划，只有经过认真充分的准备，才能把课程重点及要素考虑周全，方能收到预想的学习效果。课堂计划的基本形式适用于各种形式的教学活动（课堂计划范例见表4-2），所以不同于教师的备课笔记。备课笔记是用于提醒教师本人在讲课时要注意的某些细节，教师在没有备课笔记的情况下进行讲课是有可能的，因为教师可以依靠题材的类型与自己的经验水平来进行授课活动。但是没有课堂计划的讲授则是不允许的。

表4-2　课堂计划范例

题目：	日期：
	时间：
	地点：

学生具体情况

1．听课人数：

2．课程类型：

3．教育水平：

4．过去的经验：

课堂目标

内容安排

教学方法

课堂评价

有教育家认为，一个教师无论有多么丰富的教学经验，都应当使用备课笔记，否则很容易忘记讲授的重点。对一个刚获得教师资格的人而言，把他所要讲的内容一字一句全记下来是很有必要的，但要尽量避免照本宣科的刻板倾向，把讲授变成大声朗读的做法会使讲授者容易忘记自己的角色。所以，讲授者为了防止忽略任何细节，不妨只写下所有的主标题及副标题，包括课堂上计划采用的合适例子。

（三）解释课堂计划

课堂计划定好以后，教师还需要花费相当的时间进行解释。Brown 和 Armstrong（1984 年）认为在作解释时，首先把题目分解成几个主要部分或关键点，然后确定它们之间的关系。效果好的解释除包括许多关键点和不同认知水平的重点外，还包括实例的应用、视觉教材的使用以及必要的修辞方法等。

解释计划的设计程序可按 Brown（1978 年）提出的步骤：第一步是把所要解释的内容用问题的形式陈述出来；第二步通过陈述问题各个部分之间的关系而试图识别出这中间隐含的变量；第三步列出解释的要点，这些要点就是第四步中需要进行陈述的关键性内容，每一个要点均需要有一些实例来阐明，同时也需要详细描述并适当加以限定。解释计划设计完成之后，接下来就是要设法与课堂计划相结合，着手进行一次内容新颖、引人入胜的介绍（见案例 4-1 分析）。

三、讲授过程

周密的计划是讲授全过程中一个重要的部分，讲授者在讲授过程中还需要多方面的能力，例如语言的表达技巧、思维的清晰性、讲授内容的趣味性、演讲者的热情和自信等。语言表达是指教师在讲授或其他形式的教学活动中的讲话方式，这些讲话方式又可细分为一些模式，最常见的有陈述事实、将资料进行定义和分类、提问和回答问题、作解释、对比知识、评估材料等。

四、增进讲授效果的措施

系统化连贯地讲授，本身就蕴含着一定的知识结构，经过学生思维加工的过程，可以形成或改造学生的原有知识结构。讲授者语言的逻辑性，能启发学生的思路，讲授中的布疑、设问或解决问题的过程展示，均可激发学生思考或给学生以示范、启示。讲授中的论证推导过程也有助于学生掌握科学的思维方法。教师在讲授中所体现的思想、观点，所流露的情感对学生有潜移默化的影响。

（一）讲授的内容

内容要具有高度科学性和思想性。每次讲授的内容必须充实且有系统，所讲的内容应该属于基本的具有指导性（方法性）的系统知识。对于高等院校，尤其是高年级的学生，要注意及时补充科研新成果，介绍科研动态，补充新信息，促使形成学生的评判性思维。也就是说，教师所讲授的知识要少而精，强调基础性、原则性、关键性的必要知识，突出重点，解析难点。教师要把注意力集中在如何启迪和发展学生智能的潜力上。

（二）讲授者的语言

讲授是借助语言进行的，从这种意义上讲，讲授的艺术就是语言的艺术，讲授的效果很大程度上取决于语言，并强调语言清晰、生动、简练、准确。心理学研究证明，讲授语言的清晰度与学生的学习效果呈正相关。

除语言清晰度外，速度、音量适中也很重要，过快、过慢、过高、过低的音调都不合适。音量或音响有赖于空气撞击声带的强度，音调由声带的长度、厚度及张力决定。前两个因素受喉的大小影响，例如，小孩的喉小、声带短，发出的音调高，而成年男性的喉大、声带长，发出的音调低，即深沉的声音。在神经性紧张时将产生高音调。

讲授过程合理应用声音特别是辅音，可以保证声音清晰，使坐在教室最后面的听众都能听到。最简单而有效的方法是讲授者站直身体，从肺部发出声音，这样要比直接从喉内发出声音的效果好。在讲授过程中，要注意仔细观察听众的面部表情，并进行非语言性交流，尤其要获得最后一排听众是否听清的反馈信息。

（三）学习环境

讲授的课堂环境要求安静、清洁、明亮、空气好、座位舒适、视线清楚、师生气氛和谐。为学生提供身心舒适的学习环境，才能保证授课的效果。

（四）教师的行为

无论何种讲授，教师都应当为学生提供一种具有心理安全感的氛围。如果教师给人的印象是和蔼可亲的，同时又富有幽默感，那么他的讲课将会充满活力。事实证明，教师的兴趣和热情为学生所推崇，教师的行为直接影响讲授的效果。教师可以运用语言进行强调，也可以用无声的手势来说明某些含义，将各种行为结合使用，会使得讲授更为生动。

M. Argyle 已证明非语言性交流在社交活动中的重要性。学生在课堂上无声的暗示，如吃惊、迷惑、惊讶等行为，应该受到教师的重视，教师可以通过观察学生的面部表情，得到有关行为含义的反馈。同样，教师在讲授过程中也会发出非语言性信号，因此，作为一名教师，明白这些信号所代表的含义是很重要的。姿势在解释概念时可以起一定的作用，特别是对那些与空间关系有关的概念。而有些姿势如不停地摆弄粉笔则表明注意力分散，点头则表示对某种行为的肯定。如果学生在讲话的时候，教师经常点头，就可以鼓励学生继续讲下去，尤其是当学生很害羞或是不敢讲话时，这无疑是一种很有效的方法。讲课时，与学生经常进行目光交流，也有助于表达兴趣和信心。但是要注意，这种眼神交流不能超过 10 秒，否则将会引起对方紧张而影响学生参与。

教师应该承认自己不可能熟知某一学科的全部内容，这种诚实也是教师应具备的一种品质，如果教师能承认自己的不足，就能提高他在学生心目中的形象。然而如果一位教师总在说"对不起，我不知道"时，他也应该好好充实自己的知识，否则将不能胜任教师职责。

每位教师要有自己的讲授风格，如果一位教师试图把其他教师的优点都综合起来的话，那么他自己所应具有的个性，也就所剩无几了。因此，教师要有自己的表达风格，不必按部就班，总要求与他人一样的方法，或成为某个理想的模型。当然，这并不意味着教师在讲授方法上可以忽略语言性讲述的规则，这些规则必须融合于个性框架及每个教师的自我风格之中。

（五）讲授的开始与结束

教师进入教室，在正式开始上课之前，花几分钟检查一下教学用具的准备情况，如幻灯投影仪是否打在屏幕的理想位置等。这一点很重要，讲课之前一切就绪，对学生来说是很有吸引力的。

开始讲授时常使没有经验的教师感到紧张，而一些已经有多年教学经验的教师，同样会感受到开始阶段的紧张。一些权威人士认为这种最初的高度觉醒状态是有益的，它可以把教师的表现推向"高潮"。但是，过度紧张和焦虑状态将会影响讲授的质量。在讲授伊始对其内容做一个概括性介绍，可以激发学生的兴趣并吸引其注意力。所以，采用一种生动活泼的开场白，可引人入胜，像观看演出一样，将学生带入一个新奇的境地。如可以先询问听众以前是否接触过有关的题目，以使讲授内容更贴切于听众。把讲授计划的顺序或提纲写在黑板上也是一种很好的方法，有助于保证学生跟上每一部分的进度。

讲授结束是另一个重要高潮。教师应当能安排一个理想的结束时机，而不是在突然询问"大家有什么问题"之后马上结束讲授。结束性总结可以让学生抓住重点，也可以通过口头提问有关重点问题或采用某种形式的测验进行。此外，还可以预告下次讲授的内容，指导学生进行课前预习。

（六）保持注意力

实验资料证明在讲授开始 10 ~ 15 分钟后，学生注意力会很快下降，所以要运用各种方法保持学生的注意力。许多资料表明，运用视觉教材是提高注意力的有效方法，尤其是色彩鲜明的幻灯片。在讲授中采用一种以小组为单位的"信息快速传递技巧"是另一种提高学生兴趣和注意力的方法。将邻近的 4 ~ 6 名学生划为一组，不需移动座位，只需与旁边或后面的同学用几分钟时间进行信息的快速传递，讨论有关讲授的内容，这样很快就能得到有关信息的反馈。

另一种提高注意力的方法是让学生在讲授过程中有 2 ~ 3 分钟休息时间，让他们伸展放松、活动一下。在讲授的最后采用不完全填空的形式测验学生，也可以增加学生对内容的注意力。

此外，还要注意讲授速度也是引起学生注意力下降的一个重要因素。通常是由于紧张而使讲授速度太快，教师要有意识地进行讲授速度的训练，在正式讲授之前进行练习，并注意形成个人惯用的语言格调。

（七）维持课堂纪律

纪律在教育领域中带有权威性含义，纪律问题则是教育领域中一个极为常见的问题。护理教育对象中有相当一部分是属于成人教育学生，学生已经是成熟的、自主的个体，具有自我教育的能动性。事实上，英、美许多教育工作者都发现在所有教育领域中护理专业的学生是最合作、顺从的学生。但这种特点也致使学生过分地依从，或者说他们缺乏对传统护理教育体系提出挑战的勇气。

然而，也有人认为护理学生"难教"，造成这种看法的主要原因是教师经常遇到学生上课迟到的问题。有人提出一条这样的原则来解决这个问题。即不处罚上课迟到的学生，无论迟到多少次。因为教师当众处罚迟到者的做法，不仅得不到多数学生的支持，反而会转移大家的注意力，不符合授课的真正目的，况且教师应当想到大多数学生是准时出席的，对待迟到者的最好办法是私下里找其交流看法，共同寻找解决问题的办法。

另一种情况是学生在课堂上窃窃私语。这种情景常常令教师恼火，有些教师忍不住会指责学生"你在讲什么"。然而，如果教师知道学生多数情况下是在讨论有关讲授内容的问题，绝大多数的悄悄话不是闲聊时，情况也许就会好多了。许多资料表明，学生有时不同意教师的某些见解，又没有机会表达时，只好将自己的观点讲给邻近的同学听，这种做法往往会打断教师的思路。应该让学生知道，最好的做法是找个合适的时机与教师讨论自己的观点。

当然，要讲好一堂课，教师必须有周密的计划，课前的充分准备很重要，并十分熟悉讲课的内容，真正做到"讲"而不是"念稿"。作为一名教师还需要有适当的应变能力，及时根据学生在课堂中的反馈调整自己的计划，采用多种技巧，充分发挥讲授法的作用。

第二节　小组教学法

案例 4-2

小组教学中指导教师的角色

李护士，是某大学附属医院骨科病房的带教组长。病房 5 名本科实习护生需在出科前共同完成一名骨折患者的护理查房。实习生已对患者进行了全面的评估，李护士正在组织小组教学，指导学生全面、准确地为患者制订护理计划。但是，在小组教学过程中，有 2 名实习生积极发言，而其他实习生发言较少。李护士觉得应该想想办法让其他实习生多多参与进来，也得让这两名实习生多给其他同学锻炼的机会。

问题与思考：

李护士应采取哪些对策？

一、小组教学法的特点

小组教学法（group discussion method）是学生在教师的引导下，以小组为单位，围绕某个内容进行相互交流、探讨，以达到预期目标的教学方法。护理专业学生一旦进入专业学习阶段，他们便成为医院系统中各个部门的成员。临床分配为学生提供了成为临床队伍成员的机会，在学习过程中究竟加入什么样的小组是他们学习生活中一个重要的因素。在社会心理学中，有许多关于"组"（group）的定义。一般强调"组"具有下述特性：共同的目标、相互依赖性、（小）组存在的共识、相互作用及有代表性的社会团体。"小组"（small group）的概念，并不能简单地解释为所涉及学生人数的多寡。对于小组在功能方面的解释要比结构方面的解释更有意义，一个教学小组的功能就是强调以学生为中心，让学生有机会同其他组的成员进行面对面的相互作用，促使他们接受其他人观点的挑战，最终目标是要开拓学生的知识领域。

（一）小组教学的规模

组的大小会影响到组内成员间，特别是与其他组成员之间进行面对面相互作用的概率和效果。如果组内成员人数达到或超过25人，就很难实现各组成员之间的相互作用。为了达到相互作用的目的，必须将组再进一步划分为亚组。在进行教学时，组的大小尚有其他意义；组的规模愈大，每个成员为组所作出的贡献会愈小。请看一个典型的例子：有一个进行一小时活动的小组，共有30名学生，每个学生可能对组内作出最大贡献的时间是2分钟；如果这个组仅有10名学生，那么每个学生可能对组内作出最大贡献的时间就变成了6分钟。设想如果所有同学的贡献不同，那么很可能有些同学本应在某个方面得到自我发展，却因重复别人的工作而浪费了时间。F. M. Quinn指出，上述时间安排还不包括来自教师的灌输，教师涉及愈多，学生参与的机会也就愈少。

（二）小组教学的物理环境

学习环境将直接影响教学效果。理想的小组学习场所应该在条件允许的情况下，尽可能做到使组内气氛愉快、环境舒适。如果为学生指定专门房间作为讨论室，学生就会将民主参与及平等和这种愉快、舒适的环境联系在一起，这对学习者是十分有益的。另外，如何安排座位也是实现物理环境舒适的重要因素之一。有人认为，小组教学中最好的形式是使学生在没有课桌的情况下坐在一起，这样会使组内产生一种相互联系的氛围。然而，在某些情况下，学生则希望拥有一个桌面，以便于他们记录。一般指导原则是：无论使用课桌与否，都必须确保包括指导教师在内的每一个成员感到舒适、便利。采用小组教学法时，通常不主张安排课桌，使所有学生围坐成圆圈；指导教师则背靠一面墙，面对组内全体学生。这种不对称的形式可以使每位学生与指导教师之间的间隔差距明显缩小，以防削弱组的效果。有多种座位安排方案可用于组内教学活动，常见的几种见图4-1。

不同类型的座位安排方案适用于不同形式的教学活动。当指导教师引导学生进行课堂讨论时，"U"型座位方案是较理想的一种，因为这种座位形式，不仅可使教师清楚地看到每位学生，而且也便于学生观看教师演示的各种示教活动，有利于学生与教师之间的信息交流与沟通。无论有无课桌，环形安排方案均可使全组成员在传递信息时产生同等地位的感觉，民主气氛浓厚，有利于调动全体组员的积极性。特别是仅有椅子而无课桌时，感觉尤其亲切，即使小组人数较多时彼此间也能产生亲密接触的感觉。马靴形座位安排方案是每三个学生按马蹄形围一课桌而坐，再由这些马蹄形座次安排成一个马靴，这种座位安排方式为将较大型的组重新划分小组提供了有效的手段。马靴形方案可确保每个学生在整个教学阶段始终都能直接面对指导教师；同时每个马蹄形小组又均可就各自题目或问题进行独立探讨。马靴形安排方案具有节约空间的优点，在不能围成大圆圈时尤其适用。委员会安排座位方案是使成员围绕中心的大型桌子就坐，这种形式最适合人数较少的工作组或社团进行极为正式的讨论时使用。在委员会型安

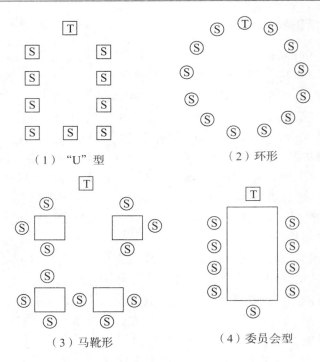

图 4-1　小组教学座次安排示意图

T：教师；S：学生

排座位方案中，尽管每个成员均可与组内其他成员进行眼神接触，便于扩大交流，但桌子的形状及成员与桌子的相对位置可显示成员不同的角色或地位，因此需根据相互间反映的需求作适当变换。桌子形状不同，其功能差异很大。一个长方形桌面的两端会很自然地被当作"头"，坐在这个位置上的成员往往被看作是领导者或主席。与长方形桌面不同，圆形桌面就不会产生这种自然的权力性位置。两者的功能差异还在于：长方形桌面有边角，坐在这样位置上的学生似乎对讨论的贡献要少些；这是因为，当人们进行相互交流时，一般倾向于与坐在对称轴对侧面的人进行，长方形桌面的这种交流倾向比圆形安排要明显得多。

一般来说，学生在各种课程中都愿意坐在习惯性位置上，一旦发现自己的习惯性位置被变动便会感到不习惯甚至不快。一位细心而有经验的老师发现，当学生先于教师进入教室时，他们会将教师精心安排的位置又恢复到原来的摆法。这就是学生在座次方面所表达的感情色彩，也是一种动力定型作用，指导教师必须给予充分重视。重新安排座次前，教师需花费一定时间，适当解释他为什么希望重新调整座位，使学生能心甘情愿地接受新的座位方案，这样做可鼓励学生积极做贡献。教师要避免事先不做任何解释而重新变动小组座位的做法，否则会引起一些不必要的麻烦。因为各年龄段的学生都十分在意自己的座位安排，对任何不如意的变动都会表现得十分敏感。教育学家认为，在变动之前同学生商讨，学生一般是能够接受这种变动的。如果进行预先工作后学生仍对新的座位方案持抵触态度，聪明的办法是让其维持原来的坐法，但要在这节课的前期设法充分调动小组的积极性，促进学生间的相互交流。这样做会鼓励自然配对和运转，并为其后的课程打下良好基础。

（三）小组教学的心理环境

除学习的环境条件外，学习者的心理环境也是影响教学效果的重要因素。在这方面，促进小组教学成功的最重要因素就是组内成员间的相互信赖。在护理教育中，小组成员经过一段时间共处后聚在一起共同完成任务。关键问题是要给小组一定时间和机会来发展个体之间的关系和相互信赖，这就意味着指导教师要避免过急或过早地向小组布置工作任务。指定工作任务前，指导教师要花费一定的时间来加强小组的凝聚力，这样，在没有个人冲突和竞争的情况下，整个小组就能有效地工作，前面所花费的时间也会收到预期效果。事实上，有多种方式和技巧可促使小组成员之间彼此认识，相互交流。现将建立关系时的常用技巧列举如下：

1．**配对练习（pair practice）** 为实现组内最大限度的相互作用，可以采用配对练习，即要求组员尽可能选择一些原先他们并不认识或熟悉的人，以成对的形式进行连续交流。活动过程中，由每个成员花 2 分钟时间彼此介绍自己情况；待两人相互认识、相互沟通后，再要求他们分别以同样方式去发展与另一学生的相互关系，交流信息，共同分享各自在原配对组员关系发展中所得到的帮助和启迪，持续这种配对练习直至每个人分别与全组成员均进行过接触为止。彼此间陈述的内容可以是"我关于小组工作的体会""我在目前工作中存在的问题"等。

2．**滚雪球（snowballing）** 与配对练习时的原则一样，要求组员注意选择一些彼此不十分了解的成员配对。在本练习中，允许每个组员花 2 分钟时间陈述自己的信念，具体内容可以是关于当前护理专业领域有影响的主要论点。配对交流后，每对组员再加入到另一对中，通过两对组员间沟通信息相互融合，改进、丰富固有认识。然后，每 4 人一组再汇集到另外 4 人组中去，进一步讨论有关论点。这种过程使组的大小成倍地扩大，犹如滚雪球那样，直至全组成员汇聚在一起为止。

3．**模仿表演（imitation）** 本技巧的特点是使两两学生选择自己特别喜爱的文学作品、剧本、电影或电视中的人物，并按他自己所喜欢的内容进行表演。表演者必须向全组解释如此选择的理由，并花 2 分钟时间完成上述模拟表演，该技巧虽与学习交流无过多关系，但却是小组成员相互认识、识别的好方法。

此外，还可以通过组内的体育活动达到彼此间熟悉的目的。总之，教师们必须熟悉各种人际交往技巧，运用这些技巧促成组员间建立相互信赖的关系。当小组成员间彼此熟悉、相互信任时，即使学生的某些建议可能是错误的，他们也不至于因担心被讥笑而甘于沉默，在这种充满信赖和无拘束的情况下，学生都能积极地为集体作出贡献。事实上，有些建议乍听起来似乎可笑，但却独具匠心，极富创造性。学生可从这些创造性的建议中得到启发，从而引导小组迈入新的阶段。如果一个小组具有相互信任的气氛，那么每个成员都会因拥有心理安全感而更加集中精力学习，而不是为抵御小组内其他成员的攻击，而耗费精力去构筑防御城池，并为此耗费大量时间。还有一种发展相互信任的重要方式，就是在每一部分课程结束时提供 5 分钟时间让组员们讨论小组执行情况，进行小组自我评价。

二、教学小组的主要类型

（一）辅导小组

在各种类型的小组中，辅导小组是护理教学中最为普遍的小组类型。它可以由指导教师与学生一对一组成，或由一个指导教师与三四个学生组成一种有控制的讨论组，也可以是有指导的讨论会。讨论组的目的在很大程度上取决于辅导者的论题。一对一的辅导常常结合学生工作的某一特殊领域进行讨论，通常适用于个体学生的发展。当指导教师与三四个学生在一起时也可实现相同目标或功能。当然，与一对一的讨论方式相比较，后一方式有可能会限制某些个人的自由发言。辅导小组也时常被用来代表由指导教师负责的学生集体，这种集体可以具有多种不同的目的。

（二）学术讨论组

学术讨论组主要与学术活动相联系。一般由小组成员阅读短文或论文，继而由全组学生就该论题进行讨论。指导教师可以作为小组讨论的领导人，也可以委任小组成员担任小组领导。在讨论中，常用的策略是先由一个学习者提出一篇与护理学某领域有关的论文，然后进行小组讨论。由学生提供的学术报告是为实现连续性评估的目的而事先分配好的，这种有准备、有目的的做法是高质量学术研讨会的重要保证。

（三）指导讨论组

在这种形式的讨论中，教师承担领导责任，在讲课时，由教师提出一个明确的论点或概念作为讨论组讨论的目的，并在讨论过程中发展这个概念。这样做可以给教师一个反馈信息——究竟学生对讲课内容理解了多少，并使教师有机会结合有关论点、重点及难点向学习者做进一步解释。指导性讨论通常是在临床工作人员讲座后惯于采用的一种手段，针对学生容易误解的一些内容进行有意识的诱导、启发。

（四）自由讨论组

与指导讨论组相反，自由讨论组的讨论是在组内成员自我控制下进行的，讨论题目及方向由学生集体决定，教师仅仅作为一个旁观者及资料员存在。在这种形式的讨论中，学习者对自己的学习任务负责，因此，这是一种发展学生自主性的有效方法。此外，由学生自己拟定讨论题目的做法有助于激发全组的热情。

（五）议题讨论组

以某一论点或题目为中心进行的教学活动小组为议题讨论组。通常，作为小组活动中心的议题答案尚存在争议，或是可引起争议的内容。比如，在某一议题尚无明确答案的情况下，即可以其为焦点展开讨论。类似"护理是一门专业吗？""护理专业是否应发展较高等的教育？"等论题讨论会，既可为持怀疑态度的学生提供发表观点和改变态度的机会，又可为个别学生公开表达自己的信念和价值观提供讲坛，还为他们充分争论提供机会。

（六）解答问题组

在这种形式的小组讨论中，指导教师向学习者提出一些需要解决的问题，并向他们提供一些信息，学习者可通过这些信息找到问题的答案。所提出的问题有的只含有一个正确答案，有的则含有几个正确答案，学习者须从中找出一个最佳答案。在小组讨论中，解答问题系统的步骤分为 8 个阶段。

1．解释问题。

2．限定问题，确定范畴。

3．收集证据与事实，分析问题。

4．确定各种答案的标准条件。

5．提出可能的建议性答案。

6．按标准检查答案。

7．执行这个答案。

8．评价答案，给予评分。

解答问题组的主要目的是培养、鼓励学习者的评判性思维。例如在教学中先介绍一个患者的详细病案史，随后提出一些与护理或医疗有关的特殊问题。要求学习者明确这个问题，并提出护理措施计划。在给一般护理学生上课时，许多护理教员都有使用解答问题途径的经验：对一般性领域的题目，不要给学习者任何提示，而是为他们提供两份病例，一份于讲课的前 3 周提出，另一份病例则在讲课的后 3 周提交给学生。问题解答组就有关的问题着手准备，开展工作。其间要求学习者去识别他们必须探索的知识领域。应用解答问题组方法可以促进评判性思维，这也是一种启发式的教学法。问题的答案是由解答问题组提供的，而且经历了解决问题的系统过程，学生在课堂讲授期间不再是被动地获得知识。

（七）课题组

课题组可以被解释为一种为进行有目的的实验而组成的研究单位，课题组的活动宗旨和规划是由学生的教育需求和兴趣决定的。该教学方法的主要特点是：学习者与课题宗旨及规划的确定密切相关，并积极参与学习实验过程。课题计划可以由少数几个学生来完成，但大多情况下由约 6 人组成的小组来承担。主要题目可由教师提出建议，也可由学习者自己去想象、设计。无论何种情况，教师必须保证课程计划目标明确，这样学习者对练习的目的才不会产生疑问或模糊。课题小组所承担的各种目标应能够反映小组间协作能力，收集信息、发展自信心以及其他很多方面的能力。课题组教学方法在护理学校中应用相当普遍。为取得课题组方法的成功，指导教师必须激励学生深入课题内容的相关领域，才能发现趣味性，并克服脱离实际、单凭个人努力和主观想象的弊病。

首次计划使用课题组方法时，教师需要精心组织训练，针对适合学习者的知识水平提出科目领域。小组可以由教师分配组合，也可以由学习者根据个人专业特点进行选择，更能增加学习热情，并鼓励他们为获得成功多做贡献。课题组方法的关键在于：教师要说明课题目标，以调动全组的热情和协作精神；为完成工作应保证提供充分的时间，更要牢牢树立时间观念，为保证及时完成工作，选择恰当的课题领域是十分关键的；教师不可规定实现目标的具体方法，当各组已经选择或分配到了某一特定课题领域后，他们就要独立决定将要达到的目标和计划采用的方法。

课题报告的提交形式应由学习者决定，或者教师就课题报告是由全组还是由个人呈递的问题与学生进行协商，而后以书面形式提交给教师。多数教师倾向于在全组进行报告，因为这是学习者工作的成果，报告过程可以使他们充分感受到成绩和成功。有特殊来宾出席时，在全组报告会使学生感到备受奖励。课题组实施为学习者提供了进一步钻研知识的机会，学生为了寻求更广泛的资源、财力、智谋而面临种种挑战，在解决问题和作出决定的技巧方面获得了经验，所有这些对改变护士角色以及扩展角色功能都起着极为重要的作用。

三、小组教学法的基本过程

了解有关小组教学的基本过程，并精通这些过程，将有助于护理教师理解教学小组内部发生的各种事件。

期待的行为及信念是小组的准则。这些准则有的是含蓄的，有的则是明确的。含蓄的或隐蔽的准则多指信念方面，明确的准则则是一些正式明确的行为角色。然而，"明确"与"含蓄"并非是一成不变的，有些尚存在争论，有些正在发生变化。例如，在护理中，有些关于方式或形式方面的明确准则，在目前其统一性正在被打破，而显示出愈来愈大的灵活性。准则就是全组的规则，这些规则适用于组内全体成员，执行时不应采用双重或多种标准。规则与准则均可被看作是外在的或者自然发生的。外在的规则产生于组外，例如护理学院中一种新的护理教育指导者的规定就是一种外在的规则。自然发生的规则往往产生于组内，如选择一名主席；有时也可以产生于组外，例如一位护理教师为了指导一个小组而制订的规则。也就是说，小组本身可以发展行为规范，而这些规范常常成为小组规则。

顺从小组观点的现象称为小组的顺应性。这一规律近来受到广泛重视，被认为是小组过程中不可忽视的因素。Sherif 和 Asch 都曾通过试验来证明组的顺应性，结果显示，组员往往忽视了他们自己眼睛所观察到的证据，而顺从组的判断结果。为什么组内成员要与组内多数人的判断结果相顺应？普遍的解释是，如果组员违背了"组的法则"，他们会担心如果自己的意见或见解与所谓组的意见相悖，就会遭受到组内的反对；而若顺应"组的决定"就可能受到赞许或夸奖。也有人不同意上述观点。Eiser（1980 年）引证了几个研究结果证明：有时少数人论点或见解也可以影响组内的多数人意见，致使少数、多数派位置发生转化。事实上，每个个体都希望自己与组内大多数有所区别；而且，如果个体在组的活动过程中能提出有价值的新见解，并以此影响集体内部多数派的认识及观点，那么这种转化就是一种革新或变革。这种变革可推动整体进步，应该受到赞赏及高度评价。

与全组做决定相关的现象除顺应性外，还有危险转移（risky shift）。Wallach 和 Kogan

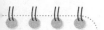

（1965年）发现：当一个组面临危险，必须对其所采取的措施做出决定时常有一种倾向，即由组做出集体决定所导致的冒险性要比个人决定的冒险性更大，个人独立行动时会持更慎重的态度。这种现象部分原因可借助责任散射（diffusion of responsibility）来解释。责任散射中，个体对失败的责任是通过集体来承担的，从而致使他们减少或丧失个人的责任感。Latane 和 Darley（1968年）曾研究过责任散射现象，每个应试者或单独或与某些人一起坐在观察室内；在隔壁房间制造一个拥有紧急情况的刺激性环境，然后测定每个参加实验的应试者对这种紧急情况做出反应所需要的时间。在本实验中有 4 种情况：个体单独存在、与一个朋友、与一个陌生人或与另一个实验者在一起。实验结果显示，每位个体在单独存在时要比有其他人在场时提出的反应措施多得多，应激时间短得多。在上述现象中，干预的责任感在两个人之间弥散。如果成员更多，则弥散程度更大，这就产生了抑制社会行为的效应。责任散射还可以被解释为所谓的"社会闲逛"（social loafing）现象。在一个组的群体中，个体成员对集体的单独贡献可能会减少，尤其在类似拍手、鼓掌或共推一辆小轿车，个人贡献不很容易被检测或觉察时更是如此。

这里引用责任散射及社会闲逛现象仅为解释组内发生消极应对情况。小组活动方式对个体作用的发挥可起抑制作用，也可起强化作用，不能一概而论，究竟发生何种作用需视具体工作性质而定。例如，在有无观众的情况下，个人演奏的效果是不同的，这被称之为观众效应（audience effect）；当一个人与其他人同时演奏时，所发生的效应称为协力效应（coaction effect）。协力效应在运动学中有很多例证，教练员帮助运动员完成运动训练计划就是典型例子之一。Bond 和 Titus（1983年）回顾了大量社会强化研究文献，认为社会任务的复杂性是决定社会强化的重要因素。当从事简单任务时，其他人的存在对执行任务的速度和准确性具有强化效应，但在从事复杂任务时却起弱化作用。

一个人的能力有大小，对组的贡献可有不同。Tajfel（1978年）认为，如果一个成员在组内不能为组提供贡献的话，在他面前可有几种行为选择：他可以离开组；如果他的离去会给其他人带来压力，或直接阻碍成员间关系的发展，或其存在对组具有重要价值时，那就不能让他离开。换言之，他可以继续留在组内，但必须通过适当方法或途径改善其在组内的状况；或者他必须设法判断、发现组的不足之处，以图改进。有个例子可以帮助理解 Tajfel 的观点：英国一名受过正规培训的护士在护理界服务多年。与数学、社会工作等其他职业比较后，她觉得护理已不再是她的理想选择了。但在找到理想工作岗位之前马上放弃现有的工作绝不是一种聪明的决定。相反，她可以参军，在部队中使护理本领更专业化，或进修律师课程，接受较高层次的教育，以完善自我。也就是说，她必须学会判断，认识现阶段社会需要标准与个人能力、义务之间存在的差距，通过适当形式的理论及实践学习，完善自己，以满足社会需要。

四、指导教师的角色功能

在小组教学工作中，指导教师可以承担多种角色功能，比如领导者、促进者、知识的资源者或小组的训练者等。事实上，在小组进行工作时指导教师可以将整组成员留下，而自己则离开小组回到办公室做自己的事。但务必使学生感觉到，只要他们需要，随时可以找到教师并得到指导。如果指导教师决定留在组内与学生共同参与，那么他必须牢记这样的事实：由于指导教师的作用是由权威机构授予的，对学生来说这是一个很难逾越的障碍。即使他已有明确的角色地位，例如他仅仅作为一个促进者在参与组内的活动，但他仍然会被当作是一个领导者。所以，这种做法有相当的局限性，不利于学生的自我发挥。在小组教学工作中，通常会出现学生反应少或不热烈的情况，因此使指导教师经常感到焦虑的是，由于自己的存在而限制了组内思想及观点的自由交流。作为教师，必须懂得即使自己是组的领导，他也应该相信这个集体在很大程度上能控制、掌握、支配自己组的讨论。

如果由教师领导一个学习组的学习活动，他应尽力避免评论组内成员，这样才会使小组产生活力；如若必须针对某一学生论点发表评述意见，应特别注意方式与技巧的运用。否则，组员们可能在发表自己观点时感到窘迫或压力，表现为犹豫不决或吞吞吐吐。在决定采用小组教学形式时，指导教师应组织、制订周全的计划过程，否则就可能出现许多不能令人满意的局面。亚小组是非正式的组织，但这并不意味着小组的指导活动可以在毫无约束的方式下进行。在亚小组教学活动中，学习者对于自己是否达到了预定目标、执行角色功能的成败与否都是非常敏感的。指导教师要向全组强调，所有成员均应为集体做出贡献，尤其注意启发组内表现不太活跃成员的参与意识，鼓励、调动他们的积极性。指导教师必须了解学生参与活动的设想，假如这种设想未获成功，教师应对设想的实施提供帮助。此外，教师应充分利用自己的观察能力，格外留意学生的非语言性的暗示及沟通，及时对学习者的感觉提供反馈信息，发现诸如退却、支配、寻找同情、支持等行为。

在进行小组教学时，指导教师可选择下述几种方式来指导教学活动：

1．**命令式**（authoritarian style） 在这种方式中，指导教师被看作是权威，由他告诉学生什么内容最重要，并通过提问方式检验学生是否已经理解了他的观点。在这种形式的指导中毫无争论和讨论的余地，指导教师的观点就是唯一正确的观点。

2．**苏格拉底式**（Socratic style） 这是一种古老的、完全依赖问答技巧的方式，又称"师生对话式"，即由指导教师提问、学生回答的一种传统方式。指导教师的提问并非随意进行，而是以学生现有的知识为基础，进行启发、诱导式设疑，每次提问所涉及的内容应对下一个问题起引导作用。当学生不知如何回答时，指导教师通过提供信息进行提示。这种技巧实际上是针对单个学生进行的。不过，多数教师在采用小组教学时，也都乐于采用这种方式，只不过问题的答案应该是由全体组员而非某个人提供。

3．**启发式**（heuristic style） 这种方式适用于教师与学生共有的知识领域，并承认参加者双方有一些其他不足的知识领域。这种方式能促使学生为发现信息真正负起责任。

4．**协商式**（counselling style） 这种方式的焦点集中于学生对所学知识的感受、学生与指导教师之间的相互沟通，目的是使学生理解他们自己的行为。这种方式是通过反思问题及其他协商技巧来实现的。

五、小组教学存在的问题及对策

教师们发现，在小组教学活动过程中随时会产生一些问题，并需要自己去灵活地应对。一般认为正确的处理原则是，问题一旦出现就立即提出相应的解决办法，偶尔也有必要在课后对小组的个别成员讲些个人见解。

归纳小组教学法存在的共同问题如下：

1．**全组成员同时发言** 这是最常见的共同问题，大家一起发言导致局面混乱，使教学工作难以进行。遇到这种情况，则要求教师努力克制自己的急躁情绪，耐心、友善地进行引导，尽快恢复课堂正常秩序。在尽力维持秩序的同时，运用幽默的语言，对保持气氛十分有益。同时，教师及时找到并分析原因所在，也有助于及时控制局面。

2．**出现个别好说的活跃学生** 在一个组里，常常会出现个别好说的活跃学生，他几乎可包揽全组课堂活动。对此，很重要的一点是不要压制他，不可使其积极性受到打击，以致丧失动力。压制的做法也可能会减少或削弱其他学生回答反应的热情，使学习者感到自己受到了伤害，并引起他们的不满。最好的解决办法是有礼貌地提醒对方"其他组员也需要有机会表达自己的观点，发表自己的见解，希望他留点时间让他人参与"。

类似的问题是，有的学生可能会通过对话客观上牵制了教师，而将组内其他成员排除在外，特别是当一个学生希望显示自身所特有的知识或经验时，常常会出现这种情况。同样，这时需要教师敏锐地发现这一趋势的苗头并掌握形势；如果已经出现个别学生左右形势、冷落大多数人的局面，教师需采取一种特殊的策略，谨慎而巧妙地打破这种局面。为转变这种形势，教师可策略地转向同组内其他成员进行对话，例如，指导教师可以说"关于这个问题，某某提出很有趣的观点，这里还有谁愿意发表一下个人的见解？"或说"谁愿意回答这个问题？"

3．出现争执的场面　有时，组内的讨论相当激烈，尤其当争论诸如基因治疗、克隆技术、人工流产等涉及伦理道德的问题时更是如此。然而，并非一概地反对争论，有结果的争论对实现学习目标是很有效的。教师有必要向全组成员强调：不一致是十分正常的现象。提出的这种不一致意见或论点应该是属于组内部分成员对问题的见解，而不是单独某一个人的观点。当然，每个学生都应该受到尊重，他的观点可以与众不同，也可以受到挑战。

4．个别组员突然愤然离开　教师还可能会面临一个组员的感情爆发，最富戏剧性的一种行为是学生愤然离小组而去。这种情况多属偶然，但令人头痛，把握、处理好这种尴尬局面是很难的。资深的教育家认为最糟糕的做法是，指导教师效仿这个学生的做法，激动地跟出去。恰恰相反，一个有经验的教师应该留在组内进行疏导，帮助大家认识那种行为只不过是个人焦虑和气愤行为的反应，这并不是什么大不了的事情。然而，就全组利益而言，最重要的是指导教师如何能更好地安排小组讨论这次事件。例如，事先计划好安排某个学生做中心发言，以这种方法诱导多数学生认识什么是正确的行为。应该强调的是，当遇有压力时每个学生都有权这样做，但指导教师不能忽视这种行为对组内其他成员的影响，可以在下次活动中请愤然离开的学生陈述自己当时的感受，将此偶发事件转变为积极事件，使之成为大家的一种学习经验。

5．学生不愿参与　在小组教学活动中，最常见的问题是学生不愿参与。当然，每个人都"有权保持沉默"，但这并不适用于一个教育小组的整体目标。应该承认，学生为集体做出贡献的自信心存在差异，教师应该分析原因所在，其中包括个人性格、知识的缺乏、缺乏个人价值观或准备不充分等。另外，指导教师本身的压制作风也可能对学生造成约束。如果小组内气氛缺乏心理安全感，学生就不会勇于承担风险，积极参与讨论，为组内活动做贡献。至少，他们会怕挨批评、被人讥笑等而感到羞怯、压抑，或产生某种不适的感觉。

学生既往的背景和经验也会影响他们为集体讨论做贡献的愿望。比如，东西方文化就存在巨大差异；在某种文化中，教师大多数被看作是毋庸置疑的专家，而且这种观点很难被克服。在儿童时期，曾被学校教师羞辱过的经历可能会成为某个学生生活中的创伤，使学生永远铭记在心，再也不愿重复那种受羞辱的处境。尽管这些因素中的某些因素可能不易发生变化或被改造，但仍需指导教师做大量工作，以确保组内成员都会感受到自身价值的存在并受到尊重。教师可以采用礼貌的提问方式邀请学生参加讨论。这种方法极适用于那些必须依赖学生回答，而学生一般又不会答错的情况。同时，应对那些沉默的学生提供特殊的帮助，促使他们树立信心。具体方法是从配对开始，逐渐扩大人数至组成大的团体，使他们逐步按系统计划进行相互间交流。

六、增进小组教学效果的措施

为了保证小组教学的活动质量，教师应考虑以下各种因素：

1．周密计划，明确指导　指导教师要使全体组员明确小组活动的目标、最后报告的提交形式（书面报告、口头报告等）、每个组员应承担的任务，以便充分做好准备。为此，教师应有周密的计划过程。

2．时间限制　要使小组成员明确可利用的时间，以免出现失控情况。

3．小组规模　通常以 5～6 名学生最合适，当然也可依据需要进行分组，目的在于让每个人都能参与。

4．明确教师角色　在小组教学活动中，教师有各种角色，其中包括：①全面放手，学生

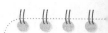

做任何活动，教师均不参与；②支持者，教师可以向学生说明，在有问题时举手，教师可以提供帮助，至于参与多少该由教师自己权衡，不能放任也不能包办，否则会影响学生参与；③观察者，教师以观察员身份参与，或少量参与工作而把主要精力放在观察小组活动情况上。

一般资料表明，在学生具有一定知识背景的情况下，教师最好不参与，并确信学生有能力自己解决问题。教师只需根据小组工作目的，决定提供帮助的方式。

5. 合理分组 分组的形式很多，可以按不同目的进行人员组合。如随机分组、按顺序分组、按专业分组、按地区分组、自由结合或有意识将内向型与外向型分开或以搭配方式进行分组，但对小组人数需加以控制。

在活动一开始可采用自由结合方式进行分组，有利于缓解彼此的陌生感和紧张气氛。组员间由不熟悉到熟悉的过程，搭配分组可达到取长补短的目的。当空间和时间有限时，可以采取前后排一组的形式，既省时间又省空间。

6. 及时小结 讨论所得结果应给予重点强调，在大家进行汇报后进行小结，加深印象，有助于促进学习。

第三节　以问题为基础的教学法

案例 4-3

PBL 实施方案

王老师，是某大学护理学院的副教授，不仅具有多年的教学经验，同时有 10 年的临床护理经验。在多年的教学当中，王老师发现以课堂教授为主的教学法有利于学生记忆，培养出来的学生有过硬的理论基础知识，但是缺乏临床思维能力和自学能力，不善于思考和解决实际问题，现有的教学模式急需改革。因此，王老师申请了学校的教改课题项目，准备尝试采用 PBL 带领护理学专业本科二年级学生学习"疼痛的护理评估"，在开展 PBL 教学前，王老师充分了解了 PBL 教学法。

问题与思考：
请分析如何设计一个可行的 PBL 实施方案。

案例 4-3 分析

一、以问题为基础的教学法的产生及发展

20 世纪 20 年代，美国医学教育领域就提出训练和加强医学生自主学习能力是现代医学教育的首要问题，20 世纪 60 年代末至 70 年代初期，一批新建的医学院校掀起了教育改革浪潮，为此美国的医学教育界发生了巨大的变化。美国的神经病学教授 Barrows H. S. 在加拿大的麦克玛斯特（McMaster）大学进行教学改革，试行以问题为基础的教学法（problem-based learning，PBL）并于 1969 年首次报道，成为 PBL 发展史上一座重要的里程碑。与此同时，密歇根州立大学医学院创立了焦点问题学习（focal problem learning），用以部分地替代传统的学科基础课程。随后，密歇根州立大学医学院开设了两个不同课程的轨道：第一轨道（Track I）为传统讲授课程，第二轨道（Track II）则是完全的问题学习课程。1971 年，荷兰、比利时和瑞典等欧洲国家逐渐开始了 PBL 教学尝试。20 世纪 80 年代，PBL 在北美快速发展，当今许多国际著名大学普遍采用以问题为基础的教学法，例如美国的哈佛大学、斯坦福大学、布朗大学、英国的曼彻斯特大学和澳大利亚的纽卡斯尔大学等。1983 年春季，在荷兰马斯特里赫特

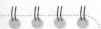

举行的第一届 PBL 国际研讨会对以问题为基础的教学法在教育改革中起的积极作用予以充分肯定。

传统的教学方法注重培养学生熟练记忆各个专业的知识点，毕业生可能缺乏独立的工作能力，有时不能很好地解决工作中遇到的问题。与传统的教学方法相比，PBL 改革的内容包括：改变由教师单纯课堂讲授的教学活动，打破学科界限，围绕患者的疾病问题编制综合课程；以学生为中心、教师为引导进行小组教学，要求学生到临床见习，去社区访问。实现基础学科以临床问题为定向的课程安排，在教学计划中大幅度增加学生的自学和讨论时间。

二、以问题为基础的教学法的操作过程

（一）教育目标

1. 讲述知识在临床的应用 以问题为基础的教学法强调将基础课程的知识应用于临床领域，学生首先要明确疾病涉及的临床问题，然后自学与问题相关的基础课程知识，并把自学到的基础课程的知识应用于临床实践中。

2. 发展临床推理技巧 以问题为基础的教学法促使学生在解决问题的过程中，不断地进行思考、分析、推理和临床诊断，从而培养学生的临床逻辑推理技巧。

3. 发展有效的自主学习技能 以问题为基础的教学法的教学过程，是以学生自学和讨论为主，教师的作用是引导学习，学生在教学过程中自主学习的能力得到有效的发挥。

4. 提高学习者的学习动机 学生的学习过程是为了解决问题，以问题为基础的教学法的教学过程使学习充满了挑战性，激发了学习者的学习兴趣，从而提高了学习者的学习动机。

（二）教学模式

以问题为基础的教学法是一种新的教学过程，学生以小组为单位进行学习。在进行以问题为基础的教学法时，首先要明确学生需要掌握的重要问题，并向学生提供一套经过仔细设计的问题。这些问题来自实践并适用于某一教育目的。每个问题都是由导师小组认真讨论后形成的，有明确的学习目标，这些学习问题组成了以问题为基础的教学法的学习大纲。学生的任务是讨论这些问题，并对描述的现象做出合理的解释。学生以小组为单位进行学习，每组学生以8～15人为宜，组员人数太多难以组织，太少又不利于开展小组讨论。

确定和设计所要学习的"问题"是以问题为基础的教学法的主要任务。在美国，有几种不同形式的以问题为基础的教学模式，其中，以密歇根州立大学医学院设计的第二轨道课程具有一定的代表性。以问题为基础的教学法中的"问题"有以下几个特点：以临床问题作为学习的主要内容；每一个问题都能促使学生应用相关的综合知识；所设计的问题能够培养学生的分析问题和解决问题的能力；学生在自学的基础上，以小组的方式去解决问题；学习的过程充分体现以学生为中心，教师起指导作用；对学生的评价以个体评价方式进行，学生参与评价过程；经常对学生进行综合性考试，以确定学生掌握了基本的概念和原理。

以"疼痛的护理评估"为例，采用问题为基础的教学法，具体教学步骤如下：

1. 明确学习目标 根据学习大纲，制订 PBL 学习目标：学生能够根据患者实际情况，运用合适的方法，全面、准确地评估患者的疼痛。

2. 提供临床案例 围绕焦点问题提供2～3个临床案例，引导学生思考问题、解释数据或学习有关的概念。案例1：患者王某是一位46岁的女性，丈夫陪她来到社区看病，她说"手关节疼有1年了，最近越发厉害，不知道怎么回事儿"。案例2：患者李某是一个7岁男孩儿，在过去2小时出现上腹痛、呕吐，在来医院的路上吐了3次，一直嚷着"肚子疼"。

3. 提出学习问题 根据提供的案例，提出要思考和回答的问题，问题可以由教师提出，也可由学生提出。在护理教学中，常由教师在上课前提出需要讨论的问题，这种方式目的性更加明确，有利于学生完成学习目标。学习问题1：全面、准确地评估案例1和案例2中患者的

疼痛应包括哪些具体内容。学习问题2：针对案例1和2中患者的实际情况，如何设计疼痛问诊提纲？学习问题3：针对案例1和2中患者的实际情况，如何选择合适的疼痛评估工具？学习问题主要用于指导学生自学，同时，教师还可提供学习过程重点掌握的概念、解决学习问题必须掌握的知识、参考书、文献目录及其他教学参考资料。

4．**学生的自学过程**　学生接触到问题后，必然会急于寻找问题的答案。学生开始自学，自学的目的就在于满足学生对知识的渴求，一般以小组为单位学习，在组长协调下进行合理分工。除教师已提供的相关资料，学生还可应用图书馆和其他学习资源，例如模型、标本、显微切片、X线片及网络资源，必要时还可以应用电影和教学录像。如果教师所提供的案例是当前所发生的案例，且学校有相关条件，则鼓励学生与患者接触，将学生放于真实临床环境中，学生常会面临不可预料的问题。例如学生会问案例2中的小朋友："小朋友，你疼痛部位是哪儿？你觉得疼痛和饮食有关吗？"小朋友回答："我肚子疼，吃坏肚子了。"虽然患者做了回答，但是学生会发现这样的问诊问题根本无法让患者提供自己想要的信息，学生就会逐渐改变问诊策略："用小手指一下疼痛的确切位置""几点吃的东西？都吃什么了？吃东西前就疼，还是吃东西时候开始疼的，还是吃完后多久开始疼的？"将理论知识与临床实践有机结合，通过解决实际问题，加深学生学习印象，增进学习兴趣。

5．**小组讨论**　学生在小组讨论时，将自学的内容和信息与小组其他成员分享，相互补充。例如小组成员可以总结疼痛相关概念，总结疼痛护理评估过程中获得的患者的重要信息，并利用概念图画出两个案例当中患者的疼痛情况，判断学习大纲中的问题是否全部得到解决、又发现哪些新的问题，制订下一步自学方案，并再次进行小组讨论，由小组的记录员记录讨论过程。

6．**课堂讨论**　各小组将自学和讨论的成果与全班同学进行分享，形式可以是陈述、ppt演示、视频展示、现场表演等，其他小组成员可发表不同意见或见解。指导教师的作用不是给学生提供现成答案，也不是回答学生的提问，而是启发学生思考，引导学生提出问题，控制学生的讨论时间，指导学生如何去查找有关问题的答案；记录学生的表现，以便明确不同学生的弱点所在并给予相应的指导；最后，教师根据学习目标对学生做出评价。

知识拓展

概　念　图

概念图（concept map）是由美国康奈尔大学的诺瓦克（J. D. Novak）博士于20世纪60年代开发的，用来组织和表征知识。通常将某一主题的有关概念置于圆圈或方框之中，然后用连线将相关的概念连接，连线上标明两个概念之间的意义关系。概念图能以直观形象的方式表达知识结构，有效呈现思考的过程及知识的关联，可以通过修正学习者的知识结构而帮助学习者进行有意义的学习。

概念图简介、绘制以及应用概念图对PBL的影响

三、以问题为基础的教学法在护理教育中的应用

（一）积极意义

在充分讨论了以问题为基础教学法的特点后，其在护理学专业教育中的作用已经不言而喻了。护理学专业教师应该合理应用以问题为基础教学法，使其发挥最佳的教育效果。

1．**促进培养学生的自学能力**　继续教育和终生教育是护理学专业教育领域的新观念，护理学专业教师必须明确学生不可能在学校里学会在今后工作中需要的全部知识与技能，况且，学生的知识还需要不断巩固和更新。因此，护理学专业学生具备相当的自学能力尤为重要。以

问题为基础的教学法能激励学生为了寻求解决问题的答案，在认真查阅文献、收集信息，分析、综合相关资料及进行逻辑推理的学习过程中培养自学能力。以问题为基础的教学法强调发展学生的自学能力，培养学生积极探寻知识和解决问题的技巧，使学生变得富于评判性和创造性，善于学习，从而促使护理学专业学生在日后的临床实践中不断地更新和进步。

2．**增强学生的评判性思维能力**　教育学家们认为学生是学习的主体，是主动的学习者，而不是信息的被动接受者。目前的护理教育改革强调注重学生的学习过程。护理人员在护理实践中会不断地面对新问题，因此，护理学专业教师也日益认识到培养学生具有评判性思维和独立解决问题能力的重要性。以问题为基础的教学法促使学生去探索信息，对资料进行评判性评价并应用新获得的知识去分析问题和解决问题。教师也应该明确自身的作用在于引导和启发学生，从而增强学生的评判性思维能力。

3．**促使基础学科知识与临床实践的统一**　认知心理学的研究结果显示，知识的保留、回忆与适当的应用情况密切相关；研究资料表明，新的信息能否被牢固地保存，与其是否能紧密地与原有的知识结合有关。新的知识必须通过反复使用，才能一次又一次地重新组合形成比较牢固的记忆。传统的护理学专业教学多采用分学科学习基础学科知识的方法，教学计划安排前几年学习基础课，直到后几年才能接触到临床实践课程，此时学生前面所学的基础课知识往往忘得所剩无几。以问题为基础的教学法是在现场或模拟场景中进行教学，学生在实践场景中学习的基础学科知识将按临床现场的实践方式牢固地保留在记忆中。以问题为基础的教学法是经过仔细设计的，围绕患者的问题，促使学生结合患者的临床症状、体征、实验室资料及治疗方法等资料，反复应用基础学科的知识，这样促使护理学专业学生将基础学科的知识和临床实践统一起来，也能有效地弥合基础教学与临床教学间的裂痕。

（二）**存在的问题**

当今，以问题为基础的教学法已成为全世界医学院校公认的一种教学方法，并得到了世界医学教育联合会和WHO等国际组织的高度评价。但是，在实施中还存在一些问题。

1．**缺乏有经验的师资队伍**　以问题为基础的教学法主张采用小组教学形式，8～15名学生为一组，每一组配备1名辅导教师，这就意味着需要一支庞大的师资队伍。而目前国内的护理学专业师资人员比较短缺，尤其是缺乏能承担以问题为基础教学法的小组导师。由于承担这种教学法的导师除了需要具备丰富的教学经验外，还应拥有较强的基础知识和临床经验，所以，现有的护理学专业教师需要经过规范化培训促使自己将牢固的基础知识与丰富的临床经验密切结合，才能胜任小组的导师角色。上述情况都使以问题为基础的教学法在我国护理学专业教育领域中的推广受到一定程度的限制。

2．**缺乏丰富的教育资源**　开展以问题为基础的教学法需要为学生提供充分的学习资源，例如足够的参考书、完善的电化教学设备、可被利用的计算机和网络系统等，保证学生可以非常方便地获取学习资料，这一切都需要足够的教育经费给予支持。事实上，任何的教学改革都需要有足够的资金支持。然而，目前国内的教育经费一直比较短缺，尤其是提供给护理学专业教育的专项经费更为缺乏。在办学院校经费困难的情况下，难以为学生提供丰富的教育资源，使推广以问题为基础的教学法面临许多困难。

3．**学生的适应性差**　国内的学生从小接受传统的教学模式，致使他们的思维方式与以问题为基础的教学法要求的评判性思维之间存在一定的差距，学生们的自学能力与逻辑推理能力也比较薄弱。同时，以问题为基础的教学法取消了基础课的单独教学安排，改为以临床问题为导入进行基础课程内容的学习程序，这种学习程序需要学生在大纲的指导下具有较强的自学能力和推理能力。然而，我国学生受传统教学模式影响深刻，难以在短时间内很好地适应新的教学模式。这种状况也影响了以问题为基础的教学法的应用和推广。

第四节 以案例为导向的教学法

一、以案例为导向的教学法的产生及发展

随着 PBL 在美国的兴起以及在世界范围内的快速发展，以案例为导向的教学法（case-based learning，CBL）于 20 世纪 80 年代开始出现在教学实践中，而到了 20 世纪 90 年代，CBL 在西方国家已被广泛应用于医学、法律、金融等学科的教学。CBL 得以迅速发展与其本身的特点是分不开的，就本质而言，CBL 可看作是 PBL 应用于特定环境下的一种特例，简单地说，CBL 就是给出一个案例，由学生围绕案例回答一系列问题，学生在解决案例实际存在问题的过程中，需要不断探讨和反思，完善自身知识的不足，以形成较为清晰的问题解决思路。

CBL 在临床教学中经常被采用，其教学形式可以是多样的，但是其核心是"以案例为先导，以问题为基础，以学生为主体，以教师为主导"的小组讨论式教学法。"以案例为先导，以问题为基础"能够为学生提供模拟临床环境；"以学生为主体，以教师为主导"充分发挥学生的主观能动性。在临床课程的学习和实践环节中，对培养学生主动的学习能力和临床思维方面具有明显的优势。

二、以案例为导向的教学法的操作过程

以案例为导向的教学法是传统教学方式的补充，其教学程序较为简单。在进行以案例为导向的教学法时，教师首先应根据教学大纲，选择典型案例。案例的选择和设计是 CBL 的关键。CBL 案例应该生动、具体、有代表性，能够给学生留下深刻的印象，案例的选择应具有针对性，符合课程学习目标，同时，案例的设计应该循序渐进，按照患者病情发展将案例分为 2 ～ 3 幕提供给学生。教师还需准备案例相关的专业知识，精心构思一系列问题，问题的设计应按照案例中患者病情的发展，由浅入深，环环紧扣，形成有序且递进的导向过程，可涉及医学、护理学基础知识，可唤起学生对已学知识的回忆。

CBL 教学构架组成一般是由 5 ～ 10 个学生组成一个学习小组，每 4 个学习小组形成一个教学小班，配备 1 名指导教师。以自我完善为基础，可采用"头脑风暴"为特色的教学形式，小组成员有效地利用各种资源，经过文献阅读和案例的分析与讨论，提出解释、解决问题的最佳答案并形成汇报材料。最后，各小组分别进行汇报，汇报小组的每位学生必须认真回答其他组同学提出的疑问和质询。

以"哮喘患者的护理"为例，采用以案例为导向的教学法，具体教学步骤如下：

（一）设置临床案例

根据教学大纲，选择典型哮喘案例。案例第一幕：杨女士，38 岁，公司职员，突然出现严重气喘，在同事陪同下急诊入院，经询问，得知在 6 个月前杨女士突然出现胸闷、气喘、咳嗽，急诊入院后，给予"地塞米松、氨茶碱"治疗后缓解，此后反复出现气喘，自用"沙丁胺醇"可以缓解，这次发作非常严重，用药无法缓解。杨女士说："我发现在休息室与大家一起吃东西的时候就容易发作，而且这种情况现在更加严重，闻到味道就不行了。"杨女士既往健康，无家族病史，无烟酒史，无药物过敏史。查体：状态欠佳，口唇发绀，呼吸 36 次 / 分，脉搏 110 次 / 分，血压 110/75mmHg，肺部叩诊过清音，听诊双肺布满哮鸣音，心律齐，各瓣膜听诊区无异常杂音，双下肢无水肿。案例第二幕：杨女士胸片显示双肺纹理增粗，双肺透光度增强；正常心电图；血气分析结果 PO_2 65mmHg，PCO_2 35mmHg；支气管舒张试验为阳性。案例第三幕：杨女士经治疗和护理后，症状缓解，病情稳定，于今日出院。

（二）设计核心问题

根据学生现有水平和知识结构，以临床案例为线索，提出相应的问题和要求。教师应以教学大纲为核心，认真准备案例相关的专业知识，精心构思所提的系列"问题"，问题随着案例资料的进一步补充而逐步深入，难度呈现递进式，并且注意知识点之间的联系和逻辑关系。问题以临床诊断、护理诊断和护理措施为主，适当涉及医学、护理学基础知识，注意基础知识与临床知识的联系以及学科间的相互渗透，并充分应用多媒体等辅助手段提高教学的可视性、生动性，激发学生的思维和学习兴趣，有利于学生的自主学习。案例第一幕的问题：杨女士得的是呼吸系统还是心血管系统疾病？心源性哮喘的临床表现是什么？杨女士可能的病理变化是什么？可能的病理生理变化是什么？还需要给患者做哪些必要的检查？案例第二幕的问题：杨女士的医疗诊断是什么？不支持其他医疗诊断的依据是什么？杨女士存在的主要护理诊断是什么？该如何对她进行护理？案例第三幕的问题：杨女士出院后有哪些注意事项？

（三）教学实施

由 5 ~ 10 个学生组成 1 个学习小组，每 4 个学习小组形成 1 个教学小班，并配备 1 名指导教师，事先将哮喘案例及问题第一幕展示给学生，学生课前分组预习教材相关章节并利用图书馆、网络等资源查阅文献资料，对案例进行分析和讨论，需要时也可以主动请教其他学科老师和临床老师，随后，形成解决问题的方案并形成汇报材料。由指导老师组织第一次教学小班讨论，各小组分别将各自的问题解决方案进行汇报，在汇报过程中，其他小组成员和教师自由提问并进行评价，汇报结束后，将案例第二幕展示给学生。学生可深入病房进行临床见习，复习巩固所学知识，培养学生与患者的沟通能力，将理论进一步与实践结合，小组成员仍然继续进行分组讨论，通过归纳、质疑，训练学生将所学知识运用于临床实际病例进行分析、思考，以培养其临床思维能力。在指导教师组织第二次教学小班讨论时，指导老师可根据学生的讨论和汇报情况，有针对性地给予引导、启发、点拨，充分体现以学生为主体、以教师为主导，并进行归纳总结。经过两次课堂讨论即可达到教学目的，指导教师可将案例第三幕展示给学生，并留一个问题作为课后作业。

三、以案例为导向的教学法在护理教育中的应用

（一）积极意义

目前，以案例为导向的教学模式已在欧美许多医学院校相继使用，它继承了 PBL 以学生为主体进行启发教学的优点，为学生们营造了一个轻松、主动的学习氛围，使学生由"要我学"变成"我要学"，目前正成为护理学教育改革的方向之一。

1. **加深学生对疾病相关知识的理解**　以案例为导向的教学能够促进学生理论知识的学习，教学过程中，将疾病相关知识融入临床案例和问题当中，包括疾病的发生发展、临床表现、诊断及对患者的护理，学生在分析和解决问题的过程中，回顾了以往学过的疾病相关基础知识，并学有所思，弥补自身知识的不足。在讨论过程中，相互的质疑和争辩使同学们对疾病的认知更加深入，而与临床患者近距离接触，能够让学生对疾病的临床表现和患者实际存在的问题有了更加感性的认知。

2. **提升学生的综合能力**　以案例为导向的教学法不仅对学生的理论学习大有益处，还可锻炼学生们多方面的能力，如文献检索、查阅资料的能力，归纳总结、逻辑推理、口头表达的能力，为今后开展临床护理工作和护理科学研究等打下良好基础。以案例为导向的教学过程近似模拟了临床工作程序，有利于学生尽快实现从疾病到症状的教科书思维模式向症状到疾病的临床思维模式的转变，有助于学生综合运用所学知识，进而提高学生解决临床问题的能力。

（二）存在的问题

以案例为导向的教学法对于护理教学改革发挥了积极作用，值得在今后的教学工作中加以

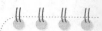

推广，运用过程存在的某些问题和不足之处，还需要在实践中不断探索，使之成为更加科学、高效、成熟的教学模式。

1. 缺乏有经验的师资队伍 CBL指导教师需要熟悉教学大纲和学生的能力情况，选择合适的案例，制订有针对性的问题。CBL对教师自身的素质和教学技巧都有很高的要求，教师不但要对本专业、本课程有扎实的理论基础，还要具有丰富的实践经验，积极参加本专业学术活动，及时掌握本专业的发展动向，才能在教学中游刃有余。与传统教学法相比，CBL指导教师需要更多的精力，也可能需要更多的指导教师参与，而国内护理学专业师资力量不足，尤其缺乏具有丰富临床经验和教学经验的双师型资深教师。

2. 学生的适应性差 对学生而言，CBL重点在于通过讨论强化所学知识。一个临床案例涉及多学科知识，而本科生基础知识薄弱，CBL加重了学生的学习负担，学生花费较多的时间学习和讨论，为此有个别小组将课前准备任务轮流仅交给某一成员负责，其他学生成了旁观者。另外，有些学生习惯于传统教学方法，自学能力差，达不到预期的教学效果，部分学生将注意力集中于解决案例中的问题，或争辩时纠缠不清而忽略了学习目标，淡化了基础理论知识的学习。同时，CBL教学方法有时无法体现知识的系统性和完整性，学生对疾病的总体理解和把握较差，容易遗漏某些内容。

第五节 教学技巧

一、课堂提问

在传统的教育体系中，教师与学生间的联系常通过提问和回答问题的方式进行。应用提问的方法来自古代哲学家苏格拉底，这是一种古老的完全依赖回答技巧的方式。

（一）课堂提问法的特点

课堂提问（classroom questioning）是种简单的方法，既不需要花费很多时间，也不要求特殊场所和许多资料，还可以让那些不爱发言的学生得到训练。但是，指导教师进行提问也非随意进行，要以学生现有的知识为基础进行启发、诱导式设疑，每次提问的内容应对下一个问题起引导作用。当学生不知如何回答时，指导教师通过提供信息，对其进行提示。课堂上提问的技巧实际上针对单个学生进行，在小组教学中应用时，应针对全组成员，因为发言的仅仅是组员代表。

提问的方法可以帮助学生实现高层次目标，但若所提问题层次太浅过于简单时就达不到应有的效果，反要占用课堂时间，成为一种缺点。因此，采用课堂提问技巧的教师要做好计划，包括何时间、问什么等。

（二）问题的程度

问题的程度直接涉及教学目标，按教育目标分类的方法总结处于不同智力水平的问题。布鲁姆把智力或认知作用按复杂性递增的层次进行分类，即从对事实的简单回忆到对某一观点的判断评价。最基本的水平称为"记忆"，旨在帮助学生回忆某个概念，陈述或说明某一事物。第二个水平是"理解"，教师可以通过提一些需要学生用自己的语言陈述含义或推断结论的问题来检验这一水平。第三个水平是"应用"，要求学生在特定的情况下应用规律、原理等。例如，在第一次辅导讲授中教师讲授了关于"严重损伤患者"的护理原则，并强调患者要禁食。在以后的某次讲授中，教师讲到一例严重股骨骨折患者，并提问学生"对该患者的饮食要求，你如何处理？"让学生回答。第四个水平是"分析"，即把问题分段进行，以便学生把概念或情形分解成几部分。第五个水平是"综合"，则要求学生从一系列的组成成分中重新建立起一

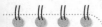

个新的整体。例如"从我们刚才所做的来看,你能列出主要的护理计划吗?"即是一个综合水平的问题。根据布鲁姆的观点,最高水平的智力作用是"评价",包括通过学生对最好或最为有效的辩论或行为过程的判断以便明确问题的组成。例如,要求学生对 2 种计划方案进行评价,并讲出理由。

(三)增进效果的措施

为了保证提问的有效性,教师应注意以下事项:

1. 问题应简洁、明了 教师所提问题应该简明,以便学生能记住并准确回答;组成问题的词句要保证学生容易理解。所有的问题不能含糊不清、让人费解。例如"这个患者手术前护理的要点是什么?为什么这些要点很重要?"这个问题就有些不明了。因此为了保证提问的有效性,要注意提高提问技巧,把准备提问的问题写在讲授计划中就是一种有效的方法,这样可以保证在问题提出之前有仔细认真的思考过程,从而避免提一些不经深思熟虑的模糊问题。

2. 提不同程度的问题 教师要注意设置不同程度的问题,其中也应包括高层次的问题。

3. 及时反馈 教师对学生回答的反应直接影响着提问的有效性。从学生的角度来看,提问是件很可怕的事,教师似乎没有意识到自己在课堂上的威力,事实上教师的反应对学生有很大的影响。教师不经思考的反应可能会使学生觉得受屈辱。在这种情况下,教师要保持一定的敏感性,对正确答案要予以充分肯定,对部分正确的答案要肯定其正确部分,让其他的学生进行补充加以完善。遇到回答问题有困难的学生,可以让别的学生先回答以减少他的不安,或是先提一个难度较低的问题,如他能答出来,便有了一点成就感,增加了自信,这样再提难度稍高的问题更合适。

4. 准备开放性问题 学生只需要简单地回答"是"或"否"的问题属低水平层次的问题,不具有挑战性,要尽量避免提这种简单的问题,教师应多组织一些需要学生经过认真思考才能回答的高层次问题。

5. 围绕目标设疑 所提的问题应该围绕课堂目标,所问内容应该适合学生的程度,教师企图让学生回答出比平时练习阶段水平高的问题是不合理的要求,学生会产生挫折感和遭受威胁的心理。注意所提问题应能促使回顾已讲过的内容又能展示将要涉及的新内容,同时有利于思考富有竞争性的问题。

6. 提供思考时间 向学生提问后,要提供一段思考时间,允许大家有短时间的思考,但要注意不能长时间持续沉默,其间可以重复所提问题,而且向学生强调,无论什么时候提问,都希望每位同学进行认真思考,然后由教师指定其中某位同学来回答,这样可以确保每个同学都参与思考问题的过程,因为每个人随时都有可能被提问到。这种方法要比问题提出后,由学生自愿回答的做法好,因为那样的话,有许多同学也许就不积极参与准备了,而是让少数几个优秀学生来参与并竞争这种权利,使教学活动成为少数人的事。

7. 合理安排 提问不能太频繁,应在必要时采用,最好在教案中注明提问的时间、具体问题,尤其是初次讲授者更应如此。所设问题要针对不同对象,提问要从程度简单的开始,慢慢增加问题的难度和深度,有利于学生产生成就感,也便于调动平时不爱参与者积极参加。

二、演示

演示(demonstration)是对事实、概念或过程的直观解释,是护理专业教学中很常用的一种方式。教员可以通过实物、标本、模型、图片、实际操作、录音、幻灯等进行演示。自有了电化教学手段以来,演示法在护理专业教学中的作用更为突出。

(一)演示法的特点

演示法的优点就在于能使学生获得丰富的感性资料,加深理解和对知识的印象,帮助学生形成正确的概念,也能引发学生的学习兴趣和积极思维,易于巩固已学的知识。但演示法需要物质条件，要配备相应教具，应根据实际条件采用演示形式及教具。在此需要强调的一点是演示过程必须配合教师的说明、讲解，引导学生边看边想，否则不仅流于形式，还会干扰教学任务的完成。

（二）增进效果的措施

1．明确观察目的、内容及要求　引导学生将注意力集中到观察演示对象的主要特征和重要方面，不要把注意力分散到一些枝节问题上。教师还应提出一系列思考题，引导学生结合演示内容进行思考，这样能更突出重点，使学生获得更深刻印象。

2．确保演示项目的效果　教师要选择好场所，保证演示时每个学生都能看清楚。在演示时，尽可能让学生运用各种感官去感受学习的内容、对象，集中注意力于教师的演示过程。如果在学生看的同时又能听到和触摸到，教学效果会更好。

3．演示要适时　演示内容应密切结合授课内容进行，过早展现教具会分散学生注意力，降低学习兴趣。过迟展示会产生"马后炮"感觉，或显得内容不紧凑，因此演示时机要恰当。教具使用后应立即收存，以免分散学生注意力。

4．演示过程要正确　教员在演示之前要认真纠正自己不规范、不正确的做法。在教授一种新技能时，强调采用一种正确的方法而不介绍其他错误的做法，以免造成心理和思维上的干扰，冲淡正确技能的记忆内容。

属于精神运动技能的演示内容，必须强调学生即刻反复示教。演示仅仅是提供认知信息和影响，精神运动部分必须通过学生自己肌肉活动练习方能掌握。总之，要让学生通过自己动手做的方式真正掌握技能。通过学生的肌肉和关节活动情况来反映学生操作情况。学生掌握技能的快慢不同，教师应有足够的耐心和信心。教师的不耐烦会使学生更加紧张，以至于乱上加错，影响正常的学习过程。教师要清楚，学生存在个体差异，课堂的任务在于每个学生都能真正掌握技术，而不是掌握技术的速度。

三、现代教学常用的技巧

（一）"献计献策"技巧

"献计献策"或称"头脑风暴"（brainstorming）技术，是 Osborne 在 20 世纪 60 年代初提出的一种创造性解决问题的有效方法。这种方法的目的在于调动组内所有成员的潜能，使他们最大限度地对讨论的问题提出尽可能多的主意。该技巧强调畅所欲言，尽管有些见解未必富有建设性，也不加以评论，充分体现了自由表达的思想。

De Bono（1977 年）认为"献计献策"技巧具有三个主要特点：①交叉鼓励：指其他人的思想对个人所产生的效应，一旦这些思想与个人已经存在的思想发生相互作用，便可能产生更富有创造性解决问题的思路；②保留判断：是对任何思想、即使看起来显得愚蠢的想法，也允许其自由发表而不予以批判或评论，领导者或主席应时刻警惕任何带有评判性的言论并及时予以制止，因为批评性言论无助于创新和开拓；③正规场合：可以使参与者感觉到小组集体确实有些特殊的事情需要他去认真完成，这样一来会约束那些日常爱开玩笑的人。"献计献策"小组中人人畅所欲言，所以领导者、主席以及某些组员应该注意各种思想的表达，最好采用录音带记录全部意见的做法，确保毫无遗漏。"献计献策"活动时间可长可短，最长限制为30 ～ 40 分钟，通常允许延长 5 ～ 10 分钟。在众人畅所欲言之后，应花费少许时间进行评价，从中筛选出有使用价值的意见或思想，按性质分为：①立即采用的；②需进一步探索的；③提供新方法的思想。

（二）"旋转木马"练习

这种方法既能从一组学生中产生资料，又能发展学生会谈技巧，是一种绝好而又新颖的方法。该过程首先由指导教师鉴定一系列题目和子题目，这些内容将成为未来讨论的焦点或中心。随后将学生分为两组，其中一组作为接见者，另一组则为应答者。发给每个组员一张纸，每页纸的上部列出问题，其下为空白，写字桌按圆形排列，接见者坐在圆形课桌的内侧；应答者坐在外侧，面向接见者（图4-2）。每个接见者根据指导教师发出的信号，按纸张上端写出的问题向他的应答者进行提问，应答者应尽可能圆满地回答问题。每个接见者所提的问题各不相同，每队会见进行5分钟。5分钟后，教师发出"换位"信号，坐在外圈的应答者向右移动自己位置，就像旋转木马一样，故称"旋转木马"练习（carousel exercise）。内圈的接见者不动，面对新的应答者，根据前一个应答者对纸上相同问题的回答情况，对新的应答者提出问题。

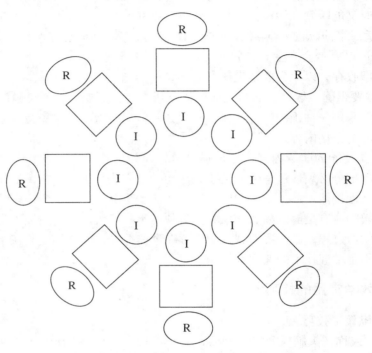

图4-2 "旋转木马"练习图示
I：接见者；R：应答者

最后，所有外圈应答者均与内圈每一位接见者进行了会见，结果获得了对同一问题的各种不同反应或回答。对这些资料进行分析，总结出外圈一组成员的各种观点。随后再交换角色，这样，外圈成员变成了接见者，由此可产生两次可供分析的资料。

（三）模拟

模拟（simulation）通常指以简化的形式仿造某些日常生活情景，其目的是使学生涉足于与真实生活密切相关的某些方面，设身处地地去体验生活。

例如在护理专业教学中，指导教师为学生提供模拟病房、病床和"患者"、抢救车、记录单等组织模拟现场，某些学生充当麻醉师、护士等有关人员，并设计相关剧情，可启发他们如何进行操作。在这种情况下，学生可针对假设的情景进行示范练习。模拟训练既可使学生体会真实的生活情景，又不会产生学习的焦虑。

（四）角色扮演

角色扮演（role play）的方法是依据Moreno有关心理剧理论派生的，它是利用演戏和想象创造情景，以启发学生对自己及他人行为、信念、价值的认识。要求学生对另一个人相同的行为采取行动，并按自己想象人们应有的行为去表演。角色扮演是促使学生从他人观点出发，产生同理心的最好方式，尤其当学生扮演一个与职业和观点相反的角色时更是如此。例如，由护理学生去扮演一个患者时，这种相反态度的角色扮演会迫使学生设身处地地理解患者产生行为的原因，这就是对角色的认同性。

角色扮演的精髓是参与者的要领和执行情况的报告。角色扮演活动的一项基本原则是，全组不存在任何一个被动的旁观者。不直接从事角色扮演的学生也应该指派其承担"过程观察者"的职责，这就意味着他们在积极地观察角色扮演，包括观察由"角色"发出的语言和非语言性信号。"过程观察者"对反馈及角色扮演后的执行过程报告是相当关键的。概括指明要领，是各小组活动前一项重要的准备工作，对角色扮演尤显重要。概括指明要领包括事先宣布有关的规则指导和目标，这也是为确保参与者获得最大效果而设计的内容。指导角色扮演活动的教师不要预先道白一切、亮出结果，否则会使演出"告吹"，务必使学生自己去发现一些与自己有关的事情。在全部活动结束后，进行执行情况总结，包括以下三个阶段：

第一阶段：简单地要求参与者和观察员描述角色扮演过程发生的相关事件。

第二阶段：制造彼此间相互信任的气氛，让全组成员分享活动的感受。

第三阶段：讨论活动中有哪些内容适用于未来护理实践，哪些方面所获得的启发可与其他同学分享，也就是检查活动在未来工作中的适用性。

角色扮演者可以从观察者处获得关于自己交流技巧情况的反馈；同时，小组整体也可以从角色扮演所产生的思想和价值范畴获益。另外，为了促使学生重新与现实建立联系，在活动结束时促使演员及时摆脱角色的工作十分重要。

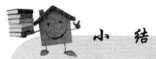

小　结

1. 讲授法是广泛应用于各种教育系统的主要教学方法，是教师运用语言向学生系统而连贯地传授科学文化知识的方法。

2. 制订讲授计划的过程：

（1）分析影响讲授计划的因素：学生因素、题材因素、环境因素、心理因素。

（2）制订课堂计划：题目、日期、时间、地点、学生具体情况、课堂目标、内容安排、教学方法、课堂评价。

（3）解释课堂计划。

3. 小组教学法是学生在教师的引导下，以小组为单位，围绕某个内容进行相互交流、探讨，以达到预期目标的教学方法。

4. 教学小组的主要类型包括辅导小组、学术讨论组、指导讨论组、自由讨论组、议题讨论组、解答问题组、课题组。

5. 教师指导小组教学活动的方式包括命令式、苏格拉底式、启发式、协商式。

6. 以问题为基础的教学法的教育目标包括讲述知识在临床的应用、发展临床推理技巧、发展有效的学习自主技能、提高学习者的学习动机。

7. 以问题为基础的教学法操作过程：明确学习目标→提供临床案例→提出学习问题→学生的自学过程→小组讨论→课堂讨论。

8. 以案例为导向的教学法操作过程：设置临床案例→设计核心问题→教学实施。

9. 教学过程常用的教学技巧包括课堂提问、演示、"献计献策"技巧、"旋转木马"练习、模拟、角色扮演。

第四章思考题参考答案

思 考 题

1．请列出四种护理教育中常用的教学方法。

2．请列出小组教学成员建立相互关系常用的技巧。

3．与传统课堂教授法相比，以问题为中心的教学法有哪些特点？

4．邓老师准备采用 CBL 带领护理学专业本科三年级学生学习"哮喘患者的护理"，他该如何运用 CBL 组织教学？

5．请列出四种现代教学常用的技巧。

（孙宏玉　岳　彤）

第五章　临床教学

学习目标 ·············

通过本章内容的学习，学生应能够：

识记

1. 复述临床教学、临床教学环境的概念。

2. 描述临床教学的特点、临床教学环境组成要素。

3. 阐述临床教师的角色类型。

理解

1. 比较临床教学与课堂教学的不同之处。

2. 分析临床教学环境对学生心理的影响。

3. 总结临床常用教学方法的特点。

运用

1. 针对教师行为对学生的影响问题，拟定临床教师的行为规范。

2. 运用激发学习动机的技巧开展临床带教。

第一节　临床教学概述

一、临床教学的概念及意义

临床（clinic）一词原指医生为患者诊断和治疗疾病，是患者"床边"的意思。现泛指为患者或其他健康服务对象提供健康照顾的医院或保健机构。随着医疗模式的转变和健康观念的变化，临床医疗护理活动不再局限于医院患者"床边"，也包括社区医疗卫生服务中心、康复中心、老人院、幼儿园、家庭或其他健康保健服务场所。临床服务对象不只是患者，还包括所有需要健康服务的人群或个体。

临床教学（clinical teaching）起源于文艺复兴时期的欧洲，直至18世纪荷兰莱顿大学的赫尔曼·布尔哈夫（Herman Boerhaave）以病房为课堂，以患者为教学对象，带领学生在床边教学，成为了临床教学的先驱。临床教学是指帮助学生将既往学到的基础知识与有关临床诊断、治疗、护理技能相结合，使学生将理论知识应用于临床实践，获得进入相关健康保健系统和继续教育所必需的专业技能、态度和行为。临床教学面对的是一个社会场所，学生在学习和塑造专业态度，专业技能的同时，也经历了社会化过程，提高了学生的沟通交流、自我学习和自我照顾等社会实践能力。

临床教学是护理教育的重要组成部分，是实现理论知识与临床实践紧密结合，培养职业态度、专业技能、临床思维能力的重要阶段。通过临床教学，使学生在为服务对象提供护理服务的过程中，逐步认识和掌握以患者为中心的整体护理理念和护理技能，学会处理与服务对象、医生、护士及其他部门人员之间的合作关系，锻炼了社会适应能力，增强了职业责任感和事业心。因此，临床教学水平直接影响护理教育质量，关系到是否为社会输送合格护理人才的重大问题，肩负维护和促进人类健康的重大使命。

二、临床教学内容

医院和社区卫生服务中心是开展临床教学的主要场所，他们在完成医疗护理工作的同时，需承担护理研究生、本科、大专及中专等各层次护理学生的临床教学任务。临床教学内容主要包括临床理论教学、临床见习和毕业实习。其主要的培养目标和教学内容如下：

（一）培养临床实践技能

护理学是一门实践性极强的学科，学生必须经过临床实践锻炼，方能将所学的理论知识与临床实际工作相结合。通过临床教学，使学生熟悉临床常见病、多发病的诊疗、护理过程，全面、系统、正确地掌握健康评估技术，临床常用的基础护理、专科护理技术，熟悉临床常用医疗仪器设备的使用和维护，规范地书写各种护理表格。因此，临床教学需要为学生提供充足的实践操作机会，为学生尽快掌握护理专业实践技能创造条件。同时，还要注意给学生增加心理学、社会学、健康教育及护理管理的基本知识，培养学生自主学习能力，让学生不断获取新知识和信息，了解国内外的护理新理论、新技术和护理工作发展趋势，逐渐锻炼从事临床护理工作的能力。

（二）培养交流合作能力

在"以人的健康为中心"的现代护理模式中，护理工作包括为患者提供生理、心理、社会、精神文化等全方位服务。护理人员在收集患者健康信息、执行护理技术操作及开展健康教育等护理服务活动时，需要与患者、家属、医生、护士及其他医疗卫生从业人员进行有效的沟通交流，这就要求护理人员不仅要掌握扎实的专业知识，同时应具备良好的沟通协调能力。美国护理本科教学计划中将人际沟通能力作为毕业生必须具备的6种核心胜任力之一，我国护理学专业本科教育标准把具有在专业实践中与护理对象和相关专业人员有效沟通与合作的技能作为毕业生基本技能要求。因此，临床教学活动中应充分利用交接班、护理教学查房、病例讨论、小讲座以及健康教育指导等各种方式来培养学生的沟通交流能力。

（三）培养临床思维能力

培养学生的临床思维能力是护理本科临床教学的重要目标。临床教学中，教师必须向学生传授如何利用护理程序，通过患者的症状、体征及其他反映患者健康状况的资料，来推断患者存在的护理问题，制订护理措施，评价护理效果，并且教会学生用动态和整体的观念培养其观察能力。

（四）培养组织管理能力

组织管理能力是指在群体活动时，能按照明确的计划充分发挥每个人的积极性，带领团队协调一致地工作，以实现组织预期目标的能力。临床教学中，指导学生在为患者提供护理服务的同时，应善于运用管理学的理论知识，使患者及其家属主动配合医疗护理工作，充分调动团队成员的工作积极性，提高工作效率和护理质量，培养组织管理能力。

（五）培养护理科研能力

临床教学中，应根据不同层次的教学目标，指导学生查阅文献，开展课题设计、进行分析总结、书写研究报告等科研活动，鼓励学生大胆创新，养成严谨求实的科学态度和严密的科学思维方法。培养学生发现问题、解决问题的能力。

三、临床教学的特征

临床教学相对于课堂教学而言，有着明显的区别，具有如下特征：

（一）以患者为中心开展教学活动

临床教学是围绕患者而进行的，即由患者开始，自患者引申，于患者完成，始终围绕如何发现和解决患者身心的健康问题而进行。以患者为中心开展教学是临床教学最重要的特征，是临床教学与其他教学形式的显著区别。

（二）教学准备困难

课堂教学可以根据教学目标和内容进行充分的准备，计划性、逻辑性和系统性均较强，教学准备相对容易，教学活动易于控制。临床教学时，患者及病种的选择准备随机性大，患者的情绪及其病情变化会影响教学计划的执行，甚至因患者突然的病情变化需要在教学过程中实施抢救，无法按照原来的教学计划组织教学，教学准备相对困难。同时，面对突然发生的临床情景，学生也难以适应。

（三）需要涉及伦理问题

课堂教学不涉及患者的真实情感，学生可以自由发言，面对众人分析讨论患者情况，无需注意保护性医疗。临床教学时，面对的是真实的患者，学生不能自由发言，不允许当面讨论患者病情，不可能在患者面前进行长时间综合分析，需要注意保护性医疗制度。

（四）教师行为和教学方法会影响教学效果

临床教学中，教师对学生的帮助、支持、信任以及其他临床工作人员的知识和榜样作用将对他们的学习产生积极的影响，有利于激发学生学习兴趣，培养良好的职业情感。有经验的临床教师发现，结合临床案例，以问题为中心的启发式、引导式教学，可以帮助学生将理论与临床实践紧密结合，有利于提高学生的观察能力和综合分析能力。

第二节　临床教学环境

案例 5-1

带教老师的苦恼

小黄是某附属医院 ICU 病房的临床带教老师，负责护理本科生毕业实习带教。为了做好临床带教工作，小黄认真分析实习大纲，制订详细的带教计划，热情耐心地对待每位实习同学。然而，在医院组织的实习座谈会上，同学反映 ICU 患者病情重，仪器设备多，经常有抢救患者，科室其他护理人员面对学生提问常常表现出很不耐烦，护士长也常批评他们。同学们害怕问老师，也不敢动手操作，感觉实习压力很大，希望早点结束实习。在会后的实习满意度评分中，ICU 成为全院实习满意度最低的科室。黄老师对这个结果感到很意外，备感苦恼。

问题与思考：

请你分析引起学生不满的主要原因是什么。

案例 5-1 分析

一、医院的临床教学环境

（一）临床教学环境的概念

护理学专业是一门实践性极强的学科，临床学习是护理教育必不可少的重要内容和关键环节。临床教学环境直接影响学生专业思想形成、身心发展和护理教育质量。临床教学环境（clinical teaching environment）是指影响学生学习效果的各种因素的总和，包括临床医务人员、患者及其家属、学生、教学机会、教学资源等。它包括人文环境和自然环境、医院环境和社区环境等不同类型的临床教学环境。

（二）临床教学环境的组成

与学校的学习环境不同，医院或社区的临床学习环境涉及临床中包括学生、医务人员、服务对象、服务模式等在内的众多方面。医院的临床教学环境主要由以下几方面组成。

1. 临床护理人员　临床护理人员，特别是病房护士长是影响临床学习环境的主要因素。他们不仅控制和管理这一实践场所，而且是护理实践的角色榜样。病房护士长的工作能力、领导方式、性格特征及职业态度都将直接影响临床学习环境的有效性。作为合格的临床教学人员，应遵循的行为原则是：

（1）以人道主义态度对待学生：护士长和其他临床护理人员应确保能够以热情友好、宽容和善的态度对待学生，并对他们表示关心，使学生感到易于接近并且可以获得支持和帮助。护士长及临床护理人员必须认识到护理学生是学习者而不是多余的人员或廉价的劳动力，应该耐心、细致地指导学生，促进学生自尊、自信的发展。

（2）具有团队协作精神和利于教学的管理方式：临床护理人员是一个工作小组，他们之间相互团结、相互支持及相互合作，可以建立起一个良好的气氛。这种团结向上的气氛有利于培养学生的集体主义精神，并能够促进学习。临床护理人员应把学生看作是临床工作小组的一部分，从而使学生感到自己是集体的一员而不是被排斥在小组之外。同时，临床护理人员互相学习，积极钻研业务知识，努力提高专业技术水平，有助于建立良好的学习气氛。这种气氛良好的学习环境可以促进学生积极主动地学习，也更有利于培养团结协作的精神。

为了提供高质量的护理，管理方式应该是高效灵活型的，医院和护理部领导应为学生学习提供充分的有利条件和机会。在整个组织结构中，教学应该占有一定的位置，要对学生委以责任并鼓励他们进行创造。临床教学所进行的护理实践应该尽量与学生在护理学校所受的教育保持一致。

（3）合格的护理实践：由于临床护理人员对学生起着角色榜样的作用，因而他们自身在各自专业上的实践能力和工作质量及态度、行为、作风将直接影响到学生的学习。临床护理人员高质量的护理实践是有效的临床学习环境所必不可少的条件。

（4）积极的教学意识：临床护理人员作为学习环境中的一个重要方面，应该愿意用各种方法进行教学，并尽可能为学生提供各种学习机会和尽量好的学习条件，如为他们提供必要的参考书，鼓励他们提问，参加医疗查房、护理查房，查阅病历记录，执行各项护理操作，以及观察学习新的技术操作过程等。

2. 临床指导教师　一个好的临床指导教师对于临床学习环境起着举足轻重的作用。其能力是一个非常重要的问题，他们应该依据学生的不同层次、社会对护理的要求和学校的教育哲理而具备不同的能力：

（1）讲授能力：包括备课认真，准备各种教学用具，授课语言精练，口齿清楚，条理性强，有逻辑性。能运用各种声调，语言幽默，态度和蔼，注重形体语言的运用，并及时对学生的反馈做出反应等。

（2）提问能力：包括提出的问题清楚明白，所问问题涉及的范围广，并且包括不同水平的问题。例如不仅局限于提出一些记忆性、理解性等低层次的问题，而且还要问一些应用性、分析性、综合性以及评价性等高层次的问题。还包括鼓励学生发现自己的学习需要，勇于提出问题并准确地评价自己的表现。

（3）解决问题能力：包括描述问题，分析影响因素，收集资料，进一步分析资料，寻求解决方法以及应用这种方法去解决问题并予以评价。

（4）组织讨论能力：包括明确讨论目标并作出计划，指导讨论以及总结讨论结果。

（5）评价能力：包括根据实习的具体目标，按照一定的客观标准评价学生的学习效果。

3．**其他专业人员**　作为临床工作人员的一部分，其他专业人员，如医生、理疗师、营养师、化验员等也都是临床学习环境的重要组成部分。他们对待学生的态度、自身的实践能力以及教学意识等同样影响护理学生的学习。病房护士长应该向新来的非护理工作者解释临床教学的意义，使他们认识到自己是学生学习的一个资源，从而尽可能为学生提供各种学习机会，例如让学生参加医疗查房及各种专业讲座，观看新技术、新操作等。同时，其他专业学生的态度和评价也是影响护理学生学习的一个不可忽视的因素。

4．**辅助人员**　在临床，护理学生会遇到各种辅助人员，如护工、清洁卫生人员等，他们中有一些是在临床长期工作的，有些则只是临时的，但他们都会对整个临床学习环境产生影响。如病区清洁卫生人员不是由护士长领导，就可能会产生一些问题，当进行外科换药时，清洁工同时也在清扫房间，这就会与护理工作要求产生冲突，护生可能将这种错误的做法视为正确行为。临床教学中发现，一些长期在临床工作的辅助人员无形中扩大了他们自己的角色范围，例如，他们会给患者测脉搏、调节输液速度等，这可能会给学生实习造成潜在危险，因为学生从他们那里学到的是不正规的甚至是错误的技能。同时，也有一些长期在某区域范围从事服务的辅助人员为建立良好的临床学习环境做出了积极的贡献，他们努力让学生感到亲切，处处给予关心和帮助，让学生就像在自己家里一样轻松自在，有利于消除学生的紧张不适感。

5．**实习生**　应该特别关注的是，护理学生本身就是临床学习环境中的一个部分，而不仅是被动地接受其影响。一个有效的学习环境会鼓励学生为自己的学习负责任，并主动地为此寻求机会。如果学生可以自由提问并允许持反对意见的话，会有助于他们提高评判性思维和判断能力。试着做是学习过程中一个很重要的部分，学生可以试着应用不同的概念和原理，采用各种新的方式、方法护理患者。当然，同时需要考虑到在这一过程中可能给患者造成危险，并牢记护理教师的责任是尽可能把危险因素降到最低的程度。教师往往会对学生提出不现实的要求，希望他们能够把任何事情都做得很好，而忽视了错误常常是学习过程中不可避免的事实。教师应该和学生共同分析失败的原因，以便从失败中吸取教训。在同一临床区域中，可能还会有其他相同或不同年级的学生共同实习，他们彼此之间也会产生影响。曾经在某一病区实习过的学生，尤其是那些同班同学的观点、他们的喜恶经常会影响到后来的同学。应当记住，同学之间的相互支持是非常宝贵的。因此，教师可以安排多个学生一起实习，他们可以共同讨论解决问题的方法，作出决策，这种做法对于双方的学习都十分有益。

6．**服务对象**　患者或服务对象的许多特征可以对学生的学习环境产生很大的影响，例如患者所患疾病的类型。在急性病区，特别是危重患者较多的 ICU（重症监护病房）和 CCU（心血管病重症监护病房），工作重点放在了护理技术上，这在增加了工作魅力和兴奋性的同时，也会对还没有足够信心来完成这些技术的学生造成很强的应激。在某些病区，如产科病房，患者的周转率很高，这可能会影响学生对患者资料的全面收集和病情评估。

由于病种的不同，导致病区的"情感氛围"不同，这也会影响学生的学习。例如在消化科，患消化性溃疡的年轻患者可以创造一种愉快和谐的乐观气氛，容易与学生及工作人员之间建立融洽的关系和友谊，学生们便会乐于在这种气氛中学习。相反，在血液病和肿瘤病房，由于面对濒死的患者，常常会给学生造成很大的应激。还有些病房可能会存在一些伦理学问题，例如面对危重患者使用呼吸机、血液透析仪等医疗设备来维持生命的情况，可能增加学生的应激。当然，患者及其家属的其他情况，如他们的性格特点、是否与医护人员合作等，也都影响着学生的学习。

7．**护理模式**　学习环境的另一个重要方面是临床所采用的护理模式，如整体护理、功能制护理或小组制护理等。在实行整体护理的病区，学生可以应用护理程序进行护理评估，发现护理问题，制订护理计划，采取相应措施并评价护理效果。这既可以帮助他们学习系统地护理患者的方法，又可以发展他们分析问题、解决问题的能力，同时，他们还获得了承担责任、作

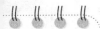

出决策的机会。而功能制护理是以任务为中心，它把护理工作简化成一系列分开的、各不相关的任务，很少考虑患者或服务对象的整体需要。在实行功能制护理的病区里，学生只学会了如何完成任务，失去了系统地照顾患者的机会，从而限制了他们分析问题、解决问题、综合判断能力的发展。

此外，还有一种以护理理论或模式为框架的护理类型，按照理论或模式框架进行护理工作可以使收集资料、制订护理计划等活动变得更有意义。例如采用 Orem 自理模式的病区注重患者自理的实现；而采用 Roy 适应模式的病区则更注重控制作用于患者的各种刺激，从而促进患者的适应性反应等。在这样的病区实习，学生可以把他们所学的护理理论有效地应用于临床实践中，从而促进他们的学习。

8．教育机会　所有的临床工作人员，包括临床指导教师、临床护理人员以及其他专业技术人员在内都应该尽可能为学生在临床进行观察和讨论等过程中提供学习机会。除此以外，制订一些比较正式的学习计划也有助于指导学生学习。例如组织开展教学查房、专题病例讨论、请临床专家进行讲座等。教育机会还包括使学生自由地阅读病历记录，以及提供一些教科书和专业杂志等。

9．教育资源　资源在任何机构、任何时候都是一个重要因素，当存在资源不足时，就会出现各种问题。充足的人力资源不仅能提高护理质量，也是保证临床教学质量的重要内容。当临床上存在专业护理人员短缺时，临床指导教师或护士长往往把实习护生当成劳动力，疏于对学生指导；当后勤保障服务发生短缺时，护士不得不承担所有的服务任务，使护理学生参与许多学习目标以外的非护理专业的工作，这些都直接影响护理专业教育的质量。

物质资源的缺乏同样会使学习环境受到影响。例如某些病区可能缺少供学生学习和讨论的示教室、护理技能训练用物等，使得教学场所和教学用物不能得到保证，许多教学活动难以开展，影响临床教学质量。

10．物理环境　临床的物理环境，包括房屋建筑结构，功能布局，病区的颜色、气味、噪声以及各建筑之间的距离等因素都会不同程度地影响临床教学工作的开展。学生的反应可能会很强烈，特别是对于那些环境适应性较差的学生，临床的现实状况可能会给他们造成很大的应激。

二、社区的临床教学环境

社区的临床教学环境与医院的教学环境有很大差别。社区卫生服务中心建筑面积较小，设施设备较简单，服务地点分散，服务对象以慢性病患者、老年人、儿童、孕产妇等特殊人群为主。社区临床教学常常在社区或家庭中进行，服务范围广，这就要求教师必须充分利用社区和家庭的实际情况开展教学工作，指导学生观察，组织学生讨论，解决服务对象的健康问题。因此，教师应具有良好的人际交往、沟通协调和灵活处理实际问题的能力。良好的社区临床教学环境更有利于培养学生的独立分析问题、处理问题的能力。

三、临床教学环境对学生的影响

临床学习环境中各个组成部分都直接或间接影响学生的心理状况、学习态度和行为习惯。

（一）临床环境对学生心理的影响

临床环境对学生的心理影响主要是使学生产生焦虑心理。焦虑是当个体预感到威胁或障碍时产生的一种不愉快情感。学生在大多数临床或社区场所都可能遇到各种各样的问题和产生不同程度的焦虑。例如，面对一位濒临死亡的患者，患者及其家属痛苦的表现、医生护士面对疾病的无助，都将使学生产生严重焦虑、恐惧，甚至会削弱学习和工作自信心。当临床护理工作太过繁忙或面对病情复杂的患者时，学生会感到有很大应激性和挑战性。例如在急诊或重症监护病区护理患者时，学生不能确信自身是否具有真正照护患者的能力，不敢动手操作，甚至出现连最基础的，而且已经掌握很好的操作也会出现错误。严重的焦虑将降低学生的工作兴趣和学习能力，影响实习效果。

（二）教师态度和行为对学生的影响

临床教师的教学热情和教学行为都是影响学习效果的重要因素。有研究者对有助于学生学习和不利于学生学习的教师态度和行为进行了总结。

1．有助于学生学习的态度和行为　良好的教师行为主要包括：愿意解释并回答学生的问题，关心尊重学生，善于发现学生优点并指出学生的进步，常常鼓励并表扬学生；教师的声音及语调令人愉快，具有幽默感；当学生需要帮助时随时出现在学生身边；对学生指导方法得当，表现出自信并信任学生。

2．不利于学生学习的态度和行为　临床教师对学生要求过于苛刻，嘲笑、讽刺或轻视学生，容易使学生产生威胁感和恐惧感；在患者或其他医护人员面前纠正学生错误，行为傲慢，伤害了学生自尊，使学生没有自信心，不愿意学习。上述态度和行为都不利于学生学习和良好职业态度养成。

因此，临床教师应尽可能尊重学生，相信学生，采用友善的态度和行为关心学生，工作中对学生放手不放眼，主动为学生提供学习机会，注意与学生交流，共同学习，从而增强学生自信心，减少焦虑，促进学生学习。

四、临床教学环境的评价

临床教学不仅涉及教师的"教"、学生的"学"，而且与医院的规模、收治病种、仪器设备、基础设施建设、经营管理状况、医护人员的素质、教学管理等各方面都有关系。教学管理人员和临床教师应运用科学的评价工具，对临床教学环境进行定期评价。通过召开实习学生工作会，让学生对临床教学环境提出建议，从而全面了解现有临床教学环境的实际情况，明确需要改进提高的方面，努力创造一个团结协作、积极向上、教学氛围浓厚、教学条件良好的临床教学环境。令人满意的临床学习环境应该具备如下的基本特征：

1．由健康权威机构认可并能够满足临床教学需要　承担临床教学的医疗机构应具备：①科室设置齐全，能提供良好的医疗护理服务；②满足临床实践的需要；③有适当合格的工作人员提供足够的教学和指导；④提供专业继续教育的机会；⑤提供足够的经济支持以维持一定的标准。

2．教学与护理实践之间具有稳定而成功的合作关系　学校必须建立稳定的临床教学基地管理体系与协调机制。临床教学基地成立专门机构，配备专职人员负责临床教学的领导与管理工作，建立临床教学管理制度和教学档案，加强教学质量监控工作。学校与临床教学基地之间定期开展教学、科研、人才培养的合作交流。

3．具备良好的学习氛围　临床的教学氛围主要包括：①所有的工作人员都能获得并利用学习机会；②病房护士长应该定期进行检查和评估教学活动；③在护理实践中应用护理科研的一些新发现；④护理人员积极热情地钻研护理专业知识和技能。

4．教师与学生的比例适当　作为临床教学医院，应具有充足的护理人力资源，医院实际开放床位数与护士总数之比不低于 1∶0.4，在校学生数与医院病床总数之比不低于 1∶1。以保证适宜的师生比例，使学生和教师拥有良好的教与学的场所。

总之，学校与临床医院或社区卫生服务中心之间应共同合作制订出一系列临床学习环境的标准，从而为学生在临床学习阶段提供良好的保障。

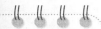

知识拓展 ·······························

临床教学环境的评价工具

护理临床教学环境评价研究始于 20 世纪 80 年代。国外护理教育者研制了护理临床教学环境评价工具（nursing clinical teaching environment assessment tool），形成了专门量表。如 Chan DSK 就从个人化、参与性、创新性、个性化与工作定位 5 个方面构建了临床学习环境评价量表。Saarikos M 和 Leino-Kilpi 设计了临床学习环境和监督量表，该量表提出了 5 个评价标准，包括病房氛围、病房管理者领导方式、临床护理条件、临床学习条件和监督关系。这些量表在国内外被逐渐应用。我国李小寒等在借鉴国外研究成果的基础上，从工作氛围与团队精神、人际关系与学生参与性、创新性与个性化方面编制了护理临床学习环境评价量表，为改善我国临床学习环境、提高临床教学质量提供了科学实用的测评工具。

第三节 临床教学的组织管理

临床教学工作是连续不断的过程，具有统一性和持续性，科学的临床教学组织是提高教学质量的有力保证。

一、建立健全护理教学管理系统

为顺利完成教学任务，必须建立健全教学的管理系统，领导和实施教学的全部工作，这是完成教学工作的组织保证。应由医学院校领导、护理学院、医院护理部（教务处）的有关人员组成护理临床教学管理系统，共同完成临床教学管理任务。

护理院校、教学医院护理部领导可互派成员参加对方的教学活动，定期研究教学工作，组织实施教学计划，加强教学管理。把临床教学纳入各自部门的重要议事日程，共同管理教学，并调动全体教师的积极性，主动地做好教学工作。临床教学管理系统组成后，即由院校及教学医院负责教学的人员挑选并聘任热心教学，具有理论水平、教学经验、管理能力、素质好的临床教师组成教学委员会，研究、布置、检查、总结教学工作，按计划完成教学过程中的各项任务。实习科室由教学小组负责管理，既管理教学又管理学生思想、生活及各方面的工作。

二、明确临床教学管理职责

1．护理院校职责

（1）加强学生的毕业实习教育，介绍实习目的与注意事项，加强素质教育，使学生明确实习的重要性。

（2）教育学生自觉遵守医院的规章制度，珍惜理论与实践密切结合的机会，严格遵守操作规程，杜绝差错事故发生。

（3）按照学生的层次和教学目的备好实习手册，认真学习并研究手册内容。

2．教学医院职责

（1）思想上重视临床教学：护理院校下达实习计划后，医院领导要在医院各种会议上反复强调医院的职责及临床教学的重要性，落实临床教学任务，并提出具体要求，使全院工作人员都能重视临床教学工作。与此同时，加强医院科学化管理，为学生创造良好和谐的学习环境，这样做不仅对教学有益，而且有利于提高护理服务质量。

（2）加强临床教学的组织领导：对承担实习的科室实行院级、科级分层管理，管理人员各司其职，共同负责教学工作，学院教学委员会负责教学安排、检查。学生到医院时，要负责向其全面介绍医院情况，包括规章制度、各科轮转计划、对实习的要求和生活管理等。科室负责落实实习计划和带教老师。

（3）落实实习科室职责：实习科室由科主任、护士长及有教学经验的主管护师以上的人员组成教学管理机构，负责组织实施毕业实习计划。实习科室要做好以下工作：①根据实习大纲，积极做好科内的教学准备工作、迎接实习生。激励全科医护人员为培养合格人才做贡献，体现教学人人有责的思想，护理人员更要发扬南丁格尔的奉献精神，严于律己、以身作则，从思想上做好教学的一切准备。②依据实习大纲，制订本科切实可行的教学计划。对科内特殊疾病的检查、治疗及护理技术操作，应让学生参加或做辅助性的工作，充分调动学生的学习积极性。③做好病区教学准备工作，使各项工作制度化、规格化、条理化，以规范化的作风影响并要求学生，在物品和仪器方面为学生创造条件。④积极做好患者的思想工作并向患者宣传，使其主动配合教学工作，参与专业人才的培养过程，同时培养学生的爱伤观点和对患者负责的态度。⑤严格选拔师资。临床教师在毕业实习中对学生起着表率作用，为保证教学任务的完成、不断提高教学质量，教师的素质是重要问题，所以要选好并培养好带教老师，这是保证实习质量的关键。

（4）明确临床教师职责和工作程序：临床教师的主要职责是落实临床带教任务，给学生提供具体的理论联系实际的学习机会，帮助学生完成实习计划。临床教师可以按照下列工作程序进行工作安排。首先向学生介绍病房情况，解除学生的陌生心理。然后明确教学计划并将计划告诉学生，让学生积极参与，共同了解教学的目标和内容。实习过程中，临床教师依据教学目标要求，指导学生学习护理有关知识和技能，培养学生的观察能力和运用护理程序对患者进行身心整体护理的能力，同时要严格做到放手不放眼，放做不放教，为学生实习把好质量关。同时，注意培养学生与其他专业人员合作的精神。要让学生认识到只有大家密切合作，才能完成对患者的整体护理工作。学生在科室实习结束，要做好检查、总结和鉴定，向下一个实习科室教师介绍学生情况，保证教学的连续性。

（5）建立教学联系与检查制度：教学医院要定期召开实习科室临床教学组长、实习生组长及带教老师座谈会，掌握实习进度，了解实习生思想动态和教师对实习生的反映。同时护理临床教学委员会根据教学计划要求，组织有关人员到实习科室检查教学完成情况，为教学计划的制订提供依据。检查时要注意对学生的操作技能进行考核及理论考试，并记录成绩；分别定期召开师生座谈会，听取师生对教学的意见和建议；对带教老师进行教学评估，由实习学生填写评估表，对教师的教学水平、责任心、带领操作、讲解分析等方面进行评估；实习结束时，及时进行全面的总结，做好经验交流，共同提高教学质量。

三、加强对实习生的管理

实习学生从学校到医院，从课堂到临床，由学习书本知识转变到为患者服务的过程中，学习环境、对象和方法都发生了改变。教学医院必须了解学生的情况，有针对性地做好思想工作，同时加强生活管理，保证实习任务的完成。

1．**严格思想品德教育与管理**　要严格要求学生遵守医院规章制度，遵守大学生和实习学生守则，爱护和关心患者、尊敬老师、团结同学、虚心学习。要使每个学生明确护理工作的严肃性和责任性，养成良好的职业道德，树立远大目标，要有为护理事业献身的精神。

2．**加强学生职业素质教育**　实习是学生向护士角色过渡的阶段，也是道德观念形成的阶段，通过临床实习，学生直接管理并服务于患者，其实践活动体现了基本的职业特征。实习期间，学生既要按照社会需要塑造自我，又要对各种社会现象做出分析和选择，还要对即将进入的社会环境做好心理准备。职业素质教育的主要任务是做好学生由知向行的转化工作。教师要以身作则，寓教育于服务之中，培养学生的职业自豪感和工作责任心。

第四节　临床教师的角色与选择

一、临床教师角色

角色（role）一词用来描述人的社会行为，即指社会中某一特定地位人群的行为，而且这些行为具有一定的可预测模式。在社会中的角色往往是按照社会或特定组织的期望，以及个人对自己的期望所表现出的行为，因此，角色还反映出这一特定人群的目标、价值观和情感等。每个人都担当着多种角色。例如，一位女护士，她在工作中要表现出专业护士所应具有的角色，在家庭中她是其子女的母亲，也是其父母的女儿，还是其丈夫的妻子，因而她要在不同情境下表现出护士、母亲、女儿、妻子等的角色行为。

一个好的临床教师对于临床学习环境起着举足轻重的作用。由于临床教学的复杂性，临床教师也扮演了众多的角色。她应有现代护士的专业角色，同时又承担教师角色，既是护理实践的参与者，又是护理专业教育者。护理实践参与者包括提供照顾者、健康教育者、管理者和决策者、合作者和协调者、患者利益的维护者等诸多角色；教育者的角色又进一步延伸到包括技术顾问、咨询者、支持者、研究者和改革者、评估观察者和计划者以及促进者在内的许多角色。

临床教师的教育者与护理实践参与者的角色有时是重叠的，有时是分开的，这两种角色对于学生来讲都是需要的。临床实践能力对于教师是非常重要的，因为这些知识和经验可以帮助学生综合基础理论知识与临床实践。临床教师作为护理照顾者可以成为学生的角色榜样，学生从他们身上可以学习到护理人员应该怎样与被照顾者沟通、交流，如何思考问题、解决问题和采取行动。但是，作为临床教师，其教育者的角色应该是第一位的，教师最主要的职责应该是对学生负责。

（一）护理实践参与者

1. 提供照顾者（care-giver）　运用护理程序进行护理实践是临床教师的基本技能。护士在各种健康保健机构和场所为服务对象提供照顾、进行健康宣传和教育，以帮助患者减轻痛苦、恢复健康，帮助照顾对象维护健康、预防疾病发生，同时满足他们生理、心理、社会、精神等各方面的需要。参与护理实践包括保持良好的环境，协助照顾对象舒适，减少应激，预防交叉感染发生，给予合理的、适合被照顾者的健康指导和宣教，与其他人员合作执行诊疗和护理计划等。

2. 健康教育者（health educator）　临床教师是护士的一员，可以在医院、家庭和社区等各种场所行使其健康教育者的职能。例如，在医院，教育患者及其家庭成员了解有关疾病的用药、治疗和护理方法以及康复的知识，帮助患者适应患病期间及其日后的生活等；在社区，教授人们预防疾病、避免意外伤害、促进健康的知识和方法；护士还具有教育其他健康服务者，以及向有关政府机构提供健康报告和建议的责任。社会对护理教育者角色的需求将越来越大。

3. 管理者和决策者（manager and decision-maker）　每个护士都在执行着管理和决策的职责。临床教师作为管理者，要管理物质资源、人力资源和计划资金的使用，制订本单位的发展方向。作为普通护士，要管理患者及其相关人员，为服务对象制订护理计划，组织诊疗和护理措施的实施，以解决患者的健康问题，帮助患者作出决策并有效控制医疗花费，安排出院事宜等。

4．合作者和协调者（cooperator and coordinator） 现代护理学要求护士与服务对象、家庭以及其他健康专业人员紧密合作，以更好地满足人们的健康需求。在包括护士、医生、营养师和康复技师等人员组成的多学科小组中，大家要在一些方面达成共识，如患者的需求、治疗和康复方案以及所采取的具体方法等，并且相互配合和支持。更重要的是让患者及其家庭参与到诊治和护理过程中。患者所获得的照顾来自于各种不同的健康专业人员和非专业人员，护士作为协调者应指导、计划和组织好各种人员为患者提供服务。

5．患者利益的维护者（vindicator of clients' benefits） 患者在住院前、住院中和出院后会接触许多健康服务者，作为患者利益的维护者或称代言人，护士有责任帮助患者理解从其他健康服务者那里获得的信息，并补充需要的信息，以协助其作出有关决定。同时，护士有保护患者的利益和权利不受损害的责任。

（二）教育者

1．评估者与计划者（assessor and planner） 护理教师主要是评估临床教学环境、观察学生对临床教学的态度及在临床中的表现，并对学生的期望和标准进行评定，公平地评估每一位学生。临床教师还要观察患者，了解他们的情况，并与周围医务人员讨论、协商，对一些可能出现的问题做好周密计划。作为计划者，临床教师要评估学生的准备情况，尽量为每一位学生提供学习机会。在做计划评价时，承认学生做出的努力，以维护学生的自尊并树立其自信心，并为进一步的提高提供建议。

2．促进者和支持者（encourager and supporter） 临床教师作为学生学习的促进者，一方面要督促学生在实践中体现理论的指导，另一方面又要鼓励学生自学，为其提供资源。教师不仅要鼓励学生的创造天性，赏识其独立性的操作技能，而且要注意激发学生的创造力，不要擅作主张，忽视学生的意图和期望。作为支持者，要鼓励学生澄清他们的学习要求，帮助学生明确所关注的事情，提供一些减轻他们临床学习压力的方法，同时发展他们独立解决问题的技巧等。

3．咨询者和技术顾问（inquirer and counselor） 作为咨询者，临床教师运用沟通技巧和熟练的教学方法，鼓励学生在临床与照顾对象交流时勇于发现问题，积极提问，讨论其感受和承受的压力，以及学生在处理具体问题时遇到的困难，然后为学生提供相应的知识和解决问题的方法，帮助其选择最佳的解决方案。具体做法可以有：刺激学生认识，并分析他们每天遇到的问题；鼓励学生记录他们的想象与现实的不同；对学生提出的问题进行计划和合作讨论；为讨论具体操作的意义提供便利。

如学生在与孕妇交流和为其宣教时出现了某些困难，临床教师鼓励学生发现自身知识和方法的不足之处，然后为学生提供相关的保健知识咨询，以及采取更好的沟通技巧等。临床教师为学生提供咨询的同时，也在承担着顾问的角色。作为技术顾问，临床教师也为其他工作人员和学校教师提供技术信息和指导。

4．研究者和改革者（researcher and reformer） 用科学研究的方法解决护理实践（特别是理论与实践的结合）、护理教育、护理管理、护理伦理等各个领域的问题是护士的职责，同样也是临床教师的一种角色功能。教师要与学生建立合作关系，刺激他们的需求并提倡发掘知识。同时还要勇于改革，在实践中通过应用和检验护理研究成果等方法，不断改革护理服务方式。引进一些新的方法评价学生的个人能力，拓展学生个体的智力水平和实践能力，进行更高标准的考核。

临床教师与其他教师最大的区别在于其必须参与到学生的实践中去。当然，临床教师可以是一个观察者，注意观察学生的表现以便于以后进一步进行讨论和评价；但是更常见的是临床教师需要参加到实践中去照顾患者或服务对象，与他们进行交谈并对他们进行教育，通过榜样作用对学生进行引导。同时，教师在学生和护理对象之间还可以起到缓解矛盾、避免尴尬情况的作用。

临床教师应该关心教育心理学和认知科学研究的新进展，通过运用认知、学习、记忆及动机等方面的知识来评价新的研究，并尝试应用新的教学方法。需要引起重视的是临床教师在课程设置发展方面所起的作用。课程内容是临床实践的基础，临床教师应积极地评价课程设置，使之与学生的需要同步；同时还可以通过临床护理研究来完善课程设置、发展新的教学方法、提高教学质量。

临床教师面对临床多个专业领域，而他又不可能成为临床所有专业领域的专家，因而他们面临巨大的压力。同时，临床教学具有更大的机动性和教学方法的多样性，教学活动中还会遇到他人的干扰，如患者、家属或其他工作人员等，这些都对临床教师的协调能力提出了很大的挑战，客观上对他们造成了更大的压力。

二、临床教师的选择

临床教师作为护理教学工作中重要的一员，必须满足一定的条件和要求，才能保证临床教学的质量。一般对临床教师有如下要求：

1．**个人素质**　临床教学老师应该符合大学老师的基本要求。首先要有渊博的专业知识和文化科学知识，除要精通本学科的基础理论、专业知识、专业技术外，还必须有较广博的文化修养。其次，要懂得教育科学规律，学会教育技巧，更好地调动学生的积极性、主动性和创造性，激发学生的求知欲。再次，临床教师要勇于探索，富于进取精神和学术上的开创力，同时加强高校与社会的联系。最后，要有高尚的道德品质、良好的医德医风，做学生的楷模。

2．**知识结构**　包括临床教师的基础医学和护理专业知识、文化科学知识和教育学、心理学知识等。临床教师的专业知识必须精深，不仅掌握和理解临床教学大纲的要求，而且要远远超出它的范围。随着现代医学模式的转变，临床教师在具有一定专业、学科知识的前提下，还应该具有广博的基础文化和科学知识。另外，教育学和心理学的知识对提高教学效果也具有重要作用。

3．**能力结构**　临床教师的能力结构是指运用知识的能力，包括教学能力、自学能力、研究能力、思维能力、表达能力、应急能力和组织管理能力等。在组织教学中，能做到理论联系实际，抓住重点和难点，深入浅出地传授知识和技能，根据制订的教学大纲和目标，组织实施教学活动。在组织教学中还要注意结合临床具体情况，进行教学改革，树立符合时代要求的教育观念。

4．**职业道德**　临床教师要热爱本专业的教育工作，热爱学生，关心学生的成长，具有良好的职业道德，乐于助人，为人师表，以身作则。在工作中具有高度的责任心，严于律己，关心体贴服务对象的疾苦，耐心细致地根据学生的具体情况，因材施教，做到既教书又育人。

第五节　临床教学常用方法

临床教学与课堂教学有很大的区别，临床教学很少采用说教式，大部分是以教师与学生一对一或小组的形式进行的。在这种场合，学生与教师之间建立起良好关系是就非常重要，因为工作的需要，他们之间有大量的密切接触和相互合作。在临床，学生在通常情况下会受到一定程度的监督，而监督本身就具有应激性，特别是对于初到临床的学生就更为强烈，这是很难避免的问题，教师要尽量体现出对他们的关心、理解和帮助，从而有利于学生完成学习任务。

在临床教学中，教师需要持续注意学生之间的积极性、理解能力及操作技能等存在的个体差异，当然也受到学生在其他科室学习时间和经历的影响。教师必须接受这一差别，并针对不同的学生采取相应的教学方法，同时还必须允许学习比较慢的学生需要更多的时间完成护理工作。教师应注意这些学生也像其他人一样渴望能够胜任工作，能够有机会进行尝试并做出决定。

临床教学存在一些特殊的困难。困难之一是教师为完成教学目的通常需要仔细地判断是否需要征得患者的同意。在某些情况下征求患者同意的方式并不合适，因而要求教师在接近患者之前必须向护士长详细地咨询，以确保患者的配合。另一个困难是，当患者询问自己的病情时应该告诉他多少信息。教师最好在解答提问时，注意评估患者的承受能力和对自身疾病的了解程度，从而决定哪些信息可以告诉患者，而哪些是要向患者保密的。再一个困难是，满足患者护理的需要与学生增加经验的需要之间常常会存在一定的矛盾。护理教师既要满足教学的目标，同时又要考虑临床的具体情况，其责任是努力试图使两者相对平衡。

根据临床教学的特点，护理专业临床教学常用以下教学方法：

一、带教制

带教制是一种常用的个体化的临床教学方法。一般是一个教师带一个或几个学生，学生在每天的临床实践中与一个角色榜样共同工作。临床教师的高质量监督是学生巩固知识、发展专业技能的基础。带教制充分体现了"以学生为主体，教师为主导"的教学模式，是一种行之有效的方法。

带教制的组织方法主要是教师在学生进入临床前，根据教学大纲和学生多少选择合适的教具和护理服务实践对象。学生进入学习环境以后，由带教老师组织学生参观或进行操作练习。此时，教师可以采取"一看二练三放手"的方式逐步指导学生进行护理操作。

在带教制中，学生还可以采用表格方式评价老师的带教过程，当然，教师也要明确表格中涉及的内容，以便作出表率。表5-1是利用Keller的四个主要的动机维度设计的学习动机激发技巧，供参考。

表5-1　学习动机激发技巧

技巧	如何运用	出现频度
吸引学生的注意力		
表现出对主题的兴趣[1]		
激发好奇心		
积极促进方式		
语言幽默引导学生		
使用有关[2]的教学手段		
制约学生的兴趣		
挑战他们的成功		
让学生感到自身的价值并不断得到奖励		
刺激学生的期望[3]		
激发他们的信心		
着重正性期望		
制订成功完成某项操作的标准		
为学生的成功创造机会		
增加满意度[4]		
为有意义的实践操作提供奖励		
即使实践操作不成功，也会得到某种程度的肯定		

①兴趣是指学习者的好奇是否被激发起来，这种好奇将持续多久；②有关是指学习者获得了能满足自身需要或达到自身目的的指导；③期望指学习者获得成功的最大可能或他们能在自身的控制下得到成功；④满意度指学习者的内在动机或他们的反应得到外在的奖励

带教制作为一种临床教学方法，其特点在于这种经历有助于增进教师的知识和技能；教师发挥了自身价值，感到被需要并受尊敬，增加他们工作的满意度；改善师生间的人际关系等。同时对学生也有相当的益处：学生同一位合格的临床带教老师一起工作可以获得许多有价值的帮助；带教老师能够为学生选择最适合的服务对象，并通过照顾这样的患者达到学习目标；而且在带教老师的监护下，避免工作中的失误，杜绝差错事故给患者造成的损失；在老师的指导下，结合服务对象的特点，可以进行一些专题研究，在实践中锻炼自己的科研和创新能力。

当然，带教制也会给临床教师带来一定的压力。压力一方面来源于重复的带教过程及额外花费的时间、精力，例如带教老师需要指导学生的护理实践，同时要解答学生的问题并为学生的行为负责；另一方面，带教老师与学生之间的性格及教育背景的不同也可以造成压力，例如一个本科毕业的带教老师指导一个中专护士学生或者相反的情况；此外，压力还可以来源于对学生进行评价的过程以及遇到表现差的学生等。另外，缺少有效的奖励机制，也会使带教老师丧失积极性。为了保证带教制的质量，必须遵循带教老师的选择原则来遴选临床教师，同时，要重视为带教老师提供必要的培训机会。

采用带教制时应注意教学医院与学校的密切配合，注意良好的沟通，建立相互信任和尊重的关系。学校教师也可以定期邀请临床带教老师、学生以及其他参与教学的人员举行座谈会，讨论带教过程中存在的问题，共同商讨解决问题的具体办法。

二、实习前、后讨论会

实习前、后讨论会是现今护理临床教学中较普遍运用的方法。此种教学方法可以极大地发挥临床实践基地的作用，是学生获得临床学习经验的重要组成部分。

实习前讨论会一般需要半小时，然后是与患者的交流和执行护理操作，最后是半小时的实习后讨论会。

实习前讨论会上，教师要明确并澄清实习目的、安排实习的理由和学生实习的内容及希望达到的目标。通常，临床老师在实习前一天选择患者，校内老师和临床老师共同备课，教师在见习前一天或当天的见习前向学生说明实习安排。教师通过提问或参加学生课堂学习的方式评估学生对护理问题的理解程度、观察问题的能力，从而获得足够的信息，以便更好地组织教学。作为临床教师，需要注意指出学生对某些问题理解的偏差和不可行的地方，还要结合临床具体情况，必要时可以对教学案例做临时调整，以保证教学计划的落实。

实习后讨论会可给每位学生提供一个重新认识分析自我的机会。在评价当天实施护理活动的有效性、分享学习成果的同时，通过其他成员的帮助，获得建议，解决疑问。实习后讨论会应由学生自己主持，老师只是承担顾问的角色，在整体上控制会议的进展，激发学生的思维，反馈信息，同时做总结性发言。教师要注意尽量让每个学生都有参与机会。学生通过实习后讨论会，逐渐变得可以主持、组织小组会议，个人专业思想和技能逐渐得到进步和发展，也促进了个人的成长和逐渐成熟。

所以临床实习前、后讨论会并不是学生实习的附属部分，而是完整临床教学的重要组成部分之一。它不仅为学生提供了将理论与护理实践结合的一个途径，而且为他们提供了参与实践活动、主持小组会议和锻炼技能操作的机会。通过自己做，获得经验，使学习得到了很好的强化。

三、临床查房

临床查房是临床工作中为了提高医疗护理质量及临床教学水平而采取的一种较好的教学方式，是为了提高学生的认识能力而采取的一种加深学生对某个问题认识的教学方法。它实质上是一种内容比较充实的、为了学生学习目的而设计的、由多位有临床经验的临床教师共同参与的学习会议。通过临床查房，学生可以记录查房的过程、查房解决的主要问题，提问自己不明确的问题，以及查房教师在处理患者疑问时采取的方法，从而为自己以后的工作提供借鉴和指导。

临床查房有医疗查房和护理查房。学生通过参加医疗查房可以知道患者所用的治疗方案和存在的医疗问题，以及整个的治疗计划，了解医疗小组在患者照顾中所扮演的角色，从而更加理解自身工作的性质和范畴，同时也可减少医护不一致的矛盾。而护理查房可以帮助实习学生明确患者的护理问题和应采取的护理措施，以及针对此类患者制订护理计划的方法。同时每位学生还可以向查房教师学习处理护理问题的步骤、手段，以及工作技巧的运用等。

学生在参加查房时应避免用一张纸作记录的方式，因为它们很容易被丢失，从而使患者本身或其他人读到这些应该保密的细节。在查房结束时，查房教师对一些特殊的问题作进一步的讨论、解释和总结是十分必要的，这样才能帮助学生学习到真正的知识。

四、专题报告及研讨会

专题报告及研讨会是指对于临床护理发展的新概念、新理论、新方法、新技术等进行专题讲座和研讨，以期引入新知识，拓宽学生的眼界，开阔学生思路，提高学生能力。

专题报告及研讨会的过程类似于组织一个会议。首先要依据专题内容和研讨的项目制订一份详尽的计划，选择合适的地点，报告人做好报告材料和讨论稿。然后组织专题报告，鼓励学生积极参与和记录，最后作出一个总结。理想的情况下应该邀请所有的病房护理人员参加护理研讨会，对某一个或某几个患者的护理进行全面的讨论和评价。如当实行责任制护理时，每个护士都要解释他所负责患者的情况，护士长和其他护士就患者病情的特殊方面提出疑问，大家共同进行讨论，以一种轻松愉快的气氛鼓励大家学习是很好的研讨会形式。病房专题报告及研讨会为学生和临床护士提供了一个良好的相互学习的机会，同时还可以锻炼大家在公众面前充分展现自己的能力和在同事面前报告的信心。

专题报告与研讨会的主要特点是新颖，学生可以了解许多前沿的专业知识，并可以对临床实习进行评判性分析，为自己以后的工作或学习提供参考。

在组织专题报告或讨论会时，要注意激发实习学生的热情，促进大家积极参与和思考。对于研讨中不能作出结论的内容，要鼓励学生的创新意识，并保证可以再次研讨等。

五、其他临床教学方法

除以上方法外，临床教学中还有一些较常用的技巧可以帮助学生达到较好的学习目的。如临床学习项目、模拟教学、个案研究、病房交班报告、科研课题等。

1. **临床学习项目**　临床学习项目是指在临床护理工作中建立的为促进本科室或单位护理实习学生完成学习目标的项目。它的目的是给学生在实习期间提供一个系统的学习经历。临床学习项目应该是一个具体的计划，主要包括：①目的和目标，学生应该获得哪些知识和技能；②完成目标所用的技术，如小组教学报告、参观等；③项目评价，对学生和临床教学进行评价等。

2. **个案研究**　个案研究是对一个患者的健康问题进行全面的分析和研究，它比制订一个护理计划更深入、更具体。在采用个案研究方法教学时，教师把患者的临床病情摘要交给学生，这些内容为学生的护理实践提供了真实材料。学生根据资料制订出他们认为恰当的护理计划，然后再与真正实施的护理措施进行比较和讨论。个案研究法为学生提供了良好的机会，拓展了知识面，发展了解决问题的技能，促进了评判性思维，培养了决策能力，增强了书写的逻辑性等。教师组织个案研究时，最好避免利用模拟的病例，因为学生经常会问"这些病例是真实的吗？"如果答案是否定的，就会导致他们失去学习兴趣，而且也将意味着在学习结束时没有真实病例依据可比较。

3. **病房交班报告**　这是病房日常管理的一部分，每个实习学生均会遇到。虽然各个病房之间的报告形式有很大差异，但都包括"互动性"的报告方式，即报告内容是由病房全体工作人员共同参与和讨论形成的。这种方式可以帮助学生熟悉整个病房的情况，掌握书写报告的方式，指导工作和实践。

4. 科研课题 是指应用一个小的科研项目，通过对一定范围内不同患者的研究来检验护理工作的某些方面。例如研究减少压疮的护理措施等。在我国护理本科生的教育中，一般是在毕业前的专题训练中，安排学生参与研究某一个课题，这种方法不仅能够锻炼学生的科研和创新能力，而且能够促使学生对某些问题进行深入的思索。

小 结

1. 临床教学是指帮助学生将既往学到的基础知识与有关临床诊断、治疗、护理技能相结合，使学生将理论知识应用于临床实践，获得进入相关健康保健系统和继续教育所必需的专业技能、态度和行为。临床教学内容包括临床理论教学、临床见习和毕业实习。

2. 临床教学的特征：

（1）以患者为中心开展教学活动。

（2）可能因患者突然的情绪或病情变化而无法按照原来的教学计划组织教学，教学准备相对困难。

（3）需要涉及伦理问题，应注意保护性医疗制度。

（4）师生关系和采用不同的教学方法会影响教学效果。

3. 临床教学环境的组成主要包括临床护理人员、临床指导教师、其他专业人员、辅助人员、实习学生、服务对象、护理模式、教育资源、教育机会和物理环境 10 个要素。

4. 良好教学环境的基本特征：

（1）由健康权威机构认可并能够满足临床教学需要。

（2）教学与护理实践之间应具有稳定而成功的合作关系。

（3）具备良好的学习氛围。

（4）教师和学生的比例恰当。

5. 临床教学的常用方法主要有带教制、实习讨论会、临床查房、专题报告及研讨会、个案研究、科研课题及病房交班报告等多种形式和手段。

6. 带教制充分体现了"以学生为主体，教师为主导"的教学模式，其特点是有助于增进教师的知识和技能，使教师感到被需要并受尊敬，增加工作的满意度。带教老师能够为学生选择最适合的服务对象，而且学生在带教老师的监护下，避免差错事故发生。在老师的指导下可以进行专题研究，锻炼学生的科研和创新能力。

思考题

1. 请分析课堂教学与临床教学的主要区别。

2. 请分析临床教师的态度和行为对学生学习有哪些影响。

3. 临床带教中可以采用哪些技巧来激励实习生的学习动机？

（孙宏玉 牟绍玉 杨 颖）

第六章　教育评估与评价在护理教育中的应用

学习目标••••••••

通过本章内容的学习，学生应能够：

◎ **识记**

1．说出教育评价的过程和内容。

2．阐述护生临床能力评估的内容、方法和影响因素。

◎ **理解**

1．用自己的语言正确解释下列概念：

教育测量　教育评估　教育评价　诊断性评估　形成性评估　总结性评估　试卷难度

试卷信度　试卷效度　试卷区分度

2．比较各种教育评价模式的不同点。

3．分析比较主客观试题的编制特点及优缺点。

◎ **运用**

1．编制各种类型的试卷试题。

2．进行试卷质量分析。

教育评估与评价是教育工作中的一个重要环节。通过正确的评估与评价，不仅可以了解和判断教育的质量，同时能为后续的教育活动提供反馈。因此，了解教育评估与评价的相关概念、过程和内容，掌握正确的评估与评价方法，对于护理教师更好地开展教学活动是十分必要的。

第一节　概　述

一、相关概念

（一）测量、评估与评价

1．**测量**（measurement）　测量是根据一定的规则，对事物进行量的测定。它是一个数量化的过程，即给人、事物或现象的某种特性打分或计数。如测量人体的身高、体重、体温、呼吸、脉搏、血压等，测量时需要一定的测量工具或测量方法和标准。测量可以提供具体的数值结果，帮助了解某一方面的信息或状况。

2．**评价**（evaluation）　评价是对人或事物的价值作出判断，是通过系统地收集资料对评价对象的质量、水平、效益及社会意义进行价值判断的过程。如评选优秀学生，不仅要了解学生在校期间各门课程的学习成绩或考试成绩，还要全面收集学生课堂学习、第二课堂学习、临床学习、社团活动、竞赛获奖、各种任职、思想品德表现、身体素质等全方位的情况，同时也要征询同学、老师、临床带教老师等对该生的评语和反馈，在此基础上再依据学校评优的标准来判断该生是否达到优秀学生的要求。在这个评价的过程中，学生学业成绩的测量是很重要的一个方面。除了获取这些量性资料信息外，质性的一些信息资料，如师生的意见也是很重要的评价基础。

3．**评估**（assessment）　评估是对人或事物的价值做出考量与估价，其具有笼统性，带有一定的预测性质。事实上，在具体使用时，评估与评价两者之间并没有十分严格的界限。

由此可见，测量的本质是事实判断，它是以客体的本质和规律为对象，探讨客体"是怎样的""是什么"，了解事物的现象、本质和规律等属性；而评估与评价的本质是价值判断，它突出价值观，充分重视对问题的分析和评判。价值判断是以客体与主体需要的关系为对象，探讨客体的价值属性，并以认识、情感、意志等多种形式的综合来反映客体与主体需要的关系，而价值判断标准又可以是多方面的。例如测出某人的身高是 1.90 米，这是测量；而根据身高测量结果，可以说"此人个子很高"，这就是评价。从中可以看出，事实判断是价值判断的基础，只有在弄清事实的基础上才可能作出合理的价值选择。所以说，测量是评估与评价的一种很重要的工具和手段，是基础和前提。在评估评价的过程中，除了测量结果这一主要依据之外，还需要通过一些非测量的方式来对某对象进行质的记述，两者相结合来进行最终的价值判断。

（二）教育测量、教育评估与教育评价

1．**教育测量**（educational measurement）　是指应用测量手段对教育领域内事物的属性进行量的测定，如对教育投入、教育过程、教育结果等依据一定的法则（标准）用数值来进行描述。它注重量化，是一种赋值的过程。

2．**教育评价**（educational evaluation）　是指在系统全面地搜集、整理教育信息的基础上，运用科学的方法对教育活动的价值进行综合分析判断的过程。

3．**教育评估**（educational assessment）　是指通过系统地收集相关资料信息，并进行综合分析比较，来鉴定教育活动是否达到预期的、理想的教育目标。因此，教育评估活动具有一定的目的性，且由于评估目的不同而使教育评估有不同的实施主体。

教育测量与教育评估、教育评价之间有着十分密切的关系。教育测量可以对教育活动的许多方面进行测定，如学生的学习成绩、体质状况，课时数、教育经费、软硬件建设、毕业生流向等。这些测量结果是教育评估和评价的主要信息来源，如果没有教育测量，教育评价将会失去作价值判断的重要依据，也就无从谈起评价的科学性和准确性。此外，教育评估和评价除了依靠教育测量所获得的量性资料外，还可以通过座谈、问卷、实地考察等其他多种途径来全面真实地了解教育领域中的各种环节和要素，如教育活动实际参与者的想法、具体实际的教育活动形式和教育效果、教育理念和方针的贯彻落实情况等，而这些非量化的质性信息资料对于教育评价结果同样起到很重要的作用。在综合各种信息的基础上，评价者依据一定的评价标准或者评估指标和内容，对评价对象做出价值判断，包括不合格、合格、良好、优秀等价值评判。

二、教育评估和评价的发展

（一）西方教育评估和评价的发展

西方教育评估和评价的发展主要经历了萌芽、形成和发展三个阶段。

1．**萌芽期**（19 世纪中叶—20 世纪 30 年代）　这个时期，针对如何提高学生能力测验的客观性，许多学者开始致力于研究和开发客观化、标准化和数量化的测验工具，包括学力测

验、智力测验和人格测验。从 1909 年桑代克发表《书法量表》开始到 1930 年，教育测量运动得到了快速发展，标准化的心理测量和标准学力测验有 3000 多种。但是，随着教育测量活动的不断深入，人们也开始认识到教育测验的局限性和不足，如测验只注重客观的信度而不足以说明效度；测验只能作某些方面的测定，对于学生全面的人格和学习情况无法全面了解；容易培养个人主义和被动式的学习态度等。

2．**形成期**（20 世纪 30—50 年代） 从 20 世纪 30 年代开始，西方教育界开始对教育测验进行批判并进行教育改革。最著名的就是美国进步主义教育协会进行的一项历时 8 年的课程内容改革的实验研究。为了评价这个研究的成果，组成了以泰勒为领导的评价委员会。通过研究，泰勒和他的同事们发表了《史密斯 - 泰勒报告》，正式提出了教育评价的概念以及教育评价的原则和方法，将之称为"泰勒模式"。泰勒模式的提出对教育评价工作的发展产生了深远的影响和重要的作用。

知识拓展

八年研究

八年研究（Eight-Year Study）是由美国进步主义教育协会在 1933—1940 年开展的一项由中学和大学共同参与的有关课程改革的教育实验研究，因历时 8 年，称为"八年研究"。"八年研究"结束时，以泰勒为首的评价委员会对"八年研究"的结果进行了评价。"八年研究"不仅对美国大学入学要求和中学课程产生了深远的影响，而且极大地促进了教育评估和课程理论研究的发展。

3．**发展期**（20 世纪 50 年代至今） 随着教育评价工作的进一步展开，一些学者开始对当时占据主导地位的泰勒模式提出异议，认为教育评价仅仅以教育目标为中心和依据是不够的；提出教育评价还要关注一些非预期的教育效果等。在学术观点的争鸣中，许多新的教育评价模式相继产生，如"CIPP 评价模式""目标游离模式""应答模式"等，大大地促进了教育评价思想和理论的发展，把西方教育评价运动推向了一个新的专业化发展阶段。

（二）我国教育评估和评价的发展

教育评价运动在我国具有悠久的历史。我国古代的考选制度，尤其是科举考试制度，是世界上较早的考试和评价选拔人才制度。1905 年在废除长达 1300 多年的封建科举制度之后，西方的教育测验思想和方法传入我国并促发了教育测量运动。但在 20 世纪 30 年代以后，由于历史原因，我国的教育测量与评价工作一直中断。20 世纪 70 年代末，教育评估和评价工作才开始逐步恢复和发展。随着教育改革的深入，教育评估和评价的作用和地位已越来越受到广大教育者的重视。1984 年我国正式参加了国际教育成就评价协会（International Association for Evaluation of Educational Achievement，IEA）；1985 年 6 月教育部召开了第一次全国性的教育评价研讨会，标志我国教育评价研究和实践的真正开始。目前，国家的教育评估和评价工作已进入正规化的发展，建立和形成了具有中国特色的教育评价制度和实践模式，包括颁布了一系列教育评估规定，成立了各级各类教育评估组织和学术团体，创办有关教育评价的专业性期刊以及开展相关的学术交流活动等。

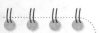

国际教育成就评价协会

国际教育成就评价协会（IEA）是非官方的国际教育研究机构，于20世纪50年代末建立，总部设在瑞典斯德哥尔摩，有40多个国家和地区参加。主要职能包括组织全球性的跨国家、跨地区的教育研究合作；利用现代化的调查和科学研究技术，在国际范围内开展各类教育项目的评价研究和比较研究；资助和推动发展中国家的教育科学研究工作。1984年8月，在新加坡召开的IEA第25届全体代表大会上，接纳中国中央教育科学研究所为协会团体会员。

三、教育评估与评价在护理教育中的意义

随着我国护理教育事业的全面快速发展，如何合理评估护理教育发展成效、科学有效地评价护理院校教育水平和人才培养质量，是当前继续深化护理教育改革和大力推进可持续发展过程中所面临的一项重要任务。因此从我国护理教育实际情况和未来发展需求出发，建立体现专业特色的教育评估和评价标准、指标体系、评价方法等完善的制度，可以帮助正确客观地把握护理教育发展的现状，查找分析存在的问题和原因，为今后发展指引努力和改进的方向，使护理教育事业稳步、有序、规范地向前推进。通过教育评估和评价，可以了解不同护理院校的教育理念、办学水平、办学条件和发展潜力等，并根据一定的标准对其教育资质和教育质量等进行科学的评定。当然，教育评估和评价工作还会对护理院校，包括护理教师和学生，产生一定的激励和压力作用，使教与学的行为不断接近目标和标准，更好地促进教学质量的全面提升。

第二节　教育评估

教育评估是教育系统工作中不可缺少的重要部分。当前，我国的护理教育事业迅速蓬勃发展。在这个过程中，教育评估扮演教育质量保证的"把门人"角色，发挥鉴定、诊断、导向、激励和监督的作用。教育评估所涉及的内容广泛、形式多样、评估目的和要求也往往不一，构成了不同种类的教育评估。如根据评估对象层次分类，可以将教育评估分为专科教育评估、本科教育评估、研究生教育评估；根据院校分类，可将评估分为中等职业学校评估、高职高专院校评估、普通高等本科院校评估。了解和掌握这些评估种类的分类方法和各自特点，有利于在教育评估中采取科学的评估方法，有针对性地收集和获得真实和有价值的教育资料和信息，从而做出正确客观的评估结论，达到良好的预期评估效果。

一、教育评估的分类

（一）内部评估和外部评估

根据评估过程中主体、客体关系可将评估分为内部评估（internal assessment）和外部评估（external assessment）。内部评估往往指评估对象对自身的评估，如教师、学生本人对自己的评估，学校或院系自行组织的自我评估，它可作为评估对象自我管理、自我约束、自我监督、自我改善和提高的一种重要手段，容易形成比较稳定持续的评估机制。外部评估是评估对象以

外的主体对客体进行的评估，即政府部门和社会组织的教育评估，如普通高等学校本科教学工作水平评估、全国学科（专业）排名评估等。

知识拓展

普通高等学校本科教学评估

为落实《国家中长期教育改革和发展规划纲要（2010—2020 年）》，教育部于 2011 年提出了普通高等学校本科教学评估工作的意见，包括意义目的、制度体系、主要内容与基本形式、组织管理四大方面。该意见强调应建立健全以学校自我评估为基础，以院校评估、专业认证及评估、国际评估和教学基本状态数据常态监测为主要内容，政府、学校、专门机构和社会多元评价相结合，与中国特色现代高等教育体系相适应的教学评估制度。

教高 [2011]9 号

教育部关于普通高等学校本科教学评估工作的意见

（二）定量评估和定性评估

定量评估（quantitative assessment）是指采用定量计算方法，对评估的内容进行统计分析等数量化的过程。而定性评估（qualitative assessment）则是采用描述性语言对评估对象"质"的特性、程度、状态和性质等非量化的资料进行收集、整理和分析的过程。定量评估的优点是客观公正、清楚明了，可相互比较，但对复杂现象或情况无法进行系统地描述，需要借助定性评估的手段来综合评定。定性评估的优点是能比较全面深入地收集相关资料，不足是会带有一定的主观性，容易影响评的信度。因此，定量评估与定性评估相结合，两者相互补充的综合评估模式是未来教育评估的发展趋势。

（三）诊断性评估、形成性评估和总结性评估

根据评估的目的不同，可将教育评估分为诊断性评估（diagnostic assessment）、形成性评估（formative assessment）和总结性评估（summative assessment）。诊断性评估是指在教育活动之前所作的评估，其目的是确定被评估对象是否具备开展相关教育活动的条件和能力，为后续教育教学活动方案的设计和实施提供依据。如某课程开课前的分班考试，可将不同水平层次的学生安排在不同的教学小组，以便进行更有针对性的教学。形成性评估是指在教育活动运行过程中随时进行评估，评估直接指向正在进行的教育教学活动，是一种基于过程的动态评估。其评估目的是了解和掌握教育教学过程中的情况，以便及时调整，促进教育教学活动的持续改进和完善，从而确保教育目标的实现，如随堂小测验、教学督导等。总结性评估是指教育教学活动的某一阶段终结时，对评估对象的总体状态和所取得的阶段效果进行的评估。其主要评估教育教学活动的结果，以此来检验教育教学活动达到教育目标的程度，并对其质量水平做出价值判断。如护理本科学生的毕业评估，通过毕业论文答辩、专业综合考试、临床技能考评等方面来最终评定学生是否已经达到了规定的毕业要求。

二、有效评估的标准

教育评估应力求客观、准确、符合评估目的和实际的评估标准体系。教育评估的科学性体现在：评估符合事实、符合逻辑、符合规范、符合目的。无论所运用的评估是何种类型或是基于什么目的，任何有效的评估都需要符合一定的标准。一般从以下几个方面判断一项评估的科学性和实用性。

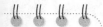

（一）真实性

真实性（validity）又称效度，是指评估的有效性，即一个评估的结果与要评估的属性之间相符合的程度，也就是指一项评估实际上达到了多少它应该达到的目的。效度一般可分为三大类：内容效度、结构效度和效度标准关联效度。它是评估中最重要的一个方面。例如，需要评估护理学生的实际操作能力，如果采用笔答试卷的方式去考评，显然是不合适的，因为该考核结果无法真实地反映学生实践技能操作水平。真实性所代表的是一种程度概念，其有效性总是与评估的特殊目的、功能、范围相适应的。

（二）可靠性

可靠性（reliability）又称信度，它反映评估的稳定性，代表所得到资料的稳定程度。它是指一项评估对评估对象前后测量的一致性程度，即它不受偶然因素干扰的程度，在相同的条件下，评估工具多次对同一组对象评估的结果或所得到的资料相同的程度。一般可用两次考核结果的相关系数来描述信度的高低，也称为信度系数。在教育评估中，评估工具的信度系数一般应在 0.90 以上。

（三）区别性

区别性（discrimination）又称区分度，是指评估对评估对象反映水平的区分程度和鉴别能力。一般通过评估结果获得的信息资料与整个评估总结果之间的相关系数表示评估的区分度。如对护理学生的专业知识考核，如果试卷题目的区分度较高，就说明该考核对于知识掌握好的和差的学生具有较好的区分和鉴别能力。

（四）实用性

实用性（practicality）又称可行性。对于定量评估来说，评估方法应是简便易行的；对于定性评估来说，评估的内容应是可获得的且具有一定的评估参照标准。另外，评估的实施应不影响正常的教育教学工作，应充分考虑人力、物力、财力、时间及评估技术手段等多方面因素的影响，使评估目的和指导思想以教育目标为依据，切合实际，且评估方案切实可行，评估指标体系可测量或可操作。此外，评估结论要结合评估对象的实际情况，实事求是，有理有据。

三、常用的评估方法

（一）试卷编制概述

试卷的编制是实施考试的关键环节，高质量的试卷要求教学大纲符合率高（效度），教学内容覆盖率大（信度），考题题意清晰，数量适中，具有一定难度与区分度。

1. 试卷编制的步骤　包括：确定考试的目的和测量目标、设计测验蓝图（双向细目表，附表 6-1）、决定试卷时限、决定试卷测验类型、决定试题数量、决定计分方法、拟定试卷题目、实施考试、分析试题难度与区分度、筛选试题拼题、建立题库、鉴定试卷信度与效度、编制试卷量表、编写试卷使用说明。

2. 试卷编制的原则

（1）严格保密，不得泄题。

（2）根据考试目的设计题型。

（3）根据考试时间、试题内容、题型、难度及考生特点，确定题量。

（4）以教学大纲为依据编制试题，一般不可超纲。

（5）制订试题测验蓝图，保证教学大纲的覆盖率。

（6）确保试题具有一定的区分度，根据考试目的确定其难易度。

（7）试题问题明确，不可有暗示性用语，答案准确。

（8）试题的实施和评分方便易行。

（9）设计试卷的副本。

（二）主观性试题的编制

主观题（subjective item）又称自由应答型题。这类试题用于测量较高层次的认知目标，如综合、分析等，对学生的思维逻辑性与条理性、文字表达能力、分析问题与解决问题的能力有较高的要求和较好的检查效果。主观题易于编制，但一次考试题量有限，知识覆盖面小，评分易受到主观因素的影响。最常使用的一种形式是论述题。

1．论述题概述　论述题的最大的特点是考生可根据问题自由作答。若对学生作答不加限制，可测量考生的综合评价能力；若对考生作答予以一定的限制，可测量考生的理解、应用和分析能力。该题型有利于促使学生重视对教学内容进行综合与评价能力的学习，也有利于增进学生的写作和表达能力。

例1：长期卧床对患者的呼吸系统、心血管系统、肌肉骨骼系统及排泄系统将产生什么样的影响？

在设计论述题时，需注意：①题意需清楚明确，使考生能切实理解提问；②教材中若有系统陈述的论题，不宜用该题型进行考核；③每题给出作答时间和字数的参考值，便于考生合理安排；④尽可能不设选答题，保证考生成绩具有可比性。

2．论述题试卷的评价　论述题试卷的分数表明了学生所能达到的程度，其评分系统有两种——绝对评分法和相对评分法。

（1）绝对评分法：在运用绝对评分系统时，常采用分析法。在制订标准答案时，依据教学目标，确定内容的重要性，并在赋分时体现出来，即学习目标所强调的内容，其重要程度高，所占分数比例大。这种方法的优点在于，由于已给出标准答案，只要评分客观，其结果比较可靠。

（2）相对评分法：在运用相对评分系统时，常采用综合法。综合法同样要求有标准答案，但只作为一种比较的标准。分数不以百分制计，而以"非常好、好、一般、一般偏下、不好"的等级来计分。每一等级需选出一份典型的答卷做样本，阅卷人按照样本将评卷归入不同的等级。再重复上述过程，以增加分类的准确性。这种评分方法比分析法节时省力。

在评阅完试卷后，还应给出试卷的反馈意见，以供学生参考。

知识拓展

避免阅卷过程中的"光环效应"

光环效应（halo effect），也称晕轮效应，由美国心理学家凯利提出。他用月晕的光学原理形容生活中的一个普遍现象：当一个人对另一个人的某些主要品质有了良好的印象后，就会认为这人一切都好，而其他缺点就会隐退到光环背后视而不见。在对论述题的评阅过程中，教师会因为学生前面答题好，而对最后回答不好的题目放松扣分标准。"光环效应"会导致试卷评分不客观真实，需努力克服。

（三）客观性试题的编制

客观题（objective item）又称固定应答型试题，适用于测量知识、理解、应用、分析等层次的认知目标，不适于测量综合、评价等高层次认知目标。在有限的测验时间内，可包含足够数量的客观题，保证考试内容的覆盖率。客观题在编制时已给出答案，评分客观、准确，可采用计算机阅卷，且可形成题库，供反复使用。但客观题编制需要专门的技巧，考生的答题有猜对的概率，需与其他题型配合使用。常用的客观性试题有以下几种：

1．**选择题**　选择题的类型有多种，护理教育测量常用的有单项选择题（A 型题、B 型题）和多项选择题（X 型题）。

（1）单项选择题

1）A 型题：在备选答案中只有一个是正确的或最佳答案供选择。

例 2：贮存红细胞悬液的血库冰箱温度应为（　　）

　　　　A．−20℃　　　　　　　　B．−4℃　　　　　　　　C．0℃

　　　　D．−10℃　　　　　　　　E．−15℃

2）B 型题：选项中由一组三个以上备选答案列于若干个题干前面，要求从备选答案中选出一个最佳答案。

例 3：

　　　　A．高热量饮食　　　　　　B．高蛋白质饮食　　　　　C．低蛋白质饮食

　　　　D．低脂肪饮食　　　　　　E．低盐饮食

① 严重贫血患者适宜的饮食为（　　）

② 急性肾炎患者适宜的饮食为（　　）

（2）多项选择题（X 型题）：从选项中可以选出一个以上的正确答案，或者选出错误答案，所以这种题型又称为反选择题。

例 4：护理专业教学采用的最基本、最普遍的教学组织形式是（　　）

　　　　A．课堂教学　　　　　　　B．小组教学　　　　　　　C．远程教学

　　　　D．个别教学　　　　　　　E．临床教学

在编制选择题时需注意：①题干应明确规定题意，措辞清楚准确；②选项在 4 个或以上，减少猜中的可能；③选项中文字表达尽量一致，且简短精炼；④不能对正确答案有提示；⑤适当安排干扰项，不仅与题干内容相关，且与其他选项相似，切实起到干扰作用；⑥选项的呈现应按逻辑顺序，或数字顺序排列，或随机排列。

2．**配对题**　包括两列内容，要求考生将 A 列中的陈述项与 B 列中的选择项配对。

例 5：

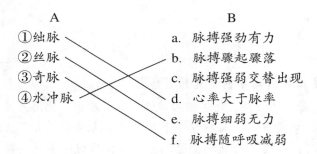

配对题常用于测试考生对专业名词的掌握以及明确事物之间的关系。编制配对题时需注意：①选择项要多于陈述项，以减少猜对的可能；②较长的陈述应作为陈述项。

3．**是非题**　要求考生对某一陈述做出是或非的判断。

例 6：测血压时，若被测手臂位置高于心脏水平，测得的血压值偏高。

　　　　A．是　　　　　　　B．否

编制是非题应注意：①题目意思明了，不可模棱两可、似是而非；②避免使用暗示性的用词，如"总是""经常"等；③正确和错误的题数大致相等，随机排列。

4．**填空题**　需要考生将题目中缺少的内容填入相应的空格内，使之完整、正确。

例 7：造成压疮的主要力学因素有＿＿＿＿＿＿＿、＿＿＿＿＿＿＿、＿＿＿＿＿＿＿。

填空题常用于测验对知识的记忆和理解的程度。编制时需注意：①考生填写的是重要的内

容和关键的词；②题目中空白处不能太多；③空白处线段长度一致，以免有暗示作用。

5．阅读理解题　该题型首先给考生一些资料，之后提出几个问题，让考生依据资料答题，可用来评估考生认知领域的水平，包括对相关资料的认识能力、归纳能力、运用原理的能力以及假设和推理的能力。

例8：患者，男，40岁，诊断为再生障碍性贫血。近几天连续输血，今晨患者继续输血，输入速度为100滴/分。在输血过程中，患者感到心慌、气促，并出现手足抽搐。检查：心率45次/分，血压70/50mmHg，心电图示Q-T间期延长。为防止上述输血反应发生，应采取什么措施？

（四）试卷质量的分析

主要通过难度、区分度、信度及效度等重要的量化指标进行评价。

1．试卷的难度（difficulty）　难度是指试卷的难易程度。难度指数用 P 表述。常用的难度计算方法主要是根据试题答对的百分比来估计，其公式为：

（1）客观试题：

$$P = \frac{R}{N}$$

其中 P 代表试题的难度；R 代表答对的人数；N 代表全体被测试人数。

（2）主观试题：

$$P = \frac{某题的总平均分}{该题的满分值}$$

P 越大，说明答对的人数越多，题目也就越容易；P 越小，说明答对的人数越少，题目越难。题目太难或太容易，试题就无法区分被测试对象之间的差别，同时测试的信度也很低；而难度适中的题目测试的信度较高。一般而言，难度 P 值在 $0.3 \sim 0.7$ 较为适宜，一份试卷所有试题难度指数的平均数最好在 0.5 左右，这样既可以反映考生得分的最大个体差异，又不至于使试题偏易或偏难。

2．试卷的效度（validity）　即有效性，指一次考核确能测量到的知识和能力的程度。常用内容效度和效标相关效度来表示。

（1）内容效度（content validity）：指一次考核是否测量到了具有代表性的教学内容。评价内容效度时，首先看试卷是否达到测量目标的要求；再看试题的知识覆盖面和学习水平层次是否达到考试蓝图的设计要求；还要看是否有偏题、怪题或过难过易的试题。内容效度不能用数量化的指标来反映考核内容的有效程度，而只能对考核内容进行逻辑分析和比较，故也称之为逻辑效度。

（2）效标相关效度（criterion related validity）：效标相关效度是以一次认为最有效的测验成绩作为效标，计算出本次测验成绩与效标之间的相关系数 γ。γ 的值在 $-1 \sim +1$，γ 为 $+1$ 表示正相关，γ 为 -1 表示负相关。常用的相关系数计算公式为：

$$\gamma_{xy} = \frac{\Sigma xy}{n \times \sigma x \times \sigma y}$$

其中 Σxy 是每个学生在 X 测验中的离均差（x）与在 Y 测验中的离均差（y）的乘积相加之和。n 为参与的学生数目。σx、σy 分别是 X 测验和 Y 测验的标准差。如果相关系数高，说明本次测验与效标的测量效果一致，测验的效度就高。

3．试卷的信度（reliability）　是指试卷的一致性和可靠性的程度，信度主要包括内部一致

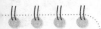
性信度和稳定性信度。前者是本测验内部各部分之间相关的程度，追求其等同相关系数。后者是指同一测验先后两次在同一被测总体中实施，两次测验结果的相关程度。一般要求，试卷的信度系数在 0.90 甚至 0.95 以上。常用信度计算方法有：

（1）折半信度（split-half reliability）：是将试卷的试题按奇偶对半的方法，将编号是奇数的题目作为一个测验，而将编号为偶数的题目作为另一个测验，计算出两个分测验的相关系数，即 γ_p 值，相关系数的计算可按照试卷效度中介绍的相关系数计算方法而获得。γ_p 代表原测验一半长度的信度，而要求整个测验全长度的信度，可用斯皮尔曼 - 布朗（Spearman-Brown）公式加以校正，即求得试卷的整体信度 γ_{tt}。

其公式为：

$$\gamma_{tt} = \frac{2\gamma_p}{1+\gamma_p}$$

公式中：γ_{tt} 为试卷整体的信度，γ_p 是对半相关系数。

（2）重测信度（test-retest reliability）：是同一考核在不同时间内对同一群体先后实施两次，这两次考核分数的相关系数。它主要表示学生掌握知识的稳定程度，但易受时间间隔的长短、学生身心发育及学习经验的积累等因素的影响。

（3）复本信度（equivalent forms reliability）：是用两份题数、题型、内容、难度及区分度均一致，但题目不同的试卷来考核同一群体学生，然后求出两次得分的相关系数。它可以说明试题的取样是否有充分的代表性，但无法表示考生掌握考核内容的稳定性。

4. 试卷的区分度（discrimination）：是指试题区分被测的特征差异或鉴别其优劣、高低程度的能力。一般而言，一道试题，如果被测对象能力高，其得分高；如果被测对象能力水平低，得分低。这种结果就表示这道题有较高的区分度，它能够把学生成绩好的与差的区分开来。常采用极端分组法计算区分度：

（1）客观试题：

$$D = \frac{2 \times (P_H - P_L)}{N}$$

D 代表区分度，P_H 代表高分组中答对该题的人数，P_L 代表低分组中答对该题的人数，N 为高低分组的总人数。高分组为总分前 27% 的被测者，低分组为总分后 27% 的被测者。

（2）主观试题：

$$D = \frac{2 \times （高分组该题的总分 - 低分组该题的总分）}{高分组该题的总分 + 低分组该题的总分}$$

根据区分度的计算方法，区分度的范围是 –1.00 ~ 1.00。区分度为 0，表示没有区别；区分度为负数，说明学得不好的学生的正确率比学得好的学生还要高，这需要教师特别注意，仔细分析这种情况发生的原因是什么，例如，是题目含糊不清还是标准答案有错误，以便及时修订或更正。

5. 试卷质量的综合分析 虽然可以从测验的信度、效度、区分度和难度四个不同的角度分析试卷质量。但是对试卷全面的分析，应该适当考虑这四个因素对试卷的整体影响，也就是一份高质量的试卷的评价应该考虑信度、效度、区分度和难度之间的相互关系。

（1）区分度与难度：区分度与难度有一定的交叉关系，在一定的范围内，难度（P）越小，则区分度（D）越高，但是如果难度过小，区分度反而下降；如果难度过大，区分度自然也难以保证。一般认为：

$P > 0.5$，$D > 0.2$：可以认为试题难度适中，区分度良好。

$P < 0.5$，$D > 0.2$：试题偏难，但仍然有较好的区分度。

$P > 0.5$，$D < 0.2$：区分度较差，如果内容是学生必须掌握的，试题尚可使用。

$P < 0.5$，$D < 0.2$：无区分度，又过分难，应该放弃不用。

（2）难度、区分度与信度：各个试题的区分度越大，试卷的信度越大，也就是难度中等的题目组成的试卷的信度较大。

（3）区分度与效度：试卷的区分度是以测验的实际得分与测验总分的相关性来表示的，因此区分度越大，测验的效度也就越高。

（4）试卷信度高是效度高的必要条件：由信度与效度的理论定义不难看出，要具有较高的效度，必须具有较高的信度；而较高的信度不能保证必定具有较高的效度。试卷测试前后两次结果相似，可以说明稳定性较高，试卷测试具有较高的信度，这并不能说明试卷与教学大纲有较高的符合率，即试卷内容有效性高。

四、临床能力评估

案例 6-1

出科考试

王敏在普外科实习了 1 个月，表现很好，病区里的患者都很满意她。出科考试她抽考到的内容是口腔护理。在考试时，由于这是一位她没有护理过的新患者，王敏很紧张，抖落了夹着的棉球，水还洒在了患者的衣服上。

问题与思考：

你作为评分老师，该怎样处理这种情况？

案例 6-1 分析

护理学是一门实践科学，对学生临床护理能力进行恰当的评价不仅是学生成绩评价的必要内容，而且也是检验教育效果的重要途径。

（一）护生临床能力评估的内容

依据教学大纲要求，护生临床能力评估的内容主要涉及认知领域、情感领域和精神运动领域。

1. 认知领域 学生知识的掌握程度，根据 Bloom 的认知层次，可以通过试卷、病例分析、口头报告、演讲等方式，分别从知识、理解、应用、分析、综合、评价的层次收集。

2. 情感领域 评估收集学生在临床学习中的信念、敬业精神、学习态度、团结协作、仪表、对待患者的态度等方面的信息。

3. 精神运动领域 评估临床操作技能，通过实际的技术操作获得评估资料。

（二）护生临床能力评估的方法

常用的临床护理能力评估方法主要有观察法、考核法和综合评定法。

1. 观察法 通过观察学生在临床护理中的行为表现、行为结果，判断学生的临床护理能力，包括操作技能实施情况、与患者的沟通能力、书写能力等。在采用观察法前，需设计好观察项目和评分标准，观察一般由科室的带教老师、护士长以及临床护士负责。观察法的主要优点是：与临床护理工作紧密结合，既可观察学生的临床护理能力，又可以随时监督学生的护理行为，防止差错事故的发生，还可保证临床护理工作按时完成。此外，观察法较其他考核方法还有独特的作用，如经过较长时间的观察，可对学生政治思想、职业道德品质和态度做出评价,且获得的结果比其他方法更有效、可靠。

2.考核法 包括床边考核法、模拟考核法等。

(1)床边考核法:是应用临床实际病例进行考核的方法,主要用于出科考核和毕业综合考核。床边考核法一般由考核组指定一个临床病例,学生按要求完成临床护理项目。主考人根据考生的实际护理行为对其临床护理能力做出评价。这种方法的优点是:主考人可以利用案例测评学生的临床思维能力,观察和考核学生对临床情境的处理能力和总体反应能力。其缺点是缺乏标准的考试环境,评分易受主考人主观因素的影响,且由于客观条件限制,不适于对大批考生进行考核。

(2)模拟考核法:是应用模拟患者模拟临床情境进行考核的方法。在课程教学和实习前强化训练中应用较多。这种考核法的优点在于:评分相对客观,由于临床情境标准化,因而每一个问题都有标准化的评分规定;可系统观察学生综合临床护理能力;考试安排不受病种、时间、地点的限制等。主要缺点是,应试者和模拟者均要接受专门的训练,考核的组织有一定困难。

知识拓展

标准化患者

标准化患者(standardized patients,SP),指那些经过标准化、系统化培训后,能准确表现患者的实际临床问题的正常人或患者。与其他完整的测验方法不同,SP本身不是一种独立的考试方法,它通常是许多临床能力评估方法中的一部分。其优点在于:

1. 克服了以往临床教学或测验中难以找到具有针对性病例的问题,SP可以根据需要使用,提高了测验的有效性。

2. 每个考生都可以面对同样的患者和问题,提高了评估结果的可靠性。

3. SP可以作为评价者对受试对象做出更加合理的评判。

4. SP的考试手段可以有效规避医学考试中涉及道德伦理方面的问题。

5. SP考试方法更接近于临床实际。

3.综合评定法 是根据培养目标和护理专业学生临床护理技能的要求,拟定评价指标体系和评定表,由评价小组(一般由学校教师、临床护理专家组成)依据评价体系,采用定性和定量的方法对学生的临床护理能力做出综合评判。一般在毕业考核时应用。这种方法的优点在于对学生的评价比较全面;缺点在于组织费时费力,评价结果易受到主观因素的影响。

临床护理能力的评价宜多方法、多角度、多阶段进行,注重培养学生的自我评价和自我改进能力,注重形成性评价和评价结果的及时反馈,充分发挥评价的导向、激励和调控功能。

(三)影响护生临床能力评估的因素

临床护理能力的评价不同于认知领域的评价,其评价内容、评价标准难以统一,评价结果易受多种因素的影响,影响因素主要包括评价人(主考人)、学生和评价考核方法的选择。

1.评价人(主考人) 客观合理的评价有赖于评价人对评价标准的正确把握。在临床护理能力的评价中,评分受评价人主观因素的影响较大,它主要体现在三个方面:①评价者自身的业务水平;②评价者的工作态度;③评价者是否能够坚持公正、客观的评价原则进行评价。

因此,需慎重选择主考人。要选择业务水平较高、临床教学经验丰富、护理操作规范、客观公正的教师担任，并在考核前组织评价人培训，统一评分标准和操作流程，并熟悉评分量表等。

2．评估对象　影响评估的主要因素包括：①学生对将要评估的内容的准备程度；②评估时的焦虑水平。临床技能考核时，学生需单独面对老师完成操作，若对操作步骤不熟悉，或是太过紧张，都直接影响考试结果。因此，要控制这个因素，学生须对考核内容有充分的准备，老师给予学生情绪稳定的机会，并在考核过程中适当予以鼓励，增强学生的自信。

3．考核方法的选择　用不同考核方法考核，其结果的可靠性、有效性、客观性各有不同。如：床边考核法难以做到病例选择一致，患者病情的轻重程度、阳性体征不可能完全相同，考核难度不能统一；而模拟考核法，由于有些阳性体征的模拟存在一定的困难，也影响了考核的可靠性。因此，在考核中要根据各种方法的优缺点合理选用，扬长避短，并注重多方位、多时段、多种评价方法的综合运用。此外，评价学生能力是采用间断性评价还是连续性评价，对评价结果也有一定的影响，间断性评价往往有时段上的抽样误差。连续性评价则可以克服这个缺陷，但需要投入更多的时间和精力。

第三节　教育评价

一、概述

教育评价是依据一定的教育目标，运用科学手段对教育活动过程及其效果进行价值判断，从而为教育决策提供依据的全过程。教育评价的对象可以是教育领域中的任何元素，如教师、学生、教育管理人员等，也可以是教育现象、教育活动或事物，如教学环境、课程设置、教育政策、教育过程和形式、教育效果等。在教育评价中，评价者主体根据一定的教育评价和标准，综合需要测量、观察、访谈、问卷、统计、系统分析等各种定性和定量的方法进行评定，发现存在的教育问题，肯定取得的教育成果，从而总结探索改进措施，更好地推动教育改革，提高教育质量。

二、教育评价模式

教育评价在其发展过程中，形成了多种评价模式，每种评价模式代表着一种教育评价理论的观点和流派，各自有独特的使用价值。

（一）目标模式

目标模式（objectives-oriented evaluation model）又称目标导向评价模式或泰勒模式，是由美国著名学者泰勒（R. W. Tyler）创建的。它是第一个较为完整的教育评价理论模式，其主要内容是以目标为中心活动结果进行评价，判断目标达到的程度。其具体步骤是：

1．确定目标。

2．依据预定的目标，规定预期学生产生的行为，即目标行为化。

3．依据和编制评价工具。

4．依据行为变化情况分析判断预期目标的实现程度。

泰勒评价模式在实践中占据主导地位长达近30年，但在实施过程中人们逐渐发现了它的不足之处，如：作为评价核心和依据的"目标"的合理性如何判断？非预期的教育目标是否需要评价？如何评价？教育教学是否有统一的目标？为了解决这些问题，学者们对教育评价目标模式进行反思，并根据实际需要提出了许多新的教育评价模式。

（二）CIPP 模式

CIPP 模式（图 6-1）是由美国学者斯塔弗尔比姆（L. D. Stufflebeam）于 1966 年创立的，其主要包括背景评价、输入评价、过程评价、结果评价四种，并以这四种评价的英文名称的第一个字母来命名该模式。

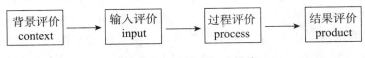

图 6-1　CIPP 教育评价模式

1．C（context evaluation）即背景评价　它是评价的第一步，以此作为选择和形成方案目标的基础。主要目的是评定被评价对象的综合地位，鉴定其不足之处，集中和整理能用来纠正其不足之处的因素。背景评价主要解决这些问题：评价方案面对的需要是什么？这些需要的广泛性和重要性如何？方案的目标在多大程度上反映了已评定的需要？它的目的是检查教育目标和教育重点是否同学生的需要相协调，评价的最后结果应能为调整教育目标和教育重点提供一个可靠依据。

2．I（input evaluation）即输入评价　它是在背景评价确定了方案目标之后，对方案的可行性、效用性的评价。这一阶段主要考虑：选择哪些方案？所选方案的合理性如何？输入评价的结果是形成一个最佳方案，同时对实施过程中可能出现的各种障碍作出估计，从而修订改进计划，避免盲目实施导致方案失败以及人力、物力、时间的浪费。

3．P（process evaluation）即过程评价　它是对方案实施情况的监督检查，目的在于调整和改进实施过程。在整个实施过程中，进行全程追踪评价，定期写出报告，使计划及时得到修正，不断充实、不断完善，使之更符合实际需要，保证实施质量。

4．P（product evaluation）即结果评价　它是测量、判断、解释方案的成就，即测量、判断改进计划后实施结果达到预期目标的程度。

CIPP 模式将教育目标纳入到教育评价中，使评价更全面完整。同时该评价模式以决策为导向，重视形成性评价及评价的改进功能，并结合诊断性评价、总结性评价，使评价活动更具有方向性和实用性。但该模式中的评价都是为决策服务，所以缺乏完全意义上的价值判断。

（三）目标游离模式

目标游离模式（goal free model）是由美国学者斯科里芬（M. Scriven）提出的。他通过多年的教育研究后指出实际的教育活动除了收到预期效果外，还会产生各种非预期效应或称副效应。如果依据预定教育目标进行教育评价，往往会使评价范围受到限制，而且方案、计划制订者的主观意图也会影响评价。该模式突破了目标的限制，将评价重点放在"方案实际开展情况和成效"以及活动参与者的意图，有利于评价者收集有关较全面的教育资料信息。但该模式由于缺乏统一的评价依据，如果各个评价者具有不同的评判标准，则会给评价工作实施带来一定的困难。

三、教育评价过程

（一）教育评价步骤

教育评价一般需要确定评价目的、建立评价模型、收集评价信息、处理信息资料、作出判断、反馈指导等步骤。

1．确定评价目的　明确评价要解决什么问题、产生何种效果，并且明确评价范围、对象。

2．建立评价模型　确定评价内容和评价标准，建立评价指标体系、评价标准体系和指标权重体系。

3．**收集评价信息**　根据评价指标体系系统、科学地收集各种信息资料。

4．**处理信息资料**　对收集到的信息资料进行整理和分析。

5．**作出判断**　在科学分析的基础上，对评价对象的某方面作出客观判断。

6．**反馈指导**　将评价结论及时反馈给评价对象，并提出指导性意见，帮助评价对象进行改进和调整。

（二）教育评价指标体系的设计

1．**指标体系的结构**　教育指标体系可以按照不同的形式分为多级，如根据教育内容可分为目标指标、过程指标和条件指标。

（1）目标指标：反映评价对象水平和质量特征的指标，主要指成绩、成果和效益的数量与质量，如毕业学生的质量评价。

（2）过程指标：评价教育过程的指标，如教育计划的实施与管理。

（3）条件指标：评价完成教育活动所必需的基础条件指标，如办学条件。

2．**指标体系设计的程序和基本方法**　评价指标体系的设计具有较强的政策性和技术性，需要按照一定的程序，采用科学的方法，进行技术处理，才能达到理想的效果。基本步骤和方法是：

（1）分解教育目标，初步拟定指标：如教育目标中对教师的业务素质有一定要求，那么就可以进一步分解业务素质，如文化素质、教育理论素质、教育实践经验等。

（2）归类合并，对指标进行筛选：可采用经验法、调查统计法等对分解的指标进行归类，以确定主要因素和次要因素，并且使指标达到少而精的要求。

（3）理论论证：对经过筛选的指标，依据教育科学，针对教育目标、评价目标、管理目标和被评价对象的实际情况逐一进行论证，以求得高质量的指标体系。

（4）专家评判：可通过个别访问、座谈讨论、问卷征询、现场调查等方式，请专家和教师等进行评判和修订。

（5）预试修订：经过以上步骤后，可在一定小范围内试验，试验后再修订指标体系，使之更趋于合理化。

四、教育评价内容

对院校进行教育评价，主要对学校在教书育人方面的整体情况，如学校的生活设施是否与教学规模相匹配、教学设施配备和教学资源是否充足、学校的师资队伍建设情况、学校各教学层次的课程设置、教学改革及成效、学生的学业成绩和活动成果、教育管理组织制度、校园文化建设、教师教学水平等全方面内容的评价。下面简要介绍课程评价、教师教学质量评价和教师授课质量评价。

（一）课程评价

对课程的评价主要涉及：课程目标是否合适并且是否达到；课程结构、进度和连续性如何，课程大纲的实用性与现实性，教学方法的质量与效果，课程结束后学生的能力，课程目标是否进行了检验，在学生成绩方面评价的效果如何，工作人员的进取心及凝聚力，提供的资金及资金利用情况。

（二）教师教学质量评价

在教学过程中，一般从教师的教学态度、教学水平、教学方法和教学效果四个方面来评价教师教学质量的高低。参与评价的人员主要包括教学管理人员、教师和学生，可通过填写问卷、填写评价表和观察等方式进行（附表6-2）。

（三）教师授课质量评价

授课质量评价一直被认为是教育系统考核教师水平的重要方面之一。在授课质量评价的方法中，问卷是较常用的一种方法。填写问卷者一般是学生、同行专家、同事等。附表 6-3 为教师之间相互进行评价的教师评价表，表中每一项内容的后面，均按不好到非常好分为 6 个等级，"1"代表最不好，"6"代表非常好，答卷人员只需在相应的位置上打"√"即可。此外，学生也应参与对教师授课质量的评价，一般让学生在教师某次授课后进行评价，附表 6-4 为学生对教师授课评价表。

五、教育质量保证

（一）概述

质量是教育的灵魂和生命线。因此，保证和提高教育质量是教育工作的重要使命和职责。近 20 年我国的护理教育，尤其是高等护理教育得到了迅速的发展，如何在扩大教育规模、增加教育层次、拓宽教育办学形式的同时保证和提高教育质量，是摆在护理教育者面前的一个严峻现实问题。20 世纪 80 年代中期以来，随着全面质量管理思想和企业质量保证体系对教育领域的不断影响，世界高等教育开始出现质量保证理念和相关活动。1998 年，世界高等教育大会在巴黎召开，把高等教育的"针对性""质量"和"国际化"三个核心概念写入其行动纲领《21 世纪高等教育展望和行动世界宣言》中，由此人们开始重新审视高等教育质量问题，并在全球范围内掀起一场以高等教育质量标准化为显著特征的教育质量保证运动。2001 年，世界医学教育联合会正式公布《本科医学教育全球标准》，此后，《全球医学教育最低教育标准》《本科医学教育质量保证指南》等一系列文件也相继出台，这些标准和指南从教育过程和教育结果对本科医学教育提出了具体的要求。在护理教育领域，2009 年世界卫生组织颁布了《专业护士和助产士初级护理教育质量全球标准》，该纲要对世界各国的护理学和助产士本科教育规定了最低要求和标准。根据这些指南和标准，各个国家纷纷结合自身国情将标准本土化和细化，逐步建立起强有力的教育质量保证体系。2002 年，我国教育部出台了《普通高等学校本科教学工作水平评估方案》，科学规范高等教育评估工作。此外，为了积极顺应国际教育标准要求，一些院校在教育部支持下开展了我国医学和护理教育质量标准和专业认证等研究工作，并初步构建了相应的标准指南。

（二）教育质量保证内容

教育质量保证是指为了维持并提高教学、学术及科研，以及学生学习的质量和标准的全部体系、资源和信息的总和。教育质量保证一方面要重视培养和教育过程的规范，包括教育投入、教育目标、教育制度、师资配备、软硬件建设、教育理念、教学组织管理、课程建设、科研学术等，另一方面要十分关注教育的结果，即人才培养的"产品"是否符合要求和标准，即必须具备的知识、技能、职业态度、能力、伦理价值观等。此外，教育质量保证标准也可分为基本标准和高质量标准两个层面。基本标准是每个院校必须达到的基本水平要求，而高质量标准则是院校应努力达到的质量发展要求。

（三）教育质量保证方法

教育质量保证一般可通过外部质量保证和内部质量保证两个方面进行。内部质量保证一般是学校自己建立的促进其学校内部自我调节、改进工作、保持和提高教育质量的机制，主要是质量管理和质量测量。如护理院校可以定期对专业教学质量和学生质量进行检查和评估，并且根据评估结果制订相对应的质量保证和改进计划。外部质量保证是建立在内部教育质量保证基础上的，由政府、高等教育学术组织、社会团体机构等对学校教育质量的监督、评估、认可和促进，如目前我国开展的护理院校专业认证工作。通过一定的组织机构、程序、资源等构建的教育质量保证体系，可以使教育消费者，包括政府、社会、雇主、家庭及受教育者对高等教育所提供的人才教育培养质量、科研成果质量和社会服务质量等感到确有保证，更好地推动高等教育的发展。

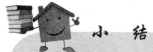

小　结

1. 教育测量、教育评价和教育评估之间的区别和联系。

2. 教育评估的分类。

（1）内部评估／外部评估。

（2）定量评估／定性评估。

（3）诊断性评估／形成性评估／总结性评估。

第六章小结第1条

3. 有效教育评估的标准：真实性，区别性，可靠性，实用性。

4. 试卷编制的步骤和原则

5. 主观性试题的编制

（1）主要类型为论述题。

（2）评价：绝对评价法、相对评价法。

6. 客观性试题的编制

（1）类型：选择题、配对题、是非题、填空题、阅读理解题。

（2）各题型特点及编制的注意事项。

7. 试卷的质量分析

（1）试卷质量分析的量化指标有难度、效度、信度、区分度、综合质量分析。

（2）试卷的难度：客观试题难度、主观试题难度。

（3）试卷的效度：内容效度、校标相关效度。

（4）试卷的信度：折半信度、重测信度、副本信度。

（5）试卷区分度：客观试题区分度、主观试题区分度。

（6）试卷质量综合分析：各种评价指标之间的关系。

8. 临床能力评估

（1）临床能力评估的内容：认知领域、情感领域、精神运动领域。

（2）临床能力评估的方法：观察法、考核法、综合评定法。

（3）影响护生临床能力评估的因素：评价人（主考人）、评估对象、考核方法的选择。

9. 教育评价模式

（1）目标模式。

（2）CIPP 模式。

（3）目标游离模式。

10. 教育评价步骤：确定评价目标、建立评价模型、收集评价信息、处理信息资料、作出判断、反馈指导。

11. 教育评价指标体系设计的基本步骤

（1）分解教育目标，初步拟定指标。

（2）归类合并，指标筛选。

（3）理论论证。

（4）专家评判。

（5）预试修订。

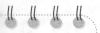

第六章思考题参考答案

思 考 题

1. 诊断性评估、形成性评估、总结性评估的评估目的有什么不同？
2. 教师教学质量的评价可以从哪些方面进行？需要哪些人员参与？
3. 当前我国开展的护理院校专业认证工作的目的是什么？属于哪一类教育评估？
4. 有哪些因素影响对学生临床护理能力的评价？如何控制？
5. 试卷的难度和区分度之间存在什么样的关系？理想的试卷其难度和区分度应如何？

（沈 洁 刘 霖）

附表6-1 试卷设计双向细目表范例

教学内容（内容权重）	学习目标水平层次（目标权重）						合计
	识记	理解	应用	分析	综合	评价	
第一章	5	4	4	2	3	0	18
第二章	3	3	2	4	2	1	15
第三章	4	4	3	4	3	1	19
第四章	3	3	5	3	3	1	18
第五章	2	5	3	3	3	1	17
第六章	4	1	3	3	1	1	13
合计（%）	21	20	20	18	16	5	100

附表6-2 授课教师教学质量评价表范例

教师姓名 ＿＿＿＿＿＿　　　　　性别 ＿＿＿＿＿＿　　　　　所任课程名称 ＿＿＿＿＿＿

项目	类权	评价项目	项权	A	B	C	D
教学效果	20	教书育人，为人师表	0.20				
		备课充分，临床教学内容充实	0.30				
		认真答疑，书面作业及时认真批改	0.20				
		根据需要，进行必要辅导，耐心答疑	0.05				
		虚心听取学生建议，注意改进教学	0.10				
		关心学生成长、进步	0.15				
教学水平	40	对教学内容有广泛深入的了解	0.40				
		能正确清楚地解答学生提出的问题	0.20				
		讲解清楚，有条理	0.15				
		重点突出	0.10				
		教学难易适度	0.15				
教学方法	20	注重教学方法，能调动学生积极性，教学气氛生动活泼	0.45				
		注重实践，注意培养学生实践能力	0.40				
		教学组织严谨，语言精炼	0.40				
教学效果	20	学生的测验、考试成绩	0.15				
		了解了学生学习上的主要疑难问题	0.40				
		学生实践能力有明显提高	0.30				

附表6-3 教师授课评价表范例（用于教师之间相互评价时）

项目	评价等级					
	1	2	3	4	5	6
1．态度是积极的、充满热情的	□	□	□	□	□	□
2．开场白						
能激发学生兴趣	□	□	□	□	□	□
指明将要讲什么	□	□	□	□	□	□
3．声音						
音量	□	□	□	□	□	□
清晰程度	□	□	□	□	□	□
说话速度	□	□	□	□	□	□
4．非语言性沟通						
面部表情	□	□	□	□	□	□
手势	□	□	□	□	□	□
5．表达能力	□	□	□	□	□	□
6．提问						
所提问题涉及各个层次	□	□	□	□	□	□
运用提问技巧	□	□	□	□	□	□
7．示范	□	□	□	□	□	□
8．解释说明	□	□	□	□	□	□
9．抓住了学生的注意力	□	□	□	□	□	□
10．给予学生不同的刺激	□	□	□	□	□	□
11．学生参与	□	□	□	□	□	□
12．视听教具的使用						
使用熟练	□	□	□	□	□	□
使用得当	□	□	□	□	□	□
使用的效果	□	□	□	□	□	□
13．授课的进度	□	□	□	□	□	□
14．授课的难易程度	□	□	□	□	□	□
15．评价						
在授课过程中	□	□	□	□	□	□
在授课结束时	□	□	□	□	□	□
16．课程结束						
提出要点	□	□	□	□	□	□
对所讲内容提出进一步建议	□	□	□	□	□	□

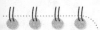
附表6-4　教师授课评价表范例（用于学生对教师进行评价时）

项目（X）	像X	大部分 像X	有时像X 有时像Y	大部分 像Y	像Y	项目（Y）
内容与护理有关						内容与护理无关
内容组织得好						内容组织得不好
讲得生动有趣						讲得枯燥乏味
语言表达清楚						语言表达混乱
音量合适、口齿清楚						音量不合适、口齿不清
授课速度合适						授课速度太快或太慢（是太快还是太慢请用线划出）
所讲内容的量合适						所讲内容太多或太少（是太多还是太少请用线划出）
所讲内容难易合适						所讲内容太难或太容易（是太难还是太容易请用线划出）
视听教具使用得当						视听教具使用不当
与学生关系融洽						与学生关系不融洽
学生有参与的机会						学生无参与的机会
学会了许多东西						没学会什么东西
对学生的进步作出了很好的反馈意见						对学生的进步没有作出反馈意见

使学生感到不舒服，或在语言、行为上具有某些能使学生分心的特殊习惯：

意见：

第七章 护理教育管理

学习目标 ·············

通过本章内容的学习，学生应能够：

◎ **识记**

1. 说出教育管理学的主要功能。

2. 列举护理教育教学中的管理原则。

3. 陈述我国的学位级别和标准。

4. 复述护理学科的学位层次。

◎ **理解**

1. 用自己的语言正确解释下列概念：

教育管理学　学制　学位　课程管理　教学管理　教育经费管理

2. 说明 McGregor 管理理论在学校中的应用。

3. 概括高等护理教育的行政管理系统。

◎ **运用**

进行教学质量的检查与分析。

第一节 概 述

案例 7-1

四个"到底"

目前，在教学中学生最忌讳以下几种倾向：一是"一讲到底"，满堂灌，讲得过多、过细，面面俱到；二是"一练到底"，满堂练，备课找题单，上课用题单，讲解对答；三是"一问到底"，满堂问，常常将一句意思完整的话截成几段来说，老师问上半句，学生答下半句，直到学生钻进教师事先设计好的框子里才肯罢休；四是"一看到底"，满堂看，没有指导，没有提示，没有具体要求。

问题与思考：

请从教育管理学角度分析，如何做好护理教师教学质量的改进？

7-1
案例 7-1 分析

教育管理学是一门具有综合性、实践性和开放性的管理学科，属于公共事业管理的一种，是贯彻教育方针、实现教育目标、提高教学效果的基本前提和保证。护理教育管理的目的是实行科学管理，完成护理教育目标，提高护理教育的质量和效率。

一、教育管理学的概念

教育管理学作为一门科学开始于 19 世纪后期，来自于人们教育管理实践经验的不断积累，经历了近百年的发展，直到 1951 年，教育管理学才被公认是一门独立的科学。教育管理学涉及许多学科，如政治学、经济学、法律学、社会学、社会心理学等，使之更加丰富、更具有科学性。

不同国家国情不同，各学科、学派研究教育管理的角度不同，有关学者对教育管理学的认识的侧重点也存在差异，其研究的领域涉及教育管理过程和规律、教育管理的现象和本质等方面。教育管理学是一门研究教育管理过程及其规律的社会科学，以教育管理过程及其规律为研究对象，主要包括领导行为、管理职能、教育评价、人员培训、组织制度和教育监督等。广义的教育管理学包括教育行政和学校管理两部分，教育行政研究国家各级教育行政机关对教育事业的领导和管理，学校管理则专门研究学校内部的管理工作。狭义的教育管理学是以一定类型的学校组织作为研究对象，阐述社会环境与学校之间的关系、学校内部诸因素之间的关系，以及学校组织如何为提高教育质量而提供必要的环境、秩序和措施，以便学校组织按照教育规律正常进行。通常教育管理学涉及下列几个方面：

1．创造和维护有效的学习环境。

2．按不同需求进行课程设置和描述课程内容。

3．监测和评价学校、教师和学生的行为。

与其他教育管理一样，护理教育管理的最终目标是提高学员的工作效率和教育质量。要做到这一点，必须实行科学管理，把教育管理科学的基本原理应用于护理教育的管理实践。

知识拓展

教育管理学的发展历史

教育管理学作为一门学科，其发展经历了初创期、形成期和发展期三个阶段。

1．初创期（19世纪末—20世纪初）　此期教育管理活动逐渐从教育活动中分化出来，学校中出现了督导、校长等专职的教育管理人员，教育管理学逐渐发展成一门独立学科，一些学者开始对教育管理学进行专门研究，并出版了相关专著。

2．形成期（20世纪50—70年代）　此期已建立教育管理的学术性专业组织。许多大学开设了较系统的教育管理课程，如管理学、社会学、心理学、统计学、教育评价等。教育管理专家运用行为科学、社会学等理论来研究教育管理，开创了教育管理研究的新局面，出版了大批专著。

3．发展期（20世纪70年代至今）　此期教育管理发展的一个明显趋势是各种教育管理理论逐步成熟和完善，并在指导教育实践中发挥了重要作用。

二、教育管理学的主要功能

教育管理学在学校教育管理活动中主要具有以下功能：

1．**组织管理方面**　应用一定的原理和方法，在特定环境下，引导和组织全体教职工的力量去行动，合理调配和使用教学资源，以达到预期目标，包括资金、预算、仪器设备、人事管理和学生管理。

2．**环境方面**　学院与外部团体（如国家和地区的团体之间的关系）、环境对组织职能的发挥起一定的作用。教育管理的任务就是研究教育组织如何适应环境和控制环境。

3．**课程方面** 包括课程的设置、实施、回顾、监测和评价。通过有效的管理，对教学过程进行监督和评价，为教学活动的进一步发展提供可能。

第二节 护理学校组织

从组织形态的角度看待组织，人们习惯于把组织看成是由若干部门按一定结构方式组合而成，并去实现某个特定目标的整体。护理学院组织的性质不是生产经营性组织，它的基本作用是继承和发扬护理学科的文化遗产。从根本上说，护理学院（系）是一种服务性组织，其服务对象是护理学专业学生。护理学院（系）作为大学的组成部分之一，是一种文化机构，其特点主要体现在组织的构成要素上。根据伯顿的系统观点，高等教育组织的基本构成要素分为三个方面：

1．**工作的表达和安排方式** 护理学院是一个学术性组织，其劳动分工是根据知识特性展开的。

2．**信念** 是指组织的主要规范和价值观，特别是学术观念。

3．**权力** 主要指学术权力。

以上三方面的构成要素决定着护理学院（系）的主要成员即教师的工作，促使教师对教学工作和科学发展的忠诚，同时分配着其权力。这种以学术为组织的基本特征，使教师们既属于某一科学和研究领域，又属于特定的大学和学院，因而，形成了由学科和事业单位两条主线构成的矩阵型组织结构模式，在一定程度上造成了行政管理和学术管理的分离。

一、高等护理教育的行政管理系统

作为一种学术型机构，尽管护理学院（系）不以追求经济效益为目的，但学术政策的落实、学术事务的开展必须涉及人、财、物、时间和信息资源等在学院内部的分配和流动，因此，一个科学、合理、有效的行政管理系统是提高学院资源使用效率的关键，也是各项教学工作科学、有序开展的保障。

高等学校的行政管理系统，主要是指由高校内相互联系的不同权力和职责主体所共同构成的，具有特定结构和功能的统一体。高等学校的行政管理系统在结构上基本分为校、学院和系三个层次。根据高校的规模，其行政管理系统有校 - 系二级结构（图 7-1）和校 - 学院 - 系三级结构（图 7-2）。根据我国护理学科的发展规模和现状，护理教育在高等院校中的行政管理系统为校 - 院或校 - 系二级结构（图 7-3）。

二、各级行政管理机构及其职能

（一）校级行政管理机构及其职能

校级行政管理机构是全校行政工作的统筹部门，是以校长为核心，根据高校决策机构确定的政策和方向，由校长制订具体的落实计划，确定有关部门的负责人人选，组织内部有关职能部门和人员，最大限度地实现预期目标。目前我国大多数高校实行党委领导下的校长负责制，其机构组织是直线 - 职能制组织结构（图 7-1）。

在学校的行政结构中，校长处于行政管理结构的顶端，对下级进行指挥、下达命令并负全部责任。校长之下设有多个职能部门，如教务处、高教研究与教学质量评估中心、科研处、人事处、财务处、国有资产管理处、团委、学生工作部、就业处等，并配备相应的职能管理人员，他们作为校长的参谋机构和助手，协助校长执行学校各方面的管理事务。

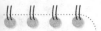

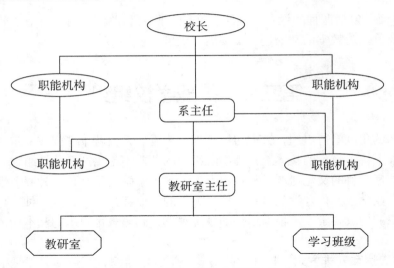

图 7-1 直线 - 职能制组织结构

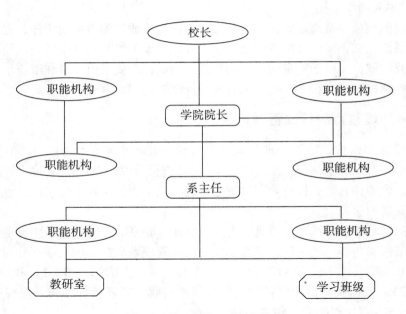

图 7-2 校 - 学院 - 系组织结构

（二）学院级行政管理机构及其职能

护理学院设在大学之下，是学校的二级机构，护理学院的院长一般由校长任命，对校长负责。其基本职能是协助校长管理护理学院内部事务；制订学院的发展规划和发展学科建设；统筹和调配全院的人、财、物等资源；协调所属各教研室之间的关系及与教学医院各临床护理教研室的关系等。目前我国护理学院机构内部有的设系级机构，有的根据护理学科专业直接设立基础护理学、社区护理学以及内、外、妇、儿科护理学教研室等。

（三）系级行政管理机构及其职能

护理系常直属于校部管理，也有的学校设立于医学院之下，护理系主任一般由上级部门如医学院院长或校长任命。系级行政管理机构在上级行政部门的指导下，具体负责开展护理教学、科研和管理活动，落实上级意图，接受上级监督和考核。护理系机构内部根据护理学科专

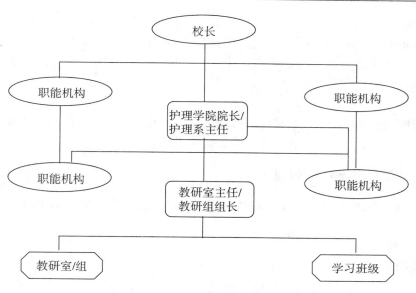

图 7-3　护理学院（系）组织结构

业设立基础护理学、社区护理学以及内、外、妇、儿科护理学等教研室或教研组，教研室或教研组是护理教育和科研的最基本单位。

第三节　护理学院的管理过程

一、管理过程的要素

管理过程是管理者为实现预定目标而开展各种行政管理活动的程序。关于管理活动所包含的要素、步骤或环节，学者们的看法有所不同。最著名的是古利克的 POSDCORB 理论，他认为管理过程包含计划、组织、人事、指挥、协调、报告和预算七大要素。学校管理过程本质上与一般管理过程没有什么区别，古顿（Richard A．Gorton）在《学校管理：领导者的挑战和机遇》一书中提出学校管理过程包括人事问题、诊断、确定目标、决策、计划、协商、授权、调动积极性、交流、与各种团体打交道、解决问题、评价。美国管理学家戴明提出的 PDCA 学说则将学校的管理过程分为计划（plan）、实施（do）、检查（check）和处理（action）四个环节。我国关于学校管理过程的论述，基本上是在戴明的 PDCA 学说基础上发展起来的，包括计划、实施、检查和总结四个环节。

二、护理学院的管理过程

护理学院的管理过程属于普通学校管理过程的范畴，包括计划、实施、检查和总结四个环节。

（一）计划

计划工作就是预决定做什么、怎么做、何时做和谁去做。计划的作用包括：①使管理活动围绕目标进行；②提供活动的线路图；③使工作具有系统性；④将发展战略转化为日程表；⑤使教职工明确工作范围和职责。制订计划应符合上级教育部门的精神，并具备可操作性。制订计划的步骤包括获取信息、了解情况、起草初稿、充分讨论和最终定稿。

（二）实施

计划的实施是管理过程的中心环节，实施工作包括组织、指导、协调和激励等活动。

（三）检查

检查的目的是控制运行、纠正偏差、考核业绩、推广经验。检查有多种类型，如全面检查、专题检查、经常性检查、突击检查。检查方法包括召开会议、巡视、随堂听课、个别交谈等。

（四）总结

总结的目的是总结经验，发扬成绩，吸取教训，为新一轮的周期循环创造条件。总结有多种形式和方法。总结要求客观公正，一分为二，实事求是。

三、护理教育教学中的管理原则

管理原则就是管理活动必须遵循的基本原则。护理教育教学中应用比较广泛的管理原则包括：

（一）一长制原则

一长制原则又称单一行政首长负责制。一个护理学院（系）常设有多个领导，但其中之一必须是主要负责人。目前我国高等院校的护理学院（系）基本上采用院长（系主任）负责制，全面负责院（系）的工作，而其他领导只各自负责其中的一部分工作，对院长负责。很多实验表明，无核心的多个领导必然出现管理上的问题，使相互间的协调出现问题，阻碍工作效率的提高。

（二）职责分明原则

学院（系）应使每个成员明确自己的职责所在，成员只有了解自己的职责和义务，才能成为组织中有效的一员，进而有助于组织效率的提高。

（三）明确目标原则

管理者应努力设法使每个成员了解本学院（系）的目标和意图，在制订学院（系）的目标时应具体、明确并具有可操作性。

（四）例行工作规范化原则

学院（系）内的一些常规性工作如教育管理工作、考试管理、学生成绩管理等应尽可能地科学化、规范化、程序化和标准化，以减少人力和时间消耗，使管理者有更多的时间处理其他事务。

（五）行政保持稳定原则

在制订政策和计划时必须认真研究、考虑周全，一旦制订就不要轻易放弃或改变，这样可以减少由于政策起伏而带来的额外消耗。

（六）必要的灵活性原则

稳定不等于一成不变。当受环境所迫，且内外部条件基本成熟时，应该对政策和计划加以修改完善。灵活性与稳定性是相互矛盾的统一体，关键是寻找两者之间的平衡点。

（七）安全感原则

教职工在学院（系）内的安全感是保持学院（系）稳定高效的必要条件，当缺乏这种安全感时，学院（系）内就会形成一个个小团体，产生内耗。因此，学校应从各方面来提高教职工的安全感，包括规章制度、组织气氛、公平待遇、工作条件、仪器设备等。

（八）适当竞争原则

安全感与竞争是对立的统一，在学院内既要鼓励竞争，但又要给予一定的安全感，在两者之间寻求一种平衡状态，利于提高学院的组织效率。

（九）动力原则

在护理学院（系）中，充分激发教职工的工作动力十分重要。根据马斯洛的层次需要理论，当人的最基本的生理和安全方面的需求得到满足后，教职工的工作动力主要来自于渴望得到学校和同事认可的需要，希望其工作得到尊重的需要，以及能够充分发挥其独特潜能的需要。因此，学院（系）的领导者应在注意满足教职工基本需要的基础上，更注意满足高层次的需要，充分发挥教职工的工作热情和主观能动性，提高工作效率。Douglas McGregor 博士提出的"X 理论"和"Y 理论"是一个在管理学界中对人事管理方面颇具影响的理论，X 理论和 Y 理论是建立在关于人的本质的假设基础上的（表 7-1）。根据 McGregor 博士的理论，护理学院（系）的领导者可以针对不同的工作人员采取灵活的管理方法，以充分调动全体教职工的工作积极性，发挥最大的工作潜能。

表7-1　McGregor管理理论在学校中的应用

	人的本质的假设	管理者可能的行为
X 理论	1. 人是懒惰成性的，总是尽量逃避工作 2. 大多数人是在被动或强迫状态下完成工作 3. 一般人没有进取心，不愿意承担任何责任，宁愿听从别人的指挥	在规定下班之前，工作人员不能提前离开学校 管理者在教学过程中坚持检查工作任务 时间表由管理者制订 课题必须征得管理者同意 教师没有得到管理方面的培训
Y 理论	1. 人并非天生懒惰，而是追求工作 2. 如果承担任务，就能学习自我控制和自我指导 3. 一般人能主动承担责任 4. 每个人都具有充分的想象力和创造力并希望展现出来	为教师制订弹性工作时间 允许教师有足够的自由安排教学计划并实施，尽量减少控制 对所承担的任务给予充分的信任 所有的教师都参与教学计划的制订，集思广益，可提供新观点，并参与改革

（十）合理的人事政策原则

合理的人事政策原则可以提高学院（系）的工作效率，包括师资队伍的合理培养和使用、为每个教职工提供发展的空间等。

（十一）建立评价制度原则

学院（系）应建立相对客观的评价指标，使评价能够真正起到信息反馈、表彰先进、帮助落后者的作用。

（十二）建立良好人际关系原则

良好的人际关系可以提高士气，营造一种和谐轻松的工作氛围，因而有利于各项工作任务的执行，提高学院的工作效率。

（十三）争取社会支持原则

护理学院（系）也是一个开放系统，与其环境进行着不断的相互作用。随着科学技术的高速发展，外界社会对学院的影响越来越大。因此，学院领导者既要扮演教学领导的角色，同时还需要扮演懂得公共关系、善于与社会打交道的角色，以争取获得社会团体的支持。

第四节　护理教育中的教育体制

随着社会对教育需求的增加，教育系统内部结构和功能也日趋复杂，学校的一些基本规范如学制、考试制度和教师资格制度已逐渐形成带有各国特色的现代教育制度。与护理教育有关的基本制度主要包括学制、学位制度、招生和就业制度及教师聘任制度。

一、学制

学制是指一个国家的各级各类学校的系统，包括学校的种类、由谁来主办和管理、学校的性质和任务、入学条件、修业年限以及各级各类学校的关系等。

（一）建立学制的基本依据

护理教育的学制是护理教育发展过程中，根据社会需要和自身内部规律的要求不断加以调整、完善和规范化而逐渐形成的。因此，护理教育的学制基本依赖于以下几方面：

1. **护理人才目标培养**　护理学院应根据我国护理教育的基本国情及本学院的特色，制订出切实可行的护理人才培养目标，如"学术型""专业型""临床应用型"等。从培养目标出发，确定达到培养目标所需要的修业年限。

2. **社会经济和医学科学的发展水平**　护理是一门古老而年轻的学科，自从有了人类，护理便随之产生。但是，在社会生产力水平低和科学落后的年代，从事护理活动的人员无需接受正规的护理教育。19世纪30年代后，随着社会的进步和科学的发展，欧洲开始出现训练护士的学校，一般设在教堂内。19世纪中叶，南丁格尔首创了科学的护理学专业，经过克里米亚战场的护理实践，同时也受到了当时医学科学发展的影响，南丁格尔创办了第一所正式的护理学校，随后护士学校纷纷成立。但是，这些护士学校都是采用医院办学的职业教育模式，学制2～3年。第二次世界大战以后，美国经济开始复苏，科学技术和医学科学水平迅猛发展，护理教育也从医院办学向大学办学模式转化。我国的护理教育自20世纪80年代改革后开始恢复高等护理教育，现已形成了多层次、多轨道的护理教育体系，以适应不同区域经济发展的需求。

3. **社会政治制度**　任何社会对教育机构所培养出来的人才均有一定的素质、能力、技术等方面的要求。学制作为学校教育的基本制度，规定着各种教育层次的护理教育应该面向什么对象，各种层次的护理教育之间的教育内容如何衔接，各个层次的护理教育及各类护理学校的办学方向是否保持一致。这些都受社会制度的制约。

4. **教育者的年龄特征和教育背景**　同其他形式的教育一样，护理教育的主要目的在于传授知识和技能，而知识和技能本身有其自身的内在逻辑和层次递进规律，它往往受制于受教育者的接受能力和领悟能力，因此受教育者的身心发展特征和教育背景是确定各层次护理教育的入学条件、修业年限的基本依据。

（二）我国普通护理教育的学制

我国现行的普通护理教育体系的层次结构，按培养护理人才的等级从低到高可以分为中等护理学教育、护理学专科教育、护理学本科教育和护理学研究生教育四个层次（具体内容详见第一章）。

（三）我国成人护理教育的学制

目前我国成人护理教育主要有以下几种形式：

1. **夜大学和业余大学**　常设在普通高等院校的夜大学部和职工大学，设有两个层次：大专和专科升本科教育。分别招收中专毕业及大专毕业的在职护士，学习方式主要是业余形式，学习期限大专为4年，专科升本科为3年。

2. **自学考试制度**　自学考试已成为提高护理人员现有学历层次的主要形式之一，学习方式主要是自学，考试是中心环节，专科一般3～4年，专科升本科一般为2～3年。

3. **其他**　其他形式的成人护理教育还包括广播电视大学教育和网络教育，主要利用现代化的教学手段和网络技术实现远距离的护理教育。学习方式有全日制和业余两种，招生对象和修业年限与同等教育层次的普通高校和夜大学的护理教育相同。

二、学位制度

学位是评价一个人学术水平的一种尺度，也是衡量一个学科学术水平高低的一种标准。对于学位获得者来说，学位不仅代表着他在知识等级中的地位，而且反映出他的学术能力。

因此，学位本身具有很强的严肃性，学位制度就是国家和高校为保证学位的严肃性，通过建立明确的学术衡量标准和严格的学位授予程序，而对达到相应学术水平的受教育者授予一定称号的制度。

（一）我国的学位级别和标准

根据 1980 年通过并公布的《中华人民共和国学位条例》规定，我国的学位分三级：学士、硕士和博士。对各级学位的要求和标准如下：

1．学士学位　高等学校本科毕业生，成绩优良，达到下述学术水平者，授予学士学位：①较好地掌握本学科的基础理论、专门知识和基本技能；②具有从事科学研究工作或担负专门技术工作的初步能力。

2．硕士学位　高等学校和科学研究机构的研究生，或具有研究生毕业同等学力的人员，通过硕士学位的课程考试和论文答辩，成绩合格，达到下述学术水平者，授予硕士学位：①在本门学科上掌握坚实的基础理论和系统的专门知识；②具有从事科学研究工作或独立担负专门技术工作的能力。

3．博士学位　高等学校和科学研究机构的研究生，或具有研究生毕业同等学力的人员，通过博士学位的课程考试和论文答辩，成绩合格，达到下述学术水平者，授予博士学位：①在本门学科上掌握坚实宽广的基础理论和系统深入的专门知识；②具有独立从事科学研究工作的能力；③在科学或专门技术上做出创造性的成果。

（二）护理学科的学位层次

我国的高等护理教育起步较晚，1984 年正式恢复护理本科教育，1992 年开始护理硕士研究生教育，2004 年开始护理博士研究生教育。到目前为止还未设有护理学科学位，护理本科学生和研究生毕业后获得相应的医学学位或理学学位。

高等护理教育在美国起步较早，目前已经形成了完善的护理学位层次和体系。美国正式的护理学位层次有四种：

1．护理准学士学位　授予社区护理学院护理专业毕业生。

2．护理学士学位　授予完成大学护理学院 4 年课程的大学毕业生。

3．护理硕士学位　获得护理学士学位后再学习 2 年，修完规定的课程和学分，一般还需要完成一篇论文，通过后即可授予硕士学位。

4．护理博士学位　包括护理专业博士学位和哲学博士学位两种，一般在获得护理硕士学位后再学 3 ～ 4 年，修完规定课程和学分，通过综合考试，完成独创性论文并通过答辩后获得博士学位。

三、招生和就业制度

招生制度是一个国家高等教育制度的重要组成部分，它规定着不同层次、不同类别的高等学校在人才选拔中所拥有的权限、人才选拔的标准、形式和范围等。

（一）招生制度

1．统一的入学考试方式　实行统一考试制度的目的在于保证不同的高等学校学生入学水准的相对统一，实行择优录取。实行统一考试的前提条件是现有教育资源相对不足以满足全部申请入学者的需要，而通过统一考试则起到有效而合理化筛选的作用。我国自 1977 年恢复高考制度以来，实行全国统一考试的招生制度。护理学校的全日制教育已经纳入国家统一招生计划，通过全国统一考试进行择优录取。

2．由大学单独组织入学考试的形式　对一些高等教育比较普及的国家，为保证部分顶尖大学的学术水平，以体现大众化高等教育中的精英教育特征，允许一些高校保留采取竞争性的严格选拔的单独考试制度。如美国的一些私立大学，自行举办入学考试，对申请入学者进行严格的选拔，只有少数成绩优异的学生才能获得入学资格。

3．统一考试和单独考试相结合的形式　统一实行考试与大学单独考试相结合，其根本目的在于更准确地把握考生的详细情况，避免一考定终身的弊端。实行该形式招生制度的国家主要为英国的一些传统大学和日本的国立大学、私立大学。

（二）就业制度

长期以来，我国实行统招统分的制度，高校毕业生的就业必须纳入到国家的整体计划。考虑到这种统一分配制度中的种种弊端，如分配中专业不对口，造成人才浪费，学生、学校和用人单位都没有主动选择的权利，缺乏动力和压力等，于20世纪80年代中期开始实行指令性计划和指导性计划相结合，试行"供需见面、双向选择"的分配制度。20世纪90年代后，随着我国社会主义市场经济体制的建立，社会用人制度产生了根本性的改革，促使了高校毕业分配制度的进一步改革。

我国目前的毕业就业制度已经完全打破了传统的就业计划模式，其整体框架是少数毕业生由国家安排就业，多数由学生自主择业。护理学校的毕业生就业也基本上实行了以毕业生就业市场作为基础的资源配置方式，学院（系）设有毕业生指导小组，为毕业生提供了就业信息，并进行毕业生就业指导和咨询服务。

第五节　护理教育管理中的内容

一、教师管理

教师管理的目的是选拔并建设一支政治坚定、思想过硬、品德高尚、知识渊博、精于教学、勤于育人以及数量适度、结构合理的教师队伍，创设宽松的环境，促进教师个人发展和人才培养工作的有效性。

（一）教师管理的意义

教师管理是学校管理的重要组成部分，是教育改革成功的重要保障，是教师成长发展的重要条件。教师是教育改革最终的也是最直接的贯彻者和执行者。因此教师管理是教育管理的一个重要领域。

（二）教师管理的基本内容

现代教师管理的基本内容主要包括：教师的任用，即制订教师队伍发展规划、对外招聘教师、对内进行教师岗位的聘任；教师的评价，即依据一定的标准对教师的工作状态和工作成就作出判断和评定；教师的培训，即通过多种方式更新教师的知识，提高教师的能力；教师的激励，即通过满足教师的合理需求来提高教师的工作积极性。

1．教师的任用

（1）教师队伍发展的规划：科学地预测、分析教师的供给和需求状况，制订必要的政策和措施以确保学校在需要的时间和需要的岗位上获得所需要的人才，这是任用教师的前提。一般要抓好以下几个环节：一是现状分析，包括学校现有教师的学历规格、专业情况、学科分布、年龄结构、性别比例等；二是需求预测，即对校内教师流动情况的预测，如职务变动、岗位变更、自然减员等；三是人事决策，在现状分析和需求预测的基础上，制订相应的学校人事政策，以保障教师资源得到充分开发和有效管理，如提前退休、岗位调动、重新培训、外出深造、择优提升、提高待遇、招聘、辞退不称职教师等。

（2）教师的招聘和录用：招聘是一个组织用来寻找或吸引求职者来填补空缺岗位的过程。招聘的过程一般是：首先把相关的资料如招聘人数、教学要求、工资待遇、录用的资格条件等进行公开；其次接受应聘者的材料；再次是组织面试、相关专业知识测试、专业技能测试等；最后是筛选和录用，即学校经过综合评定各方面情况，确定录用人员名单，并与录用者签订录用合同。

（3）教师的岗位聘任：教师聘任是校方根据学校工作需要和职务要求，用签订合同或发放聘书的形式聘用人员在一定时期内担任教学或其他职务的一种用人制度。现行的校内教师聘任工作，主要有设岗、选人、签订合同、解聘等环节。设岗是根据学校的教学工作需要，确定相应岗位及所需人员数量；选人则是根据岗位确定合适人员，这一过程必须体现双向选择的原则；签订合同即在事先约定的正式合同文本上签字，合同上必须清楚注明校方与教师双方的权利和义务，其内容必须符合法律法规的要求；解聘则是对达不到聘任要求的教师解除聘约关系。整个过程都应该做到公正、公平、公开。

2．教师的评价和激励

（1）教师评价：教师评价是指教育行政部门或学校依据一定的标准对教师的工作状态和工作成就作出判断和评定的过程。教师评价的内容通常包括三个方面：一是师德状况；二是工作行为态度；三是教学任务完成情况。在建立教师评价的指标体系时，应当至少从三个维度来考察评价教师的表现：一是教育维度，即从教育者的角度考察教师的素质、表现和成就；二是学习维度，即从学习者的角度考察教师的终身学习的意识、终身学习能力、不断自我完善的表现和成绩；三是创造维度，即从创造者的角度考察教师的创新精神、创造才能和改革成就。

（2）教师的激励：激励理论显示人在行动之前，会先考虑自己的行动是否会带来回报。如果个体不能确信自己的努力能够导致令人满意的绩效评估结果，或者认为即使自己的绩效目标完成以后，组织也不会给予所期望的报酬，那么他的个人潜能就可能得不到充分发挥。因此，为了充分调动个人积极性，必须建立一套努力 - 绩效 - 报酬模式，使其认识到自己的努力能够获得良好的绩效评估成绩，而这种成绩又会给自己带来所期望的奖酬。学校如果能有效地运用这些报酬系统，对一所学校的教育教学的发展、学校间的竞争中获得优势等都将产生积极的影响。在国外，学校有内部和外部的报酬之分，或直接和间接报酬之分。而在国内，通常把报酬分为物质报酬和精神报酬两种类型。适当的报酬系统，一是学校领导班子要精心设计，充分听取教职员工的意见；二是要物质奖励和精神奖励相结合，增强教师的集体荣誉感和个人成就感；三是要注意量力而行。

3．教师的培训

（1）教师培训的模式：教师的职前培养和职后培训是构成整个教师教育的两个基本组成部分。教师培训的模式多种多样，从其培训的取向来看，可以分为知识本位培训（knowledge-based training）和能力本位培训（competence-based training）两大类。其中，前者着眼于教师知识的更新，后者则指向教师能力的改善。知识本位培训主要通过课堂教学、专题报告等课程化途径来进行；能力本位培训则一般要通过一些非课程化的途径来实施。

（2）教师培训的方式

1）校外培训：是一种将教师送到有关的大学、学院或教师进修学校进行再学习的方式，可以是脱产或不脱产。我国教师的校外培训有两种形式，即学历教育和非学历教育。

2）校本培训：这是一种近年开始兴起的培训方式，即由学校自己组织，聘请大学或学院有关专家参与设计，并针对学校的实际情况制订培训方案。

3）研修培训：研修培训是一种知识、能力两种取向并重，课程化培训与非课程化培训相结合的综合培训模式。

二、课程与教学管理

（一）课程管理

1．课程管理及其要素

（1）课程管理的含义：课程管理就是在一定社会条件下，课程管理者依据一定的管理原则和运用一定的管理方法，对一定课程系统的人、财、物、课程信息等因素进行决策、计划、组织、指挥、协调、控制，以有效地实现一定课程系统预期目标的活动。

（2）课程管理的基本要素

1）课程管理主体：是指课程管理者，包括课程的主管人员和课程实施的管理人员。

2）课程管理客体：是指课程管理的对象，包括被管理的人、财、物、信息等因素及其所组成的课程系统。

3）课程管理手段：是指有关课程管理的技术、方法以及对课程管理客体所施加的决策、组织、协调、控制、领导等职能。

4）课程管理目标：是指课程管理活动所要达到的理想状态。

2．课程管理的基本内容

（1）课程规划管理：课程规划是指国家或地方教育主管部门对学校课程建设的宏观规划、总体方案研制的过程。一般是在教育主管部门领导下由教育行政人员、教育专家、科学家以及富有经验的教育工作者代表统筹安排各种资源，全面负责从课程分析到课程设计的整个研制过程。

（2）课程计划管理：课程规划研制所产生的最重要的课程文件就是课程标准，这是确定某一学段的课程水平和课程结构的纲领性文件。课程标准一般包括课程标准总纲（即课程计划）和各科课程标准（即教学大纲），课程计划管理涵盖上述两个方面。

（3）课程标准管理：课程标准以纲要的形式规定了各学科的内容、体系和范围，体现了国家对各学科课程内容与教学的基本要求，是国家管理和评价课程的基础，也是编写教材、进行教学和考试评价的直接依据。

（4）教材管理：在教材管理上，主要包括以下制度：①国定制，国家教育行政部门统一规定何种教材为全国统一使用的教材，基本统一了教材的编写、出版、发行及使用权。②审定制，教育行政部门成立专门的教材审查审议机构，对民间社团组织以及个人编写的教材进行审查，审查通过者可以作为教材出版发行，供学校选用。③认定制，个人或民间社团组织编写出版的教材须经教育行政部门认可批准，才可作为地方学区或学校选用的教材。④选定制，教育行政部门为学校的各门学科挑选若干种教材，然后制成教学用书目录，供地方学区或学校选用。⑤自由制，是一种完全放开的教材制度，国家或地方教育行政部门对教材几乎不加任何控制和监督。

（5）课程实施管理：课程实施是将课程方案付诸实践，其本质是教学过程。

（6）课程评价管理：课程评价管理主要涉及两个方面，一是学业成就测验的管理，二是发展性课程评价的管理。在学业成就测验的管理中，需注意的是：①加强对试题编制工作和编制人员的管理；②加强对测验考试实施的管理；③加强对测验考试信息反馈和质量分析的管理。在发展性课程评价的管理中，要注意的是：①加强对课程评价改革指导思想的学习，树立新的发展性评价观；②加强对教与学过程评价的管理；③加强对学生制订改进学习计划的指导和管理。

（二）教学管理

1．教学管理的含义
教学管理是指运用管理科学和教学论的原理与方法，充分发挥计划、组织、协调、控制等管理职能，对教学全过程各要素加以统筹，使之运行有序，提高效能的过程。

教学管理可划分为宏观和微观两个层面。宏观层面是指教育行政机关对各级各类学校及其他教育机构教学的组织、管理和指导；微观层面即学校内部的教学管理。广义上的教学管理，涵盖了宏观和微观两个层面的教学管理；狭义上的教学管理专指微观层面的教学管理。

2．教学管理的基本环节

（1）教学计划管理

1）教学计划管理的含义：教学计划管理就是通过对未来教学工作和活动的设计，控制和指导整个教学过程，从而使教学活动处于最佳状态，并取得最好的教学效果。

2）教学计划管理的实施：①制订教学计划：包括全校教学工作计划、教研组工作计划和教师教学工作计划；②执行教学计划：管理者要合理调度学校的人、财、物等资源，推动教学工作的开展，使教学计划由设想转化为现实；③检查执行情况：对教学计划执行情况的检查，可以根据需要采用不同的方式，包括全面检查、专题检查、平时检查、定期检查；④评价教学计划：旨在对教学计划管理过程进行回顾与反思，是一个依据执行情况对教学计划重新审视的过程。

（2）教学组织管理

1）教研组建设：教研组是各科教师从事教学活动的集体，同时也是学校教学管理的最基层组织。教研组建设应做好以下工作：①按照不同学科建立和健全教研组。一般同一学科教师在3人以上，学校应考虑成立教研组；不足3人者，可将性质相近的学科教师组织起来，成立多学科性的教研组。②选任教研组组长。③制订规章制度，如教研组的定期会议制度、考勤制度、集体备课制度、听课制度等。

2）课务安排：学校在安排课务时，要考虑到教师的专业背景、学识专长，同时又要考虑到教师的实际教学能力和业务水平，还要适当考虑教师的年龄特点。

3）教务行政：①招生：招生是教务行政的基本工作之一。通常的招生程序是：调查摸底，即对有关的毕业生人口和招生数进行调查了解；组织考务，录取新生，根据招生政策和考试成绩，完成录取工作；组织入学，新生注册报到。②编班：应依据标准进行编班，确定班级的规模。能力分班即按照学生的原有基础、学习能力进行编班，其优点是施教较为容易，但不符合教育平等的理念。常态分班要求各班学生各方面的情况大致相同，这样在教育机会和资源的分配上较为公平，但加大了教学的难度。班级规模小有利于提高教学效果，培育有个性和创造性的学生。但规模太小，会导致教育成本增加，使教育资源紧张的学校难以承受。③编排课表：编排课表的要求是有利于提高学习效率，各门课程适当错开；便于教师开展教研活动；有利于教学设施场地的充分利用；便于学校其他活动；课表确定后应保持相对稳定。④学籍管理和档案管理：主要指学校设备资料、教师教学档案、学籍卡片、学生健康卡片、入学登记表、毕业登记表、各类文件和报表等的整理、统计、归档和存放等事项。⑤图书资料及教学仪器管理：图书资料和教学仪器都属于教学设备，应受到学校和教育行政部门的重视。

（3）教学质量管理

1）教学质量管理的含义：教学质量是指学生经过一定期限的学习后所应达到的要求。教学质量管理是为保证培养质量，促使教学效果达到培养方案、课程计划、教学大纲和教材所规定的要求，对教学过程和效果进行的指导、控制等活动。教学工作管理的中心任务是提高教学质量，教学工作的计划管理、组织管理以及教务管理等都是围绕提高教学质量进行的。因此，教学质量管理是教学管理的核心。

2）教学质量标准的制订：教学质量标准应根据教育方针、培养目标、学校教育的任务、教学大纲及教材的内容和要求来制订。主要包括三方面内容：①教学工作质量标准：标准的制订需要仔细研究教学论、教育心理学的有关理论，结合学校教学过程的特点提出该标准的具体内容。②教学效果标准：教学效果应体现在学生知识、能力和个性等方面的发展上。③时间标准：这一标准意在使教学工作按照课程计划、教学大纲所规定的教学时间进行。

3）教学质量的检查与分析：①教学质量检查与分析的步骤：从时间上讲，教学质量检查与分析的步骤为——学期初检查教学工作计划的落实情况，检查教学工作是否已进入正常轨道；学期中根据教学大纲、教材和教学进度计划检查教学常规是否正常执行，分析前半学期的教学质量；学期末组织和安排好期末复习和学期考试，全面检查与分析教学质量，作好教学总结。从层次上讲，教学质量检查与分析的步骤为——任课教师分析所教各班本学科的教学质量，班主任分析本班学生的成绩；教研组检查与分析全校某学科的教学情况；教务处综合检查与分析全校各学科、各教师的教学情况，以及全校学生的总体学习情况、学业成绩。②教学质量分析的常用方法：a．评议法，是指由学校管理者组织教师和学生对某教师、班级的教学与学习情况进行分析。从本质上说，评议法是一种定性分析方法。b．数据分析法，也称定量分析法，教学质量检查的结果，有些是可以用数量来表示的，如优生率、及格率、学生学业成绩的提高幅度等。c．比较法，有两种，一种是就当前教学状况和结果进行横向比较，如本校同年级班级之间的比较、校与校之间的比较等；另一种是将同一对象的前后教学状况和结果进行比较，如将某班学生的本学期成绩与前一学期成绩进行比较。d．因果分析法，旨在对形成当前教学质量结果的原因进行分析。因果分析能帮助学校管理者确定今后教学管理的重点，在教学管理中实施有效调控，以进一步提高教学质量。

4）教学质量的改进：包括三个方面，即提高质量意识，全员参与教学质量管理；加强流程控制，抓好教学质量的全过程管理；开展教育科研，以科学的理念与方法改进教学质量。

三、学生管理

学生是教育管理的主要对象之一，学生管理的目的是为学生成长提供各种引导和服务，根本目的是使学生具有良好的学习习惯、生活习惯和行为习惯，促进学生的全面发展。

（一）学生管理的特点

1．**教育性** 以学生为主体进行，体现服务和引导以及对学生生命的关怀。

2．**开放性** 从社会、家长、学校、老师、个人等整体的视角出发。

3．**持续性** 学生管理是一项系统工程，是阶段性与连续性的统一，需要有长效机制和可持续的意识。

4．**差异性** 包括个体差异和群体差异。

（二）学生管理的意义

1．**有利于教育目的的实现** 做好学生管理工作，能够满足学生自身发展的需要，并从根本上确保教育的社会性，引导教育的发展方向，使所培养的人与社会需要相一致。

2．**有利于教育教学工作的开展** 在教育工作中，注重学生管理，把学生全面发展与因材施教结合起来，培养学生比较完善的基本素质，又充分发挥其独特的个性，确保教育教学工作的顺利开展。

3．**有利于学生的健康全面成长** 科学开展学生管理工作，帮助学生学会做人、学会求知、学会劳动、学会生活、学会健体和学会审美，促进学生综合素质的提高。

（三）学生管理的基本原则

1．**内外结合** 包括学校和课堂内外的结合、家校结合、外在管理和内在自我约束的结合。

2．**专兼结合** 需要专职的管理人员和其他兼职管理人员。

3．**知情结合** 要使学生管理顺利进行，首先要让学生在认知上明白道理和制度的必要性及重要性，才能够得到学生心理的回应和情感的认同。

（四）学生管理的内容

1．**学生学习活动管理** 通过管理学生学习活动，端正学生的学习态度，养成良好的学习习惯，培养自我学习的能力，促进学生的协调发展。包括学生入学、学籍、档案管理等教务行政工作、学生学习的方式方法、学习思想和态度、就业指导和规划等方面的管理工作。

2．**学生行为习惯的管理** 通过学生行为习惯的管理，使学生养成良好的生活行为习惯，习得必要的生活技能，树立正确的生活观，制订和规范各项日常生活规章制度。

3．**学生的自我管理** 加强学生自我管理，维护和保持健康的心理状态，可以通过辅导员谈话、心理咨询、团体辅导等方法预防心理问题的发生，提高学生承受挫折抵抗打击的能力。

四、教育经费管理

（一）教育经费管理概述

教育经费管理是指遵循管理原理和有关法规制度，对教育经费进行筹措、分配和使用的过程。教育经费管理是管理活动和教育管理活动的组成部分，要想行之有效就必须符合管理工作的一般规律；同时，它在相当程度上又是国家意志的体现，其活动也应以有关法律、法规、规章和制度为依据。

（二）教育及学校经费的来源

1．**教育经费的来源** 20世纪80年代教育改革前，我国的教育经费主要来自政府的预算内财政拨款。20世纪80年代中期以后，尤其是社会主义市场经济体制建立后，随着教育管理体制的逐步改革，教育经费的来源渠道日益呈现多元化，地方在教育方面的支出份额逐渐加大。

2．**学校经费的来源** 不同类别、不同性质的学校，其教育经费的来源也有所区别。实施义务教育的学校和公立学校的经费主要依靠政府财政拨款，而高等学校、私立学校的经费则明显地呈现出多元化趋势，学费收入、社会捐助在其总经费中占有相当的比重。

（三）教育经费的分配和使用

1．**教育经费的分配原则**

（1）均等性原则：现代教育的基本特征之一就在于努力维护教育机会均等，实现教育的大众化和民主化。这就要求分配教育经费时，首先要考虑地区和人群间的均等，尤其对"老少边穷"地区和教育处境不利人群应给予特殊政策与适度倾斜。

（2）效益性原则：将有限的资源投入到最需要的领域，发挥其最大的功效。

教育经费分配中的均等性原则和效益性原则是一对矛盾统一体，不同时期、不同国家往往依据自己的价值观，来抉择"公平优先、兼顾效益"或"效益优先、兼顾公平"。

2．**教育经费的支出项目** 教育经费按其用途可分为经常费和基本建设费两大类。经常费是教育机构开展经常性活动所需的经费，按开支对象又可分为用于个人部分的人员经费和用于公用部分的公用经费两类。基本建设费是为实现固定资产的再生产，进行一定规模的工程建造和设备、工具、器具的购置所需的资金。

3．**学校经费的支出和使用** 学校的支出是指其为开展教学及其他活动发生的各项资金耗费和损失。学校经费支出包括：

（1）事业支出：即学校开展教学及其辅助活动所发生的支出，包括基本工资、补助工资、职工福利费、社会保障费、助学金、公务费、业务费、设备购置费、修缮费和其他费用等。

（2）建设性支出：即学校用于建筑设施方面的支出，包括用专项资金和社会捐赠等新建、改建、扩建建筑设施所发生的支出。

（3）经营支出：即学校在教学及其辅助活动之外开展非独立核算经营活动所发生的支出。

（4）对附属单位补助支出：即学校用财政补助收入之外的收入对附属单位补助所发生的

支出。在使用学校经费的时候，必须遵循下列要求：

1）学校的经费支出和使用，必须严格执行国家有关财务规章制度所规定的开支范围和开支标准。

2）从有关部门取得的有指定项目和用途并且要求单独核算的专项资金，必须按照要求定期报送资金使用情况，项目完成后，报送资金支出结算和使用效果的书面报告，并接受有关部门的检查和验收。

3）学校必须加强对经费支出的管理，各项经费支出应按实际发生数列支，不得虚列虚报，不得以计划数和预算数代替。

小　结

1. 教育管理学涉及的主要方面：①创造和维护有效的学习环境；②按不同需求进行课程设置和描述课程内容；③监测和评价学校、教师和学生的行为。

2. 高等教育组织的基本构成要素：①工作的表达和安排方式；②信念；③权力。

3. 我国护理学院管理过程的四个环节：①计划；②实施；③检查；④总结。

4. 护理教育教学中的管理原则：①一长制原则；②职责分明原则；③明确目标原则；④例行工作规范化原则；⑤行政保持稳定原则；⑥必要的灵活性原则；⑦安全感原则；⑧适当竞争原则；⑨动力原则；⑩合理的人事政策原则；⑪建立评价制度原则；⑫建立良好人际关系原则；⑬争取社会支持原则。

5. 我国护理教育的学制基本依赖于四个方面：①护理人才目标培养；②社会经济和医学科学的发展水平；③社会政治制度；④教育者的年龄特征和教育背景。

6. 我国现行的护理教育体系的层次结构：按培养护理人才的等级从低到高可以分为中等护理学教育、护理学专科教育、护理学本科教育和护理学研究生教育四个层次。

7. 我国的学位分三级，即学士学位、硕士学位和博士学位。

8. 课程管理的基本要素：①课程管理主体；②课程管理客体；③课程管理手段；④课程管理目标。

9. 课程管理的基本内容：①课程规划管理；②课程计划管理；③课程标准管理；④教材管理；⑤课程实施管理；⑥课程评价管理。

10. 教学管理的基本环节：①教学计划管理；②教学组织管理；③教学质量管理。

思 考 题

1. 教学质量检查与分析的步骤和常用方法是什么？
2. 护理学院教学管理的主要环节包括哪些？

67-2
第七章思考题参考答案

（李　强）

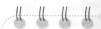

第八章　护理专业学生的素质教育

第一节　素质教育的本质与起源

案例 8-1

素质教育的含义

　　2008 年 4 月 24 日在湖北武汉华中师范大学召开了湖北省素质教育研究组的筹备大会。会上 83 岁高龄的中国著名历史学家章开沅老先生的几句话，道破了素质教育的真正含义和在社会、历史、人类方面的紧迫性。他说，人类现在正在毁灭自然，我们要尽快改变这种现象，急需提高全人类的素质；素质教育不只是针对小孩子，各位教育工作者也要提高自己的素质；比如说，顺手带走没有喝完的水，这就是一种素质。从现场来看，教育工作者的素质有待提高，至少没有第二个人带走自己的水瓶，甚至地上随处可见。可悲可笑可气！

　　问题与思考：

　　分析上述案例体现了素质教育哪些方面的内容。

案例 8-1 分析

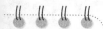
素质教育是我国于20世纪80年代末提出的，是对当代中国教育产生很大影响的教育思想之一。素质教育是以提高全民族素质为宗旨的教育，具有思想性和时代性，是当代教育界期望形成的一种理想性的教育价值观，是期望达到的一种新的教育境界。本节将着重介绍素质教育的本质、内涵、分类与特征、起源以及与国外教育模式的比较。

一、素质教育的本质

教育的本意就是对人的全面培养，是传授知识、技能与培养品德的行动与过程。教育用知识丰富人的思想，完善人的品德和修养，开发个人潜能，发展人的个性，提高人们适应社会和改造社会的能力，从而不断推进社会的发展。素质教育更加注重提高人的内在品质，强调知识向素质和能力的转化，是以提高全民族素质为宗旨的教育。李岚清同志在《基础教育是提高国民素质和培养跨世纪人才的奠基工程》一文中说到："素质教育体现了基础教育的本质，它从'培养有理想、有道德、有文化、有纪律的社会主义公民'出发，以全面培养接受教育者高尚的思想道德情操、丰富的科学文化知识、良好的身体和心理素质、较强的实践和动手能力以及健康的个性为宗旨，面向全体学生，为学生学会做人、学会求知、学会劳动、学会生活、学会健体、学会审美打下扎实基础，使学生在德、智、体等方面得到全面协调发展"。

"素质教育"的概念提出后争议不断，其根本在于对"素质"的不同理解。素质（quality），狭义的解释是"人本来的特点和原有的基础，是与生俱来的感知器官、神经系统、大脑结构和功能的特性"，是人的先天因素决定的。从心理学的角度定义为："由于对个体的经验和环境的反应而形成的个人心理结构"。素质广义的含义是"人在后天通过环境和教育训练所获得的稳定的、长期发挥作用的基本品质结构"，是人的先天因素和后天因素相互作用的产物，包括人的思想、知识、身体、心理品质等。广义的素质的概念是"素质教育"这种新思想科学性的基础。

从本质上说，素质教育（quality-oriented education）是为实现教育方针规定的目标，立足于社会的长远发展，着眼于受教育群体，以面向全体学生、全面提高学生基本素质为根本目的，以注重开发受教育者的潜能，促进受教育者德、智、体、美方面生动活泼地发展为基本特征的教育。面向全体学生，既是对学生一视同仁的教育，又要体现个性化教育，是一种合作式、相容性的教育，是人人接受效果相同的教育，是"主动学习"的教育，是人人都是成功者的教育，涵盖了因材施教。全面提高学生基本素质是指不仅注重对学生的身体、心理、技能、知识、品德、态度、情感和价值观全方位的培养，同时要教会学生发展自我、适应社会的能力，促进学生生理与心理、智力与非智力、认知与意向等因素的全面和谐发展，增强学生在知识经济社会和信息社会所需要的多方面的素质和广泛的适应性。

知识拓展

从词源看，"素质"一词古已有之。在古汉语中，"素"本质白色生绢，如《礼记·玉藻》载"大夫素带"，指大夫束着白色生绢做的腰带。"素"同时也可指绘画中的白色粉底。另外，"素"还有"始""本"之意。"素质"一词由"素"字发展而来，并与其含义相承：一是指白色，如《逸舟书·克殷》载"百夫荷素质之旗于前"；二是指原本之质，引申为人的基本素养，即素质。"素质"最初见于晋代张华的《励志诗》："如彼梓材，佛勤丹漆，虽劳朴，终负素质"。这里是借事育人，指培养的人才若不勤于修养和提高，就会糟蹋业已形成的良好素质。

二、素质教育的分类与特征

素质教育倡导对学生进行教育而不是训练，对于护理专业的学生来说，素质教育是体现知识全面化、实用性，突出人文素质教育，注重实际能力培养，避免目前高等教育中出现的过多的职业化技能训练以及学生高分低能的现象。素质教育更多地追求教育的内在价值，而不是教育的工具价值。联合国教科文组织 20 世纪 90 年代中期就提出"四个学会"，即：学会生活（learning to live together），学会认知（learning to know），学会做事（learning to do），学会生存（learning to be）。素质教育正是这样理想追求的体现，是教育国际化与现代化的需求。

（一）素质教育的分类

关于素质的分类，不同学者有不同的认识。《关于加强大学生文化素质教育的若干意见》（1984 年 4 月 10 日）一文中指出，"大学生的基本素质包括思想道德素质、文化素质、专业素质和身体心理素质，其中文化素质是基础"。同时还指出，"我们所进行的加强文化素质教育工作，重点指人文素质教育"，旨在提高全体大学生的文化品位、审美情趣、人文素养和科学素质。

1．**政治素质（political quality）** 指政治主体在政治社会化的过程中所获得的对他的政治心理和政治行为发生长期稳定的内在作用的基本品质，是社会的政治理想、政治信念、政治态度和政治立场在人的心理中形成的并通过言行表现出来的内在品质。

2．**思想素质（ideological quality）** 指人们从事社会活动所必需的内在基本条件和基本品质，是个人的思想观念、思想觉悟、理想信念以及政治方向、政治立场的综合表现。

3．**道德素质（moral quality）** 也称"德性"，简称"品德"，是个人在道德行为中所表现出来的比较稳定的、一贯的特点和倾向。是一定社会的道德原则和规范在个人思想和行为中的体现。包括道德认识、道德情感、道德意志和道德行为。

4．**文化素质（cultural quality）** 指人们在文化方面所具有的较为稳定的、内在的基本品质，表明人们在这些知识及与之相适应的能力行为、情感等综合发展中的质量、水平和个性特点。

5．**专业素质（professional quality）** 包括一定领域内的科学知识、专业技能。

6．**身体素质（physical quality）** 通常指的是人体肌肉活动的基本能力，是人体各器官系统的功能在肌肉工作中的综合反映。身体素质一般包括力量、速度、耐力、灵敏度、柔韧性等。

7．**心理素质（psychological quality）** 指保持心理健康和具备建立良好人际关系的知识和技能。

（二）素质教育的特征

1．**素质教育的全体性** 面向全民族全社会的每一位接受教育者，区别于"应试教育"。通过素质教育的开展，努力将我国的人口压力转变为人力资源优势。《中共中央国务院关于深化教育改革全面推进素质教育的决定》中强调，"实施素质教育应该贯穿于幼儿教育、中小学教育、职业教育、成人教育、高等教育等各级各类教育，应当贯穿于学校教育、家庭教育和社会教育的各个方面"。

2．**素质教育的整体性** 人的素质是一个有机的整体，培养学生在德、智、体、美等各方面的全面发展，并以培养他们成为有理想、有道德、有文化、有纪律的社会主义"四有"新人为宗旨。以使全体学生全方位地、整体地、和谐地发展。

3．**素质教育工作的全局性** 素质教育不仅在学校，同时也受到社会的政策、经济、文化环境等的影响。教育不仅存在于课堂和学校，同时也要注重宿舍、家庭、社会大环境和周边环境的影响。素质教育不仅是课程教育，同时包括教学软环境和文化氛围的影响；不仅在于教的过程和内容，而且还受到非教学过程及非教学因素的影响，即"言传莫过于身教"。素质教育的整体协调性，其内涵是人文、社会、自然三大知识范畴的有机整合。既要促使学生全面发展，也要考虑个体差异，因材施教，使每一位学生的潜能得到充分发挥。

4．素质教育的主体性　这是素质教育的核心，个体的发展需要激发个体的主动性。素质是外在知识通过主动学习主体内化而成的。主体性教育是将重点放在唤醒学生的主体意识，注重学生智慧和潜质的开发，强调学生主体性、能动性，激发学生求知欲和实践意识，开发并激励学生探索和创新精神。

5．素质教育创新性　在人才培养目标中应突出培养学生的创新精神和怀疑的态度。世界高等教育大会的文件提出"培养首创精神和学会创业，应当是高等教育的主要关注点"，还提出"高等学校毕业生不仅越来越少地被称为求职者，相反，他们将更成为创业者"。教育就其最高的境界而论，就是培养学生反抗流行的理论和向传统进行挑战，只要他们的反抗、挑战和背叛在理智上是真诚、严肃而有建设意义的。培养学生科学的评判性思维，批判性地接受，在思考中质疑，从而促进学术的发展。

6．素质教育实践性　素质教育以培养学生的实践能力为重点。强调教育与生产劳动、与实践相结合。素质教育的实践要调整和改革基础教育课程体系、结构和内容，重视实验课程，加强实践环节，使学生接触自然，了解社会，参与社会活动，培养热爱劳动的习惯和艰苦奋斗的精神。高等学校尤其要加强社会实践，组织学生参加科学研究、技术开发和推广活动以及社会服务活动，启发学生在实践中找问题，带着问题学习理论和相关知识，活学活用。素质教育的实践性在护理学教育中是从护理学的特点出发，要求在护理学教育的见习、实习阶段，尤其应注重加强人文素质教育。联系护理学生见习、实习时所接触的典型实例，进行护理学人文专题讲座和案例分析，将人文理论知识应用于实践，使学生学会从专业、道德、法律、政治等不同角度去解决临床问题。同时利用假期组织志愿者到城乡支工、支农、支教，从社会实践中提高能力，促进知识的转化。

7．素质教育时代性　社会没有永恒不变的素质水准，不同时代对素质教育的目标、内容和要求不同。在 21 世纪教育国际讨论会上，柯林·博尔倡导的未来应该具有三张"教育通行证"的理念受到推崇：一张是学术性的，一张是职业性的，一张是证明一个人的事业心和开拓能力的。其内涵包括思维、规划、合作、交流、组织、解决问题、追踪的各方面的能力。因此，素质教育永远跟随时代的发展。

三、素质教育的起源与发展

（一）素质教育的起源

素质教育在我国的发展基本上经历了酝酿创立期（1983—1993）、区域推广期（1994—1996）和全面推广期（1997—）。自 1993 年《中国教育和改革发展纲要》中提出由"应试教育"转向全面提高国民素质的轨道以来，"素质教育"一词已经多次被写进国家政策文件，也已经成为各类教育者最常用的自觉语言。特别是在 1999 年中共中央国务院作出了关于深化教育改革、全面推进素质教育的决定，素质教育进一步被确定为我国教育改革和发展的长远方针，成为我国各类教育追求的理想。

关于"素质教育"这一特定的概念不一定有完全对应的外文词汇，但素质教育的思想、素质教育的政策和素质教育的实践已成为全世界共同的潮流。回顾中外教育发展史，可以发现很早就有素质教育的痕迹。早在我国夏代，教育内容主要是养老、传授生产知识和军事技能，到了商代，则增加了教孝、习射、习礼、习乐等全面培养素质的各项课程。美国 1642 年在哈佛开展了大学的正式课程，由哈佛的第一任校长 Dunster 一个人教所有年级的全部课程，包括：逻辑、修辞、数学、天文、伦理、政治、历史、植物学，以及希腊文、叙利亚文、希伯来文、阿拉伯文和教义问答，几乎涵盖了当时社会的所有文化内容。

（二）素质教育的发展

1985 年《中共中央关于教育体制改革的决定》明确提出"教育体制改革的根本目的是提高民族素质，多出人才，出好人才"。1988 年首次在一些文章中出现"素质教育"一词，标志着素质教育开始其理论和实践的初步探索。1993 年国务院颁发的《中国教育改革和发展纲要》中，首次将"应试教育"和"素质教育"对应起来，指出教育应该实现从应试教育向素质教育的转变，这成为素质教育较早的政策性指导，对素质教育的发展起了很大的推动作用。1996 年《中华人民共和国国民经济和社会发展九五计划和 2010 年远景目标》中，更加明确了教育模式的转变方向，素质教育进入实践推广阶段。1998 年教育部原部长陈至立提交了《面向 21 世纪教育振兴行动计划》，提出了"跨世纪素质教育工程"，至此素质教育已经成为我国教育发展的理想蓝图。1999 年 6 月召开的第三次全国教育工作会议上中共中央国务院向全国人民发出了全国实施素质教育的总动员，素质教育被确立为教育改革的重心和教育发展的目标。2000 年以后，素质教育在各教育机构逐步推开，逐渐改变着人们的生活。教育部在《基础教育课程改革纲要》中提出："改变课程内容'繁、难、偏、旧'和过于注重书本知识的现状，加强课程内容与学生生活以及现代社会和科技发展的联系，关注学生的学习兴趣和经验，精选终身学习必备的基础知识和技能"。2006 年素质教育写入新修订的义务教育法。科学发展观强调以人为本，全面协调可持续发展，进一步明确了实施素质教育的本质和目标。改革开放以来，我国已召开过四次全国教育工作会议，每一次会议都有一个历史性的纲要性文件出台，第四次会议颁布了《国家中长期教育改革和发展规划纲要（2010—2020 年）》，从我国现代化建设的总体战略出发，根据教育发展的新趋势、新特征，紧紧抓住教育发展的重要战略机遇期，提出了到 2020 年基本实现教育现代化，基本形成终身学习型社会，进入人力资源强国行列的战略目标和优先发展、育人为本、改革创新、促进公平、提高质量的工作方针，规划和指导了我国十年教育事业改革和发展的宏伟蓝图，开启了由教育大国向教育强国、由人力资源大国向人力资源强国迈进的新征程。当前，全社会对教育热点的关注空前提高，接受优质教育成为人民群众的热切期盼，但是我国教育事业与经济社会发展的要求还不完全适应，优质教育资源不能满足人民群众日益增长的需求，特别是素质教育水平和教育质量亟需提高。

四、中西方素质教育发展的比较

素质教育的概念是中国独有的，但是素质教育的思想和实践是全球性的。正如 1998 年联合国教科文组织发表的《世界教育报告》所概括的，整个 20 世纪 90 年代，教育政策上追求教育民主和追求教育质量的双重取向在"全世界各地都很明显"。这反映了世界对社会发展、对人才质量要求的相同判断，反映了相同的价值取向和目标追求。与此相类似的是西方通识教育的发展。在 20 世纪 90 年代美国掀起的"新美国学校"运动认为，"我们必须首先认识到知识不仅包括信息，知识更重要的是通过实际行动应用评价信息在自己及他人身上发生有效变化的能力"。在西方传统教育中，学习的动力与所学知识的动机没有关系，仅为学而学，经常导致软弱的学习动机、被动学习以及丧失潜力，因此教育转向倡导学生逐步养成主动参与、乐于探究、勤于动手的学习习惯，培养学生搜集和处理信息的能力及交流与合作的能力。美国的高等教育历经传统学风，即初期通识教育，进行过文雅与实用的争论，经过学术自由与自由选修的风潮，形成了学科分化与通识分类必修的教育模式，提倡经典名著与核心课程的设置，不断强化通识教育。曾任哈佛大学文理学院院长的 Rosovsky 对哈佛的通识教育制订出一套标准（1990）：

1．一个有教养的人，必须能清晰而有效地思考和写作。

2．一个有教养的人，必须对自然、社会和人文有批判性的了解，不仅是根据现有资料的认识（informed acquaintance），而且是批判性的评价（critical appreciation）。

3．一个有教养的人不应该有地方性的偏狭而忽视其他地区和时代的文化，必须了解塑造现在和未来的其他地区和历史上其他时期的文化和力量。

4．一个有教养的人，要能了解并思考道德和伦理的问题，能够做出智慧和道德的抉择。

5．一个有教养的人，应在某一知识领域有深入的研究，达到介于广泛的知识能力和专业层级之间的程度。

第二节　素质教育的实施过程

对护理专业学生开展素质教育，提高学生适应社会能力，培养坚实理论基础、优良素质、较强适应能力的护理人才，来满足社会对护理人才的需要是护理界极为关注的焦点。

一、素质教育的目的与任务

素质教育的目的就是全面提高人们的整体素质。不仅考虑个人素质的结构、特点与规律，而且顾及社会发展对人的素质的要求。即社会本位与个人本位的适宜结合。从 2001 年教育部印发的《基础教育课程改革纲要（试行）》中对中小学生培养可以有所领略：要使学生具有爱国主义、集体主义精神，热爱社会主义，继承和发扬中华民族的优秀传统和革命传统；具有社会主义民主法制意识，遵守国家法律和社会公德，逐步形成正确的世界观、人生观、价值观；具有社会责任感，努力为人民服务；具有初步的创新精神、实践能力、科学和人文素养以及环境意识；具有适应终身学习的基础知识、基本技能和方法；具有健壮的体魄和良好的心理素质，养成健康的审美情趣和生活方式，成为有理想、有道德、有文化、有纪律的一代新人。

1．培养学生做人　做人，首先要学会正确处理自己和他人、个体和客体的关系。美国品德教育联合会主席麦克唐纳说，只有品行没有知识是脆弱的，但没有品行仅有知识是危险的，是对社会潜在的威胁。意大利诗人但丁有句名言：一个知识不全的人可以用道德去弥补，而一个道德不全的人却难以用知识去弥补。因此素质教育的重要目的是培养学生不但会生存，还应该学会合作；不仅学会生活，还应该学会关心他人、关心集体、关心社会、关心人类。作为现代社会人，能够正确处理各种矛盾，明辨是非，学会发展和珍视伦理的价值以及各种政治、经济和社会制度所赖以存在的意义，明确历史使命，坚定理想信念，以深厚的历史文化积淀构筑精神支柱。

2．培养学生做事　知识和能力是价值中立的，不涉及好与坏。如何将具备的知识和能力运用和发挥，便需要在价值观念和伦理道德上作取舍判断。作为受过大学教育的人，其行为做事、待人接物、为人处世应该有其气质和气度、品格和品位、人格和人道。不仅能够正确选择做什么，并且在选择后能够有能力做成事，学会将书本中的知识技能灵活地应用于现实生活。

3．培养学生成才　素质教育的根本目的，不是教导单一的技能，而是提供广博的通识基础；是在培养学生做人的基础上成为对社会有用之人。在大学不是造就某一行业的专家，学生需要的是心灵的刺激与拓展、见识的广博与洞明。在培养学生成才方面，不应只立足于现在，更要着眼于未来。

根据以上目的，素质教育的任务可以概括为以下几点：

1．培养与提高学生身体素质　主要包括潜能和特点（力量、耐力、速度、灵敏度、柔韧性）等方面，并体现在身体结构与功能上。培养与提高身体素质，就是要保持和增进身体健康，发挥生理潜能，促进和完善身体的功能与适应性。

2．培养与提高学生的心理素质　保持与增进心理健康，发挥心理潜能，培养与提高心理特点与心理品质，促进和完善认识与意志、智力因素与非智力因素。

3．**培养和提高学生的社会素质**　保持与增进社会健康，培养与提高政治、思想、道德、审美与劳动技能等各方面的品质。

4．**培养与提高学生的评判性思维与创新能力**　培养学生的创新意识和创造能力，敢于质疑，及时开发有潜能、有才华的学生，使他们具备不断创新、不断发展的竞争能力。勇于并且有能力创新是现代人才的特征之一。

二、素质教育与全面发展教育

素质教育与全面发展教育所要达到的教育目的和人才培养目标基本上是一致的，都是为了全面提高人才的素质，促进人的全面发展，是社会主义教育的目的。素质教育是对学生全面发展教育的完善和落实，全面发展教育是素质教育的途径。实施全面发展教育是我国既定的教育方针，贯彻全面发展的教育方针，实现人的全面发展，就要进行素质教育。全面发展教育主要指"人的全面发展"，身、心、技、能的全方位提高，是素质教育的最终目标。素质教育是一种教育理念，着眼于提高学生的内在素质与品质，强调知识的内化与身心发展。随着社会的发展，素质教育的内涵也在不断地深入和发展，对全面发展教育也在不断完善与充实。

三、终身教育与素质教育

终身教育（life-long education）与素质教育同样都致力于人的素质的提高。1965 年，在巴黎召开的成人教育大会上，时任联合国教科文组织成人教育局局长的法国保尔朗格朗首次提出"终身教育"的概念。在联合国教科文组织国际教育发展委员会发表的《学会生存——教育世界的今天和明天》，对终身教育的理论原则进行了系统而深刻的论述。终身教育的五条原则是：

1．要保证教育的连续性，以防止知识过时。

2．使教育计划和方法适应每个社会的具体要求和创新目标。

3．在各个教育阶段都要努力培养新人，使之适应充满进步、变化和改革的生活。

4．大规模地调动和利用各种训练手段和信息，这种训练和信息超出了对教育的传统定义和组织形式上的限制。

5．在各种形式的行动（技术的、政治的、工业的、商业的行动等）和教育目标之间建立密切的联系。

四、实现素质教育的过程

素质的形成是知识和信息内化的过程，在于潜移默化与日积月累。学生是学习的主体，课程结构要随着社会的发展不断进行合理化调整，编排设计时要充分考虑到作为学习主体的学生。设计多种形式的课堂教学仅仅是完善素质教育的一条途径，在大学教育中同时要注重教学软环境的建设，重视实践以及知识的应用，促进知识向能力的不断转化。教师不仅在课堂上传授知识，更多地要教授学生在生活和学习中发现问题，科学思维，寻找解决问题的途径。

1．改革课程设置，合理安排课程结构，改革课程内容，改革教学模式，改善教学方法。减少必修课，增加选修课，让老师都会教，所有的学生都学会。近年来课程在不断调整中有以下特点：首先通过基础课程的设置加强学生基本的学术能力；其次注重多元文化与价值观的培养；同时加强对各类学科知识的整合，出现许多新的学科体系。

2．**充分利用课堂**　要改变教学方法，培养学生自主学习的能力。让学生主动、积极地参与到教学活动中。传统的教学方法依旧沿用，更多地增加了知识实用化的教学手段，如协同教学、PBL、微课教学法（micro class teaching method）、翻转课堂（flipped classroom）、个别教学（individualized teaching）、小组教学（group teaching）等。

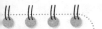

3．**注重教师队伍的培养**　教师不仅是传经师，更是为人师。注重培养教师的个人品质和学术内涵，加强对教师教学能力和方式方法的培养，通过对优秀教师的教学观摩，相互取长补短。鼓励教师教学研究并进，为学生树立楷模，为学生创造自由思维的空间，师生能够在学术上以理互辩，共促学术发展，达到教学相长。

4．**重视教学环境和软环境的建设**　情景教育是大学教学中不可忽视的一环，其潜移默化的功效不亚于教师或课本。大学的校园与建筑，能够让每一位师生与访客体味到其严肃与优雅的人文情怀。在校园建设上，不仅要考虑实用方便，尤其要斟酌其精神的作用与心绪的功能。有水方显灵气，有绿更有生机，要能看到名人的足迹，使学生见贤思齐，要能领略到人美、物美、环境美，而促使学生致力于美的维护与创造。校园的文化氛围熏陶着每位学子，耳濡目染，成为学生心灵和精神的方向。学校的理念会逐渐深入学生的心灵，体现在未来的点滴思想与行为中。

5．**建立完整科学的评价体系**　正确的评价可以不断纠偏，促进素质教育的稳步发展。评价要全面，包括对学生学业成就、学生素质、教师课程、学科、学校及区域性的教育评价。对学生的学习情况不能只以期末考试这种总结性评价来评价，要多采用形成性评价，注重能力的评价。例如：在临床技能考核方面可以实行客观结构化临床考试（objective structured clinical examination，OSCE），又称临床技能多站式考核（multiple station examination，MSE）。这是一种现代化的临床技能测评工具。要选定和培训标准化患者，用于培养和考核学生临床基本技能，注重学生的整体思维能力的培养和对患者关怀意识的树立。

五、我国高校人才培养模式的改革

随着社会人群对健康的深入理解和多层次的要求，人的价值、人的健康、人的生活质量正在受到世界各个国家越来越多的重视，因此社会对高素质、多角色护理人才迫切需求。探讨符合中国国情、同国际护理教育接轨的护理人才培养模式也成为必需。如何突出护理专业特点，优化教育资源，培养出集综合素质、全面知识、专业技能、健康体魄为一体的高素质护理专业人才是护理高等教育界的大课题。各大院校根据自己的特点进行了各项改革的尝试，促进了我国护理高等教育事业的不断发展。

现代社会对护理人才的需求不仅限于有高、精、深的专业技能，而且是融专业与综合素质为一体的全面发展的护理专业人员。《护理本科生专业素质结构模型和评价指标体系的研究》中指出：21世纪护理人员必须具备处理复杂临床问题的能力、健康指导的能力、与人有效合作的能力、沟通交流的能力、独立分析和解决问题的能力、评判性思维的能力、独立获取信息和自学的能力，以及一定的科学研究能力。要求护理专业人员：

1．在科学的知识、理论和研究的基础上进行工作，并承担完成护理工作。

2．与患者以及健康领域的其他专业人员建立伙伴关系，成为多专业组成的健康保健队伍中的成员，能够有效地与他人交流、合作和协调。

3．在各种不同的情况下为不同的个人、家庭和人群提供护理。

4．能够获取、收集信息并评价信息的价值。

5．能够完成对患者及其家属正确有效的健康教育。

6．具备组织、分配和监督护理实践活动的能力，能合理使用和管理人力、物力、财力资源，并能够评价护理工作的成效。

7．参与研究和应用研究成果，有终身学习的责任和能力，能够持续地促进个人在专业上的发展。

8．作为专业人员应有能力参与卫生政策法规的制订。

因此，在人才培养模式上不仅局限于课堂教学与实践训练，而是在丰富课堂教育的基础上扩展实践训练的基地与内涵，不仅注重知识传递，而且关注知识的串接与整合。新的教学模式不仅重视人的生物属性，同时关注人的社会属性，突出护理的专业特点，在课程设置上以人的生命发展为教学主线，建立完整的健康观念，教学内容以人的健康问题为思考主线，改变过去"医学龙头护理尾巴"的教学模式。教学方式上注重活用课堂、延伸课堂，改变以教师为中心的灌输式的教学方法，转为以学生为中心，注重学生能力的培养和素质的修炼，做到理论和实际充分结合。

第三节　护理学专业本科生素质教育的构成和专业素质培养

案例 8-2

"某医科大学学生职业素养培育工程"
————护理本科生"爱心背书"活动

案例 8-2 分析

　　为培养学生"服务社会，奉献爱心"的志愿精神和社会责任感，提高学生的综合素质，护理本科青年志愿者协会于 2013 年 5—11 月组织了"爱心背书"活动。倡导同学们在徒步旅游时携带书籍和文具，带给沿途的贫困学校和孩子，在某市周边偏远小学建立图书漂流站，把知识的阳光播撒到孩子们心中。本次活动历时 5 个半月，共有 43 人参与，走访了 12 所小学并建立图书漂流站，为数百名孩子送去了温暖与关爱。活动中，同学们一起徒步背书，和孩子们谈心、做游戏，这些经历都成为了他们难忘的记忆和永恒的感动。

　　问题与思考：

　　分析案例中某医科大学通过"社会课堂"从哪些方面对学生进行了专业素质培养。

　　素质教育是适应时代发展需要而产生的一种新的教育观念、教育思想、教育方法和人才培养模式。护理学专业本科生素质教育的核心内容包括德育教育、通才教育、创新教育、人文素质教育、身体素质教育、专业素质教育等。

一、护理素质教育的核心内容

（一）德育教育

　　德育教育包括基本品格、职业道德、专业态度等。早在南丁格尔时期，这位护理学的创始人就强调护士应由品德优良、有献身精神和高尚的人担任，要求护士做到"服从、节制、整洁、恪守、信用"。她不但重视护理教育，而且重视护士的品德教育，每年从 1000 ~ 2000 名入学申请者中挑选 15 ~ 30 名学生入学。大多数学员由她亲自挑选，条件是有教养、有进取心、思维敏捷、灵巧、判断力强，并有一定的教育水平和宗教信仰。她认为，具有这些品质和条件才适合成为护士。她要求妇女"正直、诚实、庄重"，并说，"没有这三条，则将一事无成"。

　　1. 培养学生关心时事政治的兴趣　　良好的政治素质是合格的跨世纪人才的重要标志，通过对现实的合理分析，扩大了学生视野，培养了其爱国家、爱民族、关心社会的情操。对国内外发生的焦点事件组织讨论，提高认识，帮助他们树立正确的世界观、人生观以及道德观。

　　2. 社会道德教育　　大学生是社会培养的有用之才，首先应该具备作为社会人的基本道德水准，加强诚信教育和感恩教育。让学生更多地去用心感受世间万物、人间冷暖，体会来自社会、长辈、朋友甚至是陌生人的关怀，并以一颗感恩的心去不断完善自己、服务他人，以兼备的德才成为构建和谐社会的主要力量。

3．专业思想教育 培养学生对护理专业的正确认识。帮助新生尽快完成由一名中学生向大学生的转变，树立新的奋斗目标，适应大学生活。开展专业思想教育及如何做好一名护理专业大学生的讲座，开展新老生联谊活动，由老生引领新生参观护理学院，介绍学院概况，学院实施导师制。通过这些活动，使新生初步了解护理专业，对护理学院有亲切感、归属感，从而为稳固专业思想打下良好基础。

4．职业价值观教育 培养学生树立正确的职业价值观，包括追求卓越、利他主义、责任感、同情心、移情、诚实、正直、慎独及严谨的科学态度；培养学生的敬业精神，包括对一组共同价值的承诺，自觉地建立和强化这些价值，以及维护这些价值的责任等。

（二）通才教育

哲学使人智慧，诗歌使人高雅，历史使人豁达，伦理使人至善，美学使人精致，文学使人聪颖，专业使人精深。教育要让学生通过学习获得某些价值、态度、知识和技能，在于运用知识开启心灵，发展心灵，使其学会做人，学会合作与奋斗，能够适应并能促进社会的发展，呈现出累积的智慧，生活得恰当和美满。护理专业是维护人类健康的事业，护理人员需要拥有全面的人文与科学知识，只有充分了解自己、了解社会、了解患者才能为患者设计和提供适宜的健康照护。

（三）创新教育

在护理工作中要关注患者的个体需求，将护理的理论以不同的方式灵活地应用于每位患者的护理工作中。学科发展依赖于学术的不断创新。在教学中要不断加强学生创新意识的培养，进行创新思维训练，启发灵感，组织学生参加科技小组，与临床联合解决实际中的护理问题、教学疑难等，培养学生发现问题、思考问题、解决问题的能力。

（四）人文素质教育

人文素质教育包括很宽泛的教育内容，相对于专业化很强的护理学来说，作为为人的健康服务的专业，对人文素质的要求更高。因为在人类健康维护领域，无论是从健康、疾病的概念、临床决策的过程，还是从对患者的关怀，都蕴涵着对人类价值的关注。在《全球医学教育最低基本要求》的七项中，有三项与人文素质教育密切相关，即：职业价值态度、行为和伦理，沟通技能，评判性思维和研究。

1．人文社会科学教育 护理学科本身蕴含着丰富的人文精神，彰显人性化、人本化、人文化，是科学价值与人文价值的完美统一。在临床实践中，护理行为需要充分关注患者的人性、人心、人情。古希腊圣贤格言："知道是谁生了病比知道他生了什么病更重要"。传统医学中的"大医精诚"也体现了这一点。人文社会科学教育可以培养医学生热爱自然、珍惜生命、关爱他人的人文情怀，可以扩展护理学生的知识视野、思维空间、仁爱胸怀、医德抱负，可以涵养心智、砥砺品格、陶冶情操、锤炼意志，使人"不以物喜，不以己悲""富贵不能淫，贫贱不能移，威武不能屈"，达到淡泊明志、宁静致远的人生境界。

2．护理学发展史教育 护理界前辈对护理本质和价值的探究可作为学生道德素质教育的生动教材，让历史为现在和将来服务，可使学生了解学习的目的，更能调动学习主动性。

3．心理健康教育 健康的心理、阳光的心态在护理工作和个人发展中有着非常重要的作用。注重开展心理健康教育，早期进行心理素质测评，结合实际通过举办讲座、编演短剧、角色模拟等多种形式帮助学生挖掘心理潜能，发扬自身的优良品质，改善认知结构和行为模式，提高适应能力，同时改革课程设置，加强心理课程建设，普及心理学基本知识和心理保健方法，从整体上提高护理学生的心理素质。

4．职业发展观教育 进行角色定位与职业生涯规划的教育，畅想未来护理职业发展与自我发展的联系，看到社会对护理需求的变化，设计自我专业发展的进程，达到自我职业发展与护理事业进步的双赢。

5. **挫折教育** 抗挫折能力是指面对逆境承受压力的能力，或承受失败和挫折的能力。目前部分大学生因优越的生活环境而形成的一些缺陷日益显著，尤其在面对挫折时的手足无措更造成了学生的不良发展。因此，如何培养学生的自理能力及人际沟通能力、正确判断事物的能力、提高心理承受能力、增强团结协作和牺牲精神等成为素质教育中的一项重要内容。挫折教育应贯穿于整个素质教育过程中。例如军训活动既能培养护理学生的良好组织纪律，更能磨炼他们的意志和毅力，抓住军训这一时机，鼓励学生刻苦训练，顽强拼搏，不畏艰难，勇于胜利，提高承受挫折的能力。

（五）身体素质教育

护理工作是一项体力劳动工作，需要有良好的身体素质，可以根据专业特点，在体育课和课外活动中选择太极拳、游泳、健美操、舞蹈等项目，设定身体素质考核指标及评价标准，为学生创造多种形式的体育活动项目训练，开展与职业相关的趣味体育比赛，以丰富多彩的体育活动来提高护理学生的身体素质。

（六）专业素质教育

护理本科生专业素质构成要素包括四个方面：专业知识，包括基础学科知识、专业主干学科知识和学科前沿知识；专业技术，包括基本护理技术、整体护理技术等；专业能力，指护理临床决策能力、护患沟通能力、自主学习能力等；专业态度，包括职业认知、职业情感、职业行为等。具体体现在具备以下知识和能力：

1. 发展和应用解决问题、评判性思维技巧。
2. 融合自然科学和社会科学的知识，用以理解自我和理解他人。
3. 解释和使用量性资料。
4. 使用科学的数据和方法计划、实施和评价护理措施。
5. 应用社会、政治、经济、历史的知识分析专业问题。
6. 用书面和口头的方式有效地交流，并能清楚地表达个人的看法。
7. 建立有效的与他人合作的工作关系。
8. 理解不同的文化对健康的影响。
9. 理解护理专业的特点。

（七）个性化教育

护理专业的服务对象是人，因此从事护理工作的人员应具备良好的个性。受教育者的个性是自身的动机、兴趣、能力、气质、性格及来自家庭和社会等诸多因素交互作用的产物。其复杂性决定了受教育者既能形成良好的个性，也能形成不良个性。因此，素质教育应当在培养学生良好个性素质的同时，改造其不良个性。

个性化教育是培养个性化人的教育，是引导个体独立的内在潜能和资源发展的教育。促进受教育者个性健康发展，教师的作用是很大的，教师的良好个性能够影响学生良好个性的形成。教师应充分了解学生的个性特点，给予不同的引导和教化，尽可能地因材施教，积极创造宽松的成长环境，引导学生，促进学生的个性发展。对学生的个性化教育应做到以下几个方面：

1. **强化学生的自我意识** 素质教育要使受教育者从外在行为到内心世界尽可能地符合社会需要，形成完美的自我意识。

2. **培养受教育者完整独立的人格** 人格的完整性实质上就是一个人内心世界诸多因素的协调发展。人格的独立性来源于智力与亲身经历完成的实践活动。

3. **发展学生的个性才能** 培养和发展学生兴趣爱好、理想信念和世界观等方面，从而促进学生个性中某一方面或某些方面的发展，为个性的全面发展做好准备。帮助学生找出能够为社会谋福利的劳动中带来的快乐。

二、护理学专业本科生的素质教育特点

（一）理念为本

护理是为人类健康服务的专业，坚持"以素质教育为根本，以专业学习为基础，以创新能力为核心，以社会实践为纽带"的理念，培养学生不仅掌握技术，更重要的是拥有爱心和能力。护理是"爱心、仁术"的完美结合。

（二）课程为主

护理专业是实践的专业，其课程的设置如何体现科学与实践为一体，融入现代健康观，应用当代科学技术新的发展成果，形成独特的为人类的健康保驾护航的特色，是护理专业课程设置的目标。我国《高等教育面向 21 世纪教学内容和课程体系改革计划系列报告》中指出：课程体系的改革正是为全面提高学生综合素质的教育改革的具体计划。护理专业课程体系的具体结构可以分为：公共基础课程、专业基础课程、护理学专业课程。课程设置模式按照护理课程在必修课中的位置分为建筑式、渐进性、平行性课程设置模式；按照护理学基本概念的排列分类可以有生命周期模式和健康模式两种课程设置模式。

（三）教育为桥

优化的课程即如何让学生更快地接受教育，让学生在学习中更好地"认识人、理解人和帮助人"。教育是将优秀课程中的理论知识转化为学生素质和能力的手段。

1．科学设计课堂教学，应用病例分析、小组讨论、案例设计、角色扮演等多种方法，合理应用多媒体等现代化教学设备，激发学生的学习积极性和主动性。

2．开展护理文化教育，定期举办人文讲座、文学赏析、辩论演讲和读书活动、论文交流活动，组织暑期社会实践活动，引导学生树立正确的人生观、世界观、价值观，建设有中国特色的护理文化。

3．注重临床实践的引导，加强临床教学基地的建设，统一教学思想。正确选择护理实习基地，重视对教师的选拔、培养和督导，坚持评判性思维教学，训练学生逻辑思维、临床推理能力，实践整体护理理论，应用护理程序解决问题，学习护理结局的分类，探讨实践和理论的完美结合，为学生成为优秀的护理人员做好铺垫。

（四）教师为范

德高为师，身正为范。教师对护理专业的态度会在授课和示教中有意无意地显露出来，直接关系到学生正确世界观和价值观的建立，对学生产生巨大的影响。临床护理教师的敬业精神、授业水平、仪态风貌及在抢救患者时表现出的沉稳和干练会激起学生对专业的热爱和对护理教师的崇敬，进而坚定了专业信念。

（五）环境育人

环境和氛围是一种无形的、在一个群体中人们相互影响导致同化的力量。

1．校园环境　大学的文化格调和品位是由学校的办学方向、学术氛围、学术水平、管理水平、校园文化和学风等聚合而成的，渗透到学校由内而外的方方面面，构成一种无形的力量，对于道德素质、心理素质等的形成等具有潜移默化的作用，这种影响往往是专业课程所无法囊括的。建立良好的人文素质教育环境氛围，重视护理文化的凝练与推广，建设校园文化环境，丰富学生课余文化活动，以多种形式启迪护理学生自我提高、优化的观念，促进学生自觉陶冶情操和规范行为，在潜移默化中塑造新一代护理人才。

2．社会环境　充分发挥"社会课堂"的作用，组织护理学生到医院、社区、孤儿院、养老院及护理院等实践基地，使学生看到真实的"健康"与"疾病"，增加感性认识，也亲身感受到"护理"的职责；学会与人交流，尊重和关心他人，树立为社会服务的奉献精神和公德意

识。积极参加大学生科技、文化、服务"三下乡"活动，使学生在实践中锻炼自己、提高自己、完善自己。

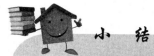

小　结

　　本章系统阐述了通过改革课程设置、充分利用课堂、注重教师队伍的培养、建立完整科学的评价体系、重视教学环境和软环境的建设来培养与提高学生身体素质、心理素质、社会素质、评判性思维与创新能力。应重点理解和掌握护理专业本科生素质教育实施过程及素质教育的特点，在此基础上全面提升护理专业学生的素质，促进学生的全面发展。

思 考 题

1. 结合罗杰斯人本主义思想论述对护理专业学生素质教育的启示。
2. 结合护理专业特点论述实现人文素质教育的过程。
3. 结合实际论述在护理院校如何加强对护理专业学生的专业素质培养。

第八章思考题参考答案

（沈晓颖）

第九章　护理中的评判性思维

学习目标

通过本章的学习，学生应能够：

◎ **识记**

1. 概述评判性思维的发展历史。
2. 概括评判性思维对护理专业的重要意义。
3. 说出评判性思维课程设置的模式。

◎ **理解**

1. 解释下列概念：

评判性思维　决策制订　问题解决

2. 比较评判性思维与创造性思维的区别。
3. 复述学生评判性思维发展的 6 个阶段。
4. 举例说明护理教育中评判性思维的常用教学方法。

◎ **运用**

选择一个工具对某校学生的评判性思维能力进行正确测评。

第一节　概　述

9-1
案例9-1分析

案例 9-1

评判即创新

　　在课堂上，学生围绕"曹冲称象"的故事展开了讨论。大家提出曹冲很好地运用了评判性思维。其中 A 生认为："曹冲的评判性思维是一种创新思维，打破规范性思考的条条框框。"B 生则认为："曹冲的评判性思维不单纯是创新，更重要的是找到一种合理可行的称象方法。"

　　问题与思考：

　　请对 A、B 两位学生的观点予以分析。

一、评判性思维的含义

　　评判性思维（critical thinking），又译为批判性思维，作为一种普遍的思维活动，存在于不同的学科领域，目前尚没有一个公认统一的定义。"评判的"（critical）源于希腊文的两个词——kriticos（意思是提问、理解、分析和判断的能力）和 kriterion（意思是标准）。从该术语词源上看，评判性思维是基于恰当的评估标准的有辨识能力的判断。现有定义主要来源于教育学、哲学和心理学。以下是国外，主要是北美学者一些常用的评判性思维的定义。

评判性思维概念最早由被称为评判性思维之父的美国教育家杜威（John Dewey）提出，他当时提出"反省性思维"（reflective）：是对自己的一种信仰或所偏爱的某种知识形式，从它们所依存的基础上和可能得出的结论上进行积极的、持续的、仔细的审视。如果对所提议的东西不假思索地接受，那就是在非批判地、非反省地思维。而反省性思维意味着，在进一步的探究期间，判断被悬置。

1941 年，美国学者格拉泽（Edward Glaser）提出评判性思维是态度、知识和技能的综合体，具体包括：①针对那些难题和课题，以一种置身于（来源于对它们）全方位体验的深思熟虑的方式去思考；②（一套）逻辑探究及逻辑推理的手段的学问；③运用这些方法的技能。

1987 年，恩尼斯（Robert Ennis）指出：评判性思维就是指在确定相信什么或者做什么时所进行的合理而成熟的思考。

同年，美国评判性思维中心主任理查德·保罗（Richard Paul）指出：批判性思维是积极地、熟练地、灵巧地应用、分析、综合或评估由观察、实验、推理所获得的信息，并用其指导信念和行动。这个定义被美国评判性思维卓越组织（National Council for Excellence in Critical Thinking）沿用至今。

1989 年，哈尔彭（Halpern）将评判性思维定义为"一个目标指向的、合理化的思维形式"。他认为"评判"就是强调对思维的评价，如对某一观点所有证据的评价，而非仅仅是消极的含义。

1990 年，在费星（Facione）的带领下，美国哲学协会（American Philosophy Association，APA）通过一项多学科 Delphi 研究，发表了《评判性思维：一份专家一致同意的关于教育评估的目标和指示的声明》，其关于评判性思维的定义是：评判性思维是有目的的、自我调控的判断过程，包括阐述、分析、评价、推理及对证据、概念、方法、标准的解释说明，或对判断所依据的全部情景的考虑。完整意思上，评判性思维既包括技能维度，也包括气质维度。声明指出理想的评判性思维者习惯上是好奇的、见多识广的，相信推理，思想开放、灵活，能合理公正地做出评估，诚实地面对个人偏见，审慎地做出判断，乐于重新思考，对问题有清晰的认识，有条理地处理复杂问题，用心寻找相关信息，合理选择评价标准，专注于探究，坚持寻求学科和探究环境所允许的精确结果。这指出了培养优秀的评判性思维者努力的方向，也是目前应用较为广泛的定义。

1993 年，施奈德（Snyder）定义：评判性思维是通过运用创造性的、直觉的、逻辑推理和分析的心理过程进行信息的理解从而解决问题的一种能力。

1995 年，保罗又提出了一个通俗的定义：评判性思维是当你思考时，想你所想，使你的思维更好、更清晰、更准确、更有说服力。

2001 年，哈里斯（Harris）提出：评判性思维是从审慎思虑的立场获取观点的一种方法。

尽管西方学者对评判性思维的理解多样，但都是基于以下两种维度（图 9-1）。一个维度认为评判性思维是一种工具性或者非工具性的活动。例如哈尔彭的观点就强调了评判性思维以目标驱使的本质特点；而保罗则认为评判性思维是一种抽象的、非工具性的活动过程。另一个维度则关注思维的活动性或目的性。如哈里斯认为评判性思维是基于具体的视角进行思考的过程，其目的就是为了实现最大可能的适应，而这个过程特别强调的是"反思"。相反，恩尼斯则

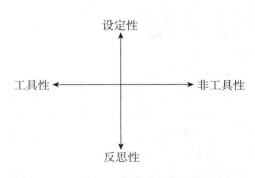

图 9-1　评判性思维的维度

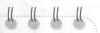
认为思维是基于当下、基于思考者的原有想法，因此，是一个设定性的过程。而这两个维度对应的评判性思维的本质分别是问题解决和认知。问题解决需要的是思考者带有目地性、设定性的思维，而认知则需要的是抽象持续的思考过程。综上所述，本书提出评判性思维是一种理性的思维，其核心是反思基础上的一种认知过程，同时，也是制订决策、解决问题的有效手段。

 知识拓展

评判性思维中心

评判性思维中心（Center for Critical Thinking）是美国开展评判性思维研究，并推广评判性思维教育改革的权威机构。创建者是评判性思维的权威理查德·保罗，现为评判性思维中心的主任。该中心和另一个评判性思维的重要机构评判性思维基金会合作，每年都会举办国际性评判性思维的学术会议。

（一）护理领域中的评判性思维

在护理学科领域，学者们对评判性思维也未达成一致的定义，也没有一种公认的方法予以测量或者评估评判性思维对护理质量的影响。

1995 年，Bandman 将护理中的评判性思维定义为：对观点、推理、假设、原则、论据、结论、问题、陈述、信念和行动理性的检验。这种检验是科学的推理，包括护理程序、决策和对争议问题的推理。

1996 年，Miller 和 Babcock 建议将护士的评判性思维定义为：当他们决定相信什么或做什么的时候，考虑到重点、语言、参考框架、态度、假设、证据、原因、结论、意义和情景的有目的的思考。

1997 年，Jacobs 将护理中的评判性思维定义为：逐渐独立的相关信息的不断综合、假设检验、形式的确定、结果的预测、决策的产生和行动的选择。

1998 年，美国高等护理教育学会（American Association of Colleges of Nursing，AACN）定义："评判性思维存在于独立和相互依赖的决策中，包括提问、分析、综合、诠释、推理、演绎和归纳、直觉、应用和创造"。具体知识和技能表现为：运用护理和其他恰当的理论模型、伦理框架；运用护理和自然学科的研究为基础的知识作为护理实践的基础；掌握临床判断和决策的技能；进行自我反思并就专业实践和同事开展交流对话；通过数据的获取和不一致结果的质疑对照护结构进行评价，并允许对行为和目标进行调整；参与创造性的问题解决。

AACN 护理本科教育标准

2000 年，Scheffer 和 Rubenfeld 重复了 APA 的一项 Delphi 研究，咨询了 9 个国家的 55 名专家，经过 5 轮咨询，对以下评判性思维的定义达到了 88% 的认同率：护理评判性思维是职业责任和高质量护理的重要组成部分。并提出和定义了评判性思维者的 10 项思维习惯：自信、考虑情景、创造性、变通性、探究性、知识完整性、直觉性、思想开放性、坚定性和反思性；7 项认知技能：分析、运用标准、辨别、寻求信息、逻辑推理、预测和转换知识。

2011 年，Bradshaw 和 Lowenstein 提出作为一名护理评判性思维者首先必须要有解决问题的态度或欲望并能接受需要解决的问题。其次，要具备问题的相关知识。再次，还需要掌握在问题解决中应用知识的必要技能。可以看出，这个定义也是从态度、知识和技能三个领域对评判性思维进行了划分，与格拉泽的观点是一致的。

2012 年，Zenobia 提出了基于中华文化背景下护理专业学生视角的评判性思维：①评判性思维需要逻辑的推理，才能更好地理解世界并解决多元的问题；评判性思维强调提供优质的证据开展讨论而非仅仅提出意见。②每个人都可以开展不同程度的评判性思维。评判性思维是基于多元化视角的高质量的思维。③评判性思维打破了传统的思维，接受他人的意见，因此具有一定的创造性。之后，Zenobia 又提出评判性思维者的素养通常包括：收集信息，提问和调查，分析、评价和推理，问题解决和理论运用。

2013 年，台湾学者 Shu-Yuan Chao 等人历时 2 年，通过焦点小组访谈和 Delphi 研究确立了护士实践中的评判性思维指标和评判性思维者的特性。评判性思维指标以护理程序为维度，总计 37 项，具体包括：①评估阶段：专业知识和技能，共 6 项；分析资料的清晰和准确性，共 5 项；诠释，共 5 项。②诊断阶段：估计和初步的假设，共 5 项。③计划阶段：推理、解释和预测目的，共 5 项。④实施阶段：依据计划实施，共 5 项。⑤评价阶段：自我评估和记录，共 6 项。评判性思维者的特性有 10 项，具体是：思维开放；积极追求真理；展现耐心和自信；开展自我反思；显示承认和纠正错误的勇气；展示中立的观点；拥有敏锐的观察技能；接受批评；显示良好的沟通技能；准确记录结果和行动。不难发现，Shu-Yuan Chao 提出的评判性思维的指标对应的是技能层次，而特性反映的是态度层次。有别于过去对评判性思维概念抽象性的描述，这个概念框架的提出紧密结合了临床护理实践，并且通过行为指标进行描述，更为直观，更易于理解，也更有利于在临床实践中的测量和评价。

2014 年，Mansooreh 等人提出了护理教育中的评判性思维概念：评判性思维是一个逻辑性、情景性、目的性和以结果为导向的思维过程。这是一种可习得的、不断发展的能力，其发展因人而异。它的先决条件是老师和学生的态度和技能，源自患者需求的系统整体的知识和护理学科的某些改变，譬如：哲学课程在护理课程设置中的整合、基于专业标准和伦理准则的护理实践。评判性的思维过程可以推动个人明白专业使命，促进个人成长和个性发展，使人能够有向善心和良知。

回顾国外护理文献发现，许多学者强调"反思"既是评判性思维的本质，也是推动评判性思维发展的重要因素。Riddell（2007）提出评判性思维是个复杂的过程，但有 4 点共性：反思；确认和评价假设；查询、解释和分析、推理和判断；对背景的考虑。但是，随着护理学科的发展和护理教育系统的改革深入，评判性思维的概念一直在发生变化，新的要素在不断加入。譬如，Jenkins（2011）提出保持镇静和快乐也是评判性思维的组成要素。鉴于概念的不断变化和复杂性，导致了评判性思维在护理学科的应用中存在一定程度的混淆和不确定，使护士、护理教育者和护生在使用评判性思维时会与其他一些相关的词汇相混淆。

（二）与评判性思维相关的概念

1. 创造性思维（creative thinking）　创造（creative）一词根据《辞海》有"首创前所未有的事物"的意思，具有"首创"的性质。创造力是指个体在支持的环境下结合敏锐、流畅、变通、独创和精进的特性，通过思维的过程，对于事物产生不同的观点，赋予事物独特新颖的意义，其结果不但使自己也使他人获得满足。

对于创造性思维能力的定义，由于各自的研究领域不同，哲学家、教育学家及心理学家各有不同的看法。有人认为它是发明能力；有人认为是发散思维、产生思维的能力；有人认为是想象力；有人认为评判性思维包含了创造性思维。创造性思维不同于评判性思维，也不同于习惯性思维。在处理同样一件事情上，习惯性思维者会思考常规的方法是怎样，评判性思维者会思考这种方法是否适合和为什么，而创造性思维者则会寻求是否还有其他方法。创造性思维和评判性思维是高素质创新人才必须具备的两种能力，两者是相辅相成的。有学者指出"创造性思维是对评判性思维的补充""运用创造性的方法能促使评判性思维的发展"，这两句话说明创造性思维和评判性思维相互关联，也需要相互平衡。评判性思维重在"破"，而创造性思维重在"立"。评判性思维是创造性思维的动力和基础，没有评判就没有创造。

创造力作为解决问题和产生新观点的重要技能，也是护士必须具备的能力。护理职业的特

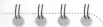

殊性使得经常会遭遇不可预期的情况，照护对象不同的背景、不同的健康状况，也要求护士能够跳出常规，运用创造性的思维做出最佳的决定。因此，作为一名护理教育者，不仅需要具备创造性的思维开发新颖的教学策略吸引学生学习，更重要的是培养护生的创造性思维，使其成为卫生保健队伍里有价值的资源。目前，常用的有效培养学生创造性思维的护理教学策略有：多元化的学习、自由式的学习、学习自信心的培养和小组工作式的学习。教师可通过活动、任务、案例的形式允许学生的创造力得到自由发挥。同时，教师要尊重所有学生的观点，鼓励学生思考，并通过适当的反馈予以指引。

2．决策制订（decision-making） 决策制订是人们生活中普遍存在的思维活动，是从两个或两个以上的可行方案中选择一个最佳方案的思维活动过程。Potter 和 Perry（2001）指出，"决策是一个人面对问题或情景，对行为方案必须做出选择的过程，决策是评判性思维的最后步骤，使问题得以解决"。他们还指出，护理临床决策过程要求护士进行周密的推理，以便根据患者的情况和首优问题选择最佳的方案。护理临床决策的根本目的在于：护士在任何时候做出的临床决策都是要促进或保持患者的健康，而这和评判性思维的核心目标，即满足患者需要是一致的。在护理实践中，临床决策制订是护士最重要的临床职能，如确定患者的问题、解决方法及结果的评价。另外，在实施护理、管理及进行其他活动等方面也需要做出决策。

护理临床决策程序由一系列既相互作用又彼此独立的步骤组成，包括确定问题、陈述目标、寻求备选方案并作出决断、实施方案、评价和反馈。评判性思维是临床决策和解决问题的思维基础，有效地运用评判性思维方法有助于作出合理的临床决策，实现评判性思维的核心目标。

3．问题解决（problem-solving） "问题"在《现代汉语词典》中的解释是：①要求回答或解释的题目；②需要研究讨论并加以解决的矛盾、疑难；③关键，重要之点；④事故或意外。在问题解决中，重要讨论的是②所讲的问题。在认知心理学中，问题被分为两种类型：结构良好问题（well-structured problem）和结构不良问题（ill-structured problem）。结构良好问题是按指定程序思维方式即可求得答案的问题，例如医学基础课的习题。结构不良问题是指情景不明、因素不定、不易找出解答线索的问题。在问题解决中，主要是指结构不良问题。

问题解决是指个人面对问题时，综合运用知识技能以达到解决问题目的的思维活动过程。Eisenhauer 和 Gendrop（1990）对问题解决定义为："对关注的事件提出一个尽可能好的解决办法，因此，是所有专业实践都必不可少的组成部分"。整个问题解决的过程始于护士发现患者的问题，并坚持不懈地寻求做出决策的要点，进而缓解乃至解决问题。问题解决的过程与护理程序的步骤基本是一致的，包括五个阶段：①发现问题：问题解决的第一步是发现问题，确定解决问题的需要，而问题的发现需要一定的好奇心和感应力；②收集资料：在确定问题之后，要进一步收集有关的资料，如问题的已知条件是什么、解决问题还需要什么信息、应再寻找哪些资料等；③提出解决问题的方案：对于一个问题，可以有多个解决的方法，通过比较和评判性分析，根据具体的人力、物力和财力情况，选择其中最佳方案；④实施方案：在确定最佳方案后，实施方案；⑤评价结果：在问题解决后，评价问题解决的结果。

在临床护理工作中，护士要不断解决各种问题才能提供更为安全、有效的护理。Potter 等学者认为护士常用的问题解决的方法有 4 种：①试误（trial and error）：要求护士尝试各种不同的方法直至找到解决的方法。这种方法对于护士来说效果不佳，对于患者，则具有一定的危险性。②直觉（intuition）：直觉是临床决策中的必要环节。这种直觉是通过经验和知识获得的，涉及对有着相似或不同背景的情景的直接理解，是一种智力和技能的体现。③实验（experimentation）：较之试误，实验法更为可控。实验法以理论和研究为基础，所以比试误和直觉更为有效。在实验中，护士应用逻辑标准以尝试实现预期达到的结果。④科学方法（scientific method）：通过逻辑、系统的方法解决问题，科学方法的接受度高，是实验环境下最有用的方法。但其在护理实践中应用存在一定的限制。护理环境的特殊和复杂性很难实现科学条件的控制，往往许多问题同时存在，难以做到隔离其他情况仅就一个问题开展调查或研究。

问题解决、决策制订和创造性思维这三种能力对于护理工作都非常重要，且是相互交织的。评判性思维是它们的基础，贯穿于创造性思维、决策制订和问题解决的整个过程中。

二、评判性思维的发展历史

评判性思维，概念源于哲学，是 20 世纪 30 年代由德国法兰克福学派提出的批判理论和思维方式。追溯到古希腊苏格拉底的"产婆术"，可被视为最早的评判性思维，苏格拉底称其为"探究性质疑"（probing question），整个过程就是通过质疑，辨析问题中的破绽，使得思维能够建立在有理有据的基础上。评判性思维的现代概念则直接源于杜威 1910 年在 *How We Think* 中提到的"反省性思维"。自 20 世纪 30 年代开始，在教育学和心理学领域，研究者们着手开展比较系统的实验研究，评判性思维运用逐渐兴起。至 20 世纪 80 年代，"评判性思维运动"在北美蓬勃发展起来，并扩展到欧洲许多国家。作为评判理论与教育联姻的产物，评判性思维为教育带来了生机和活力。以美国为代表的西方国家在大学里大量增加逻辑推理的课程，并伴随出现了许多评判性思维的新概念。1991 年，美国《国家教育目标报告》（*The National Education Goals Report*）要求各层次的学校"应培养大量的具有较高评判性思维能力、能有效交流、会解决问题的学生"，将培养学生对学术领域和现实生活问题的评判性思考能力作为教育的重要目标。而到 20 世纪末，美国、加拿大、澳大利亚、新西兰等国已有 40% 以上大学开设评判性思维课程。其中，美国超过千所高校开设了评判性思维课程，不同版本的教科书多达数百种，并成立了评判性思维中心和评判性思维基金会，联合教育部等国家机构、学术组织每年举办一次国际评判性思维学术研讨会。1998 年，世界首届高等教育会议发表《面向 21 世纪高等教育世界宣言：设想与行动》，指出"高等教育机构应当教育学生成为知识丰富、目的明确的公民，能够评判性地思考、分析社会问题，寻找解决社会问题的方法并运用它们解决这些问题，从而承担起社会责任"。由此可见，培养学生的评判性思维能力在国际教育界业已达成共识，也是国际高等教育改革的共同目标。

20 世纪 80 年代以后，评判性思维这个概念开始引入护理领域并受到高度重视。1989 年美国护理联盟（National League for Nursing，NLN）在护理本科的认证指南中将评判性思维能力作为衡量护理教育质量的标准之一，此后，美国对护理专业中的评判性思维作了大量的研究。

20 世纪末，评判性思维的概念引入我国，随着教学改革的发展和教学理念的转变，护理学界对评判性思维的重要性有了较为深刻的认识。教育部颁布的《本科医学教育标准——护理专业》（试行）指出学校在教学时要"注重评判性思维和自我发展能力的培养"，标准明确要求护理学专业本科毕业生必须"初步形成科学的质疑态度和批判反思精神，具有初步运用评判性思维和临床决策的能力，以保证安全有效的专业实践"。

三、评判性思维的重要性

21 世纪的人类处于"信息超载"时代，人们时刻都扮演着信息决策者的角色。为了有效地使用信息，需要评判性地阅读、聆听、观察、演讲和写作，而这些技能的基础就是评判性思维能力。鉴于社会发展日益依赖于信息，评判性思维已成为现代人才必须具备的核心能力之一。人们需具备面对信息应用评判性思维的技能，并将自己的理解与他人进行有效沟通，进而运用所学的知识、技能和经验应对新的、更为复杂的情景。大学，作为培养人才的阵地，将增进学生的评判性思维能力作为学校的关键目标之一，具备评判性思维成为对大学毕业生的要求，对学生进行评判性思维能力的培养和促进成为教育改革关注的重点。国际评判性思维的权

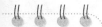

威理查德·保罗教授指出：评判性思维是构思教育改革和教育调整的心脏，因为它处于21世纪挑战的中心。

在护理领域，随着人们对卫生保健需求的日益增高，21世纪的护理范式从传统的任务导向向角色导向进行转变。护士涉足的领域除了照护患者，还包括社区、跨专业的合作、个案管理等，需要扮演照护者、教育者、领导者、协调者、研究者等多重角色。也就意味着护士必须具备决策能力，有效解决各种问题。因此，评判性思维在护理学科中的各个领域如临床护理、护理管理、护理教育、护理科研等都具有非常重要的意义。

（一）评判性思维在临床护理中的重要性

护理是一门独立的学科。在临床实践中，护理与医疗是合作关系而不是从属关系。现代护理理论和实践要求护理人员在临床实践中独立判断患者的健康状况、存在的护理问题和所要执行的护理措施。这就决定了护理人员必须具备一定的评判性思维能力。同时，护理实践是在由人所组成的复杂环境中进行的，护士面对不同保健需求的患者，必须以患者需求为中心，运用现代护理知识，结合护理实践的经验和科学循证的依据，同时考虑所处的护理环境，对患者的情形进行具体分析，来提供个体化、人性化、有效的护理，而不是简单按照常规的护理步骤进行。因此，美国护士协会（American Nursing Association）颁发标准建立了评判性思维在护理程序中应用的框架以指导护理实践的开展。在护理实践中，运用评判性思维，通过系统、逻辑的思考方式，开放性的问题和对推理过程的不断反思，才能做出合理的临床判断和决策制订，有效解决相关的问题，也才能保证护理实践的安全，实现照护质量的提升，推动护理学科的发展。

（二）评判性思维在护理教育中的重要性

评判性思维是护士应该具备的技能，那么，评判性思维必然也是护理教育的重要内容。随着社会发展和卫生改革的深入，评判性思维对护理教育的特殊意义日益显现。自20世纪80年代以来，国外的护理界就通过大量的试验证明了评判性思维与学生的教育成就密切相关。Baumens和Gerhardt对入学本科护生的评判性思维进行测评，发现得分越高，国家护士注册考试（NCLEX）的成绩就越高。Kintgen-Andrews、Yukie Gross也发现，护生评判性思维得分和GPA、NCLEX成绩呈正相关。另一方面，PBL、TBL、情景模拟等现代化教学方法的开展需要以学生具备评判性思维能力为前提，而这些方法的开展又促使学生评判性思维的进一步提升，同时也有利于信息检索、团队合作、沟通交流等护生其他必备核心能力的发展。而能力导向的人才培养是护理学界所倡导的。因此，培养学生的评判性思维能力被视为护理教育最重要的职能，得到了各国护理学术组织、教育职能部门的广泛认可。

在美国，评判性思维技能是护理教育质量的评价标准，美国高等护理教育学会（AACN，1998）、美国护理联盟（NLN，1992）和美国护理认证委员会联盟（NLAC，2002）确定评判性思维是本科护理教育的重要组成部分，要求护理学院明确学生评判性思维能力的评价标准。2001年，英国高等教育质量保证署（Quality Assurance Agency for Higher Education，QAA）颁布了《护理教育的学科基准》，规定了护理毕业生的基本要求，其中包括问题解决、资料收集和诠释时具备评判性思维的能力，并在提供照护服务时综合考虑社会、文化、精神、法律、政治和经济的因素。2009年，WHO颁布《专业护士及助产士起点教育全球标准》（Global Standards for the Initial Education of Professional Nurses and Midwives），要求护理毕业生需具备评判和分析思维，其课程设计标准为"教育项目要能够培养临床推理、解决问题和评判性思维能力"。同年，我国《本科医学教育标准——护理学专业》（试行）也把评判性思维的培养作为本科护理教育的基本要求。

此外，NLN提出卓越护理教育的目标就是培养学生具备终身学习的能力，能够实现持续的自我发展，不断拓宽自我的知识和技能。而具备评判性思维能力是护理学生置身于海量的专业性、技术性、进展性的知识，进行有选择性获取的关键环节。因此，只有具备评判性思维能力，才能适应护理职业实践的需要，在促进学科发展的同时，达到自我发展的目的。

总之，有效地培养学生的评判性思维能力已经成为全球护理教育界关注的焦点。而对中国的护理教育界而言，探索出适合国情的评判性思维的定义、科学的评价和有效的培养方法是目前的重要任务。

（三）评判性思维在护理管理中的重要性

护理管理工作内容包括人、财、物的管理，其重要职责之一就是作出各种决策，正确的决策是成功有效管理的重要保障。在复杂环境中决策的制订需要对各种现象、事物和人群进行分析，对传统的管理思想、管理方法进行质疑，采用新型有效的管理方法。因此，为实施人性化、科学性的护理管理并不断提高护理质量的控制水平，都需要护理管理者的评判性思维意识和能力。

（四）评判性思维在护理科研中的重要性

在护理科研过程中，其首要步骤就是对各种观点、方法、现象、常规等的好奇和质疑，发现问题，然后搜集相关资料，在众多的信息资料中发现对该问题有用的资料并在此基础上进行调查或实验，最后以有力的证据提出新观点、模式和方法。在这些步骤中，护理科研者必须具有评判性思维的意识和能力。

第二节　护理中的评判性思维的培养

案例 9-2

案例 9-2 分析

男护生的见习思考

一位男生记录了他在妇产科的见习经历：今天去妇产科见习。老师很 nice，收获了很多。她建议我把见习经历写下来，我觉得这个主意不错。

今天碰到了抢救。一位产妇一直说痒，喘不上气。我告诉了老师……

抢救后，处理交接完事务，老师把我们叫到一边，问："刚才那位患者怎么了？"

"药物过敏了？"

"嗯，那这类患者怎么处理呢？"带着疑问，老师让我们回顾了整个处理过程。这件事让我意识到：护士的细心观察和分析能力对患者的生命安危是如此重要！

问题与思考：

1．该案例中老师运用哪些教学方法培养学生的评判性思维？请列举其他常用的教学方法。

2．学生日记能否用于评价学生的评判性思维？请列举常用的评价方法。

对护理人才评判性思维的培养和开发是现代护理教育的重要任务，它不仅关系到护士个人的发展，更是现代社会发展的迫切需要。评判性思维是面对相信什么或者做什么而做出合理决定的思维能力。就如何培养这种能力而言，评判性思维指的是培养和训练思维能力的一种方法。这种方法引导人们树立深思熟虑的思考态度，尤其是理智的怀疑和反思态度，帮助养成清晰性、相关性、一致性、正当性和预见性等良好的思维品质；可培养面对相信什么或者做什么时作出合理决策的思维技能。对于大学生，尤其是护理专业学生来说，具备一些理智的怀疑和反思精神，养成深思熟虑和严谨审慎的思考态度，追求清晰性、一致性、正当性和可靠性的思维习惯，以及独立自主和自我校正的思维技能，要比储备知识具有更重要的意义。

一、学生评判性思维发展的阶段

教师在进行促进学生评判性思维能力教学时应遵循评判性思维发展的规律，这对促进学生评判性思维的发展至关重要。评判性思维发展的规律和特征是教育教学改革的基础，只有遵循评判性思维发展的规律，教学策略的改革才能有的放矢，取得成效。Linda 和 Paul 提出，学生评判性思维发展要经历 6 个阶段，每个阶段有不同的特征和相应的教学指导。

（一）阶段一：非反思性思考者

非反思性思考者通常难以意识到思维在生活中扮演的重要角色和思维问题所导致的许多问题。他们缺乏明确评估自己的思维并予以改进的能力。对于老师来说，必须认识到对于这些高中毕业进入大学的学生，绝大多数都处于非反思性思考者阶段，他们并不知道自己的思维是结构化的，更不知道如何进行评估和改进。因此，在思考中遇到问题时，学生缺乏发现并确定问题的能力。但是，大多数老师似乎并没有意识到学生的这种无意识状态，很少去帮助学生发现他们的思维。这种现状亟待转变。

（二）阶段二：挑战性思考者

当思考者开始意识到思维在生活中扮演的重要角色，并承认思维不足所导致的许多严重的问题时，他们就步入了挑战阶段。作为老师，必须认识到挑战学生的重要性，认识到学生尽管是思考者，但他们的思维也经常走偏。老师需要在班中引导开展思维的讨论，可通过设计班级活动明确要求学生思考他们的思维；要求学生检验自身思维的优点和不足，讨论思维的区别；向学生介绍思维的组成和评估的标准；说明谦虚谨慎、意识到自我傲慢的重要性。

（三）阶段三：初级思考者

初级思考者能够积极应对挑战并明确把握对生活各领域的思考。这个阶段的思考者能够认识自我思维中存在的基础问题，并开始尝试理解如何改变、改进。基于以上认识，初级思考者开始修正他们思维的某个方面，但限于有限的洞察力，难以深入到思维问题的本质。更重要的是，对于思维的改进，他们缺乏系统规划，因此，努力往往都是随意的。作为老师，需要帮助同学认识到自己思维的缺陷，只有规律的练习才能成为一个好的思考者。老师不仅要寻求机会鼓励学生进行优质的思考，而且要帮助他们理解如何养成好的思维习惯。为了能够很好地听、读、写，需要规律地做些什么。

（四）阶段四：思维的实践者

这个阶段的思考者已经意识到自己需要养成把握思维的习惯。他们不仅认识到思维中存在的问题，而且也知道需要全面、系统地去解决这些问题。基于对规律化实践需求的认知，他们会在不同领域积极进行思维分析。但是，尽管思维的实践者尝试用系统方法解决思维问题，他们仍然缺乏深入的洞察力，因此很难发现思维中深层次的问题。这个阶段，老师需要教会学生无论处于什么情况，都必须采用确切的可预测的思考结构，即：思维都是问题驱使的，因此需要带有目的性地寻找问题的答案；回答问题需要信息，对信息予以解释，而这些解释都是基于一定的假设和暗示，所有这些都涉及某个观点或者概念。

（五）阶段五：高级思考者

高级思考者已养成了什么才是有效的思维的习惯。基于这些习惯，他们不仅能够对生活重要领域进行积极分析，而且还能较为深入地洞悉问题。尽管如此，他们还并不能始终对生活所有领域开展高层次的思维，有时还是会陷入自我中心和一边倒的推理。Paul 认为要到大学甚至更高层次，学生才能成为高级的思考者。因此，作为老师，更重要的是要让学生知道如何成为一个高级的思考者。要让学生把成为高级思考者作为一个重要的目标而努力，引导讨论智力的坚韧性、完整性、勇气和公正，帮助学生认识到思维中的自我中心主义和社会中心主义。

（六）阶段六：高超的思考者

高超的思考者不仅能够系统把握自我的思考，而且能持续监控、修订和重新思考持续改进思维的策略。他们已经将基本的思考技能内化，因此，评判性思维对于他们而言，既是有意识的，也是出于直觉。通过自我评估的广泛经验和实践，高超的思考者不但能够系统积极地评估生活的所有重要领域，还能不断发展对问题深入思考的新视角。他们是公平的思考者，有着很高的思维层次，但基于自我中心主义的天性，其思维也并不完美。对于大多数学生，很难成为高超的思考者。同样，重要的是让他们认识到怎样成为一个高超的思考者。意识到通过日复一日的思维练习，将思考技能变成他们的特征，那么，成为高级思考者就能实现。

此外，教师还应遵循以下原则：①维护评判性思维者的自我价值：进行评判性思维的教学不能否定学生的自我价值，应该在其基础上发展和完善学生的世界观，促进学生的成长。②注意倾向评判性思维者的观点：教师应该让大家意识到，不论是老师还是学生，没有一个人是知道所有答案的，并且没有一个答案适合所有的情况。教师对于评判性思维者的观点应该给予支持并进行开放式讨论，鼓励学生敢于冒险的精神。③表达出对于评判性思维者所做努力的支持：在教学过程中，鼓励学生提出关于问题的新见解，对于学生的努力应该给予积极的反馈。④反思、反映评判性思维者的观点和行动：对于问题的解决过程进行反思，提倡学生记录反思日记，进一步理清思路，促进合理地解决问题。⑤鼓励学生进行评判性的思考：在教学过程中，恰当地提出问题，努力启发、引导学生进行评判性思考，通过评判性思考提高学生评判性思维能力。⑥定期评估评判性思维的发展：评判性思维是在一定理念的指导下进行的，定期评估学生评判性思维能力的情况，选择合适的工具对课程及教学效果进行评价，以促进课程和教学改革。

二、培养评判性思维的策略

如何发展学生的评判性思维能力？美国著名哲学家杜威强调，一位好的思考者必须能够同时把正确的态度和原则性知识结合起来，并将二者融合为一。引导思考者树立深思熟虑的思考态度，尤其是理智的怀疑和反思态度，这是培养评判性思维的开端。思考态度是一种思维倾向，它可引导朝着好的思考者的方向不断努力；帮助思考者养成清晰性、相关性、一致性、正当性和预见性等好的思维品质，这是培养评判性思维的基础；学习面对相信什么或者做什么时作出合理决策的一系列技术和方法，并结合大量的思维训练学会如何在日常思维实际中运用这些技术和方法，是培养评判性思维的核心。这意味着评判性思维是帮助人们树立并强化好的思维态度、培育并养成好的思维品质的理想途径。

可见，评判性思维并不容易，而发展评判性思维的技能需要付出努力，并运用一定的策略。当然，对于护理教育者而言，有许多策略可发展护理专业学生和护士的评判性思维。但是在讨论具体的教学和评价策略前，Sandra（2003）提出首先需要考虑一个重要的基础问题，即提供培养评判性思维的学习条件。

（一）创设评判性思维的正向学习条件

对于护理教师，很重要的是创设一个正向的学习环境。在这样的环境中，学生能感受到自我的价值，感到他们的努力被支持，对他们的观点有所反馈，并鼓励学习者间开展互动。这样的环境能够使得学习者积极倾听，在互动中创造机会，他们之间也会敞开心扉分享观点，并共同承担学习的风险。在这个过程中，学生不再按照老师安排的所谓的正确方式前进，他们可能会走弯路，但收获亦会更多。

1. 教师角色的转换　评判性思维的教学要求教师和同学把学习视为一种职责的分担。这是一个平等、民主的学习环境，学生享有很大的自主权控制学习的进程，他们明确自我需求，并动用各种资源满足需求，开展自我评价。作为教师，在教学中的角色就要有所转变，从知识的传递者、对错的公断人转为学生学习的指导者、促进者和同伴。教师的主要职责就是在给予支持的同时，推动和挑战学生进行学习。

因此，鼓励教师运用沉默进行反思，介绍争议，并帮助学生学习如何处理。还可以通过角色榜样示范评判性思维。这就要求教师本身也要具备评判性思维的能力，譬如：教师在讲授对某个患者的护理诊断时，应说出自己判断的依据和思路。但是必须注意提醒学生，方法远不止一种，教师的展示仅仅是其中一种正确的方法。对于老师，更重要的是学会说"我不知道"，要学会退出聚光灯下的中心位置。

案例 9-3 分析

案例 9-3

保持沉默

有学者做了一个实验，在课堂上进行提问，并在学生反应前一直保持沉默。进入课堂，老师问学生为什么要开展某种临床实践活动，没人回答。等待，继续等待……老师开始出汗，但还是坚持没有说话。最终，似乎在整整2分钟的四目相对后，有学生发言了。助教拍下了课堂录像。第2天，当老师回看录像并对提问后的停顿时间计时，只有9秒！实验告诉我们：像任何人站在一群人面前一样，老师会对自己的沉默感到不适。但是，我们需要时间让学习者对问题进行思考并有机会回答。这种策略可运用到所有重要的交流中，如患者、同事、同伴。记住，沉默是金。

问题与思考：

在评判性思维的培养中，老师为什么要保持沉默？

2．教学外在条件的建设　进行评判性思维教学需要学校具备必需的资源，如图书馆的图书及文献资料要丰富，有相应的课程设置，如哲学、逻辑学、心理学等，授课所需要的教学设施等资源要充足等。学校教师需要开展科学研究，探索适合学生进行评判性思维学习的有效教学策略和模式，精心设计教学内容，以促进教学效果。

3．学生自身的准备　学生对于评判性思维的教学要有一定的心理和知识准备。现阶段我国主导的传统教学模式还是接受式学习，学生以被动接受为主，缺乏学习的主动性。在推进评判性思维的教学中，尽管老师会提供一些支持性的策略，譬如框架、指引、案例等，但这些支持会逐渐减少，而挑战性的策略会逐渐增多，譬如自主选择、自我指引、灵活性、抽象思维、反思、独立自主、同伴合作、多元的视角和价值观、冲突、模糊和不确定性的信息。因此，对于学生而言，学习中就要做好直面挑战的准备，学会在挑战和支持中寻求平衡，实现评判性思维能力的不断发展。此外，学生还需要做好相关的教育学、哲学、逻辑学和心理学的知识准备。

（二）进行评判性思维的课程设置

评判性思维能力的培养需要有相关课程的建设和开发。关于课程，许多教育研究者、哲学家、心理学家和教师开展了诸多的讨论和实验，提出了3种课程模式。

1．独立的评判性思维课程　包括哲学和教育学家李普曼、心理学家斯滕伯格在内的很多学者都主张建设一门独立的、有别于其他学科课程的评判性思维课程。他们认为如果将评判性思维融入传统学科教学，会导致两者间的冲突。要设立一门独立化的评判性思维课程，不涉及过多的学科知识，而将重点放在评判性思维的方法、态度的训练以及习惯的养成。目前，在我国仅有少数学校开设了独立的护理评判性思维课程，且这类课程往往在高校仅作为通选课程予以开设。

2．渗透于传统的学科课程的融合课程　对于独立课程模式，有学者提出质疑，认为每个领域进行评判性思维需要理解该领域的问题。正如麦克白在《评判性思维与教育》一书中提出，"评判性思维是对问题进行恰当的反思性质疑，而要知道如何以及何时有效地进行这种反思性质疑，首先必须了解所质疑的问题之所属领域"。所以，仅仅学习一门思维课程是不够的，学生必须在具体的学科课程中学习思维。"融合课程"就是在传统的学校课程之中列入评判性思维的教学目标，并且加入一些评判性思维的内容和练习，学校课程表不需作任何改变。这种做法在许多学科，包括护理学科的教学中是较为多见的。

Caroline R. Ellermann（2004）提出将评判性思维的逻辑模型整合到护理课程中，他认为，在护理中使用逻辑模型可以增加对话、情景、时间和反思，逻辑模型的这四个要素也是护理实践必需的评判性思维的核心要素，正确理解逻辑的因果关系是提高评判性思维的途径。通过促进特定知识、经验、评判性思维能力、态度和职业标准来得出正确决策。

3．"独立课程"和"融合课程"的综合化　另一种主张是"综合化"的评判性思维课程，即将两者结合起来。有学者认为，"独立课程"和"融合课程"的统合，可以使评判性思维的培养获得更大的效益。这种综合化思路，意味着学校不必再纠缠于两种课程的选择，而是可以将独立的思维技能教学与常规课程中的思维教学结合起来，相互提供评判性思维技能规则和相关内容，在反复的练习中促进学生评判性思维能力的发展。

必须指出，3种课程模式都应遵循以能力为导向，即以培养学生的评判性思维的态度、知识和技能的综合素质为宗旨，作为课程设置的重要原则。

（三）探索促进评判性思维的教学方法

无论是独立的评判性思维课程的设置，还是融合抑或综合化的课程，都需要通过具体的教学活动予以落实。国内外许多护理教育研究者都非常重视评判性思维的教学研究，开展了积极的探讨。具体的措施有：

1．讨论法（discussion）　早在1953年，Bloom提出讨论法比起讲授法在培养思维的作用中更为有效。①讨论时人的思维更为集中；②讲授时出现无关和被动想法的频率是讨论时的2倍。在传统的讲授中，学生很少对老师的言论、主题进行思考，更极少会对讲授中的观点予以整合并尝试进行问题解决。因此，讨论法被认为是有效促进学生评判性思维发展的方法之一。

在讨论中，为了提高评判性思维，教师可采取行为榜样法示范评判性思维并仅对学生难以回答的问题予以解答。老师或者其他学生对某个问题的解答并不是因为回答者是该方面的权威，知晓答案，仅仅是对他人作出习惯性的反馈。另一种有效的讨论法就是学生通过问题进行思考，明确已知的和未知的，列出可能的假设。老师在这个过程中引导讨论，指出忽略的要点并进行适当总结。

2．提出问题（ask questions）　为了促进学生评判性思维的发展，在课堂、临床、会议以及面对面的沟通时，老师一定要注意提问的质量。高质量的问题应要求学生进行思考和推理，帮助学生去探索和理解不同的观点。Colucciello（1997）认为作为教育者，提出的问题可以帮助学生理清思路，发展思维的深度和广度，并能推动学生实现从护理角色的扮演到对问题的内化进而成为成熟的护理实践者。因此，要尽量减少提客观性问题诸如"哪项正确"或者因为个人偏好存在多个答案的问题，如"你喜欢a、b还是c？"以上两种问题都被视为是无效的提问。对于培养评判性思维，常用的提问方法有：

（1）苏格拉底问答法（Socratic method）：又称"接生术""产婆术""头脑助产术"，被认为是较为经典的一种提问方式。其本质在于提出一些问题，通过不断提问来暴露对方观点中的错误，使对方对自己的错误和缺陷有所认识，从而接近正确合理的本质。在这个方法中，教师通过提问激发他人的思维，并对所有的反馈和提问均以问题的形式予以回答，最终实现帮助他人解决问题并促进思维的进一步发展。

（2）结构性争论（structured controversy）：由John和Smith在1991年提出。通过有目的

地介绍争议性话题，来提高人的思维、认知，实现有效学习。运用分组讨论合作学习方式，透过正反立场互换，使学生深入探讨分析重要的护理议题。这种方式较之一般的讨论更能凸显议题的争论点，在争论中，学生不仅运用客观知识，还需要推理决策，并能通过循证的方式支撑达成的一致性的结论。具体实施包括引导、讨论和补充三个阶段。

概念地图的工作原理

3．概念地图（concept mapping）　作为元认知的工具，概念地图能帮助学生"看到"自己的思考和推理，指导学生基于一定情景进行问题的思考，作出目的性的判断。由于该方法较为灵活、规则少、易于教学，在护理教学和研究中发挥了越来越大的作用。这种方法是将潜在于命题框架内的一系列概念以图解的方式分层联系而成的复杂计划或方案，是一种等级式地图。它需要学习者在具体情境中对涉及的概念进行区别、整合、确认优先顺序，在概念间建立有意义的联结。Wheeler 等人的实验研究表明：概念地图相对于传统的护理计划更有助于学生评判性思维技能的提高，可使学生获得丰富、有效、结构合理的网络化的认知结构，使学生根据自己的认知风格真正理解抽象的概念，提高学习效率。

4．PBL　PBL 主要是基于真实的情景和案例引导学生对这些特殊情景进行讨论的一种教学方法，被视为培养学生评判性思维和解决问题能力的一种有效的教学方式。Candan（2007）研究发现比起传统课堂教学，PBL 对护生评判性思维能力的提升，尤其是在寻求真理和开放思想上有显著促进作用。在案例教学过程中，学生是基于解决问题的需要开展学习而非老师提出学习需求。作为一个团队，每位学生都需要贡献自己的智慧，为分析问题作准备，在讨论和查阅资料的过程中梳理清楚事情的来龙去脉，形成自己的独立见解，明确选择，评价这些决定和行为结果。教师对于学生来说则意味着专家资源，更多的是引导学生查阅信息，进行价值判断，分析存在的问题，并运用循证的方法对结论给予支持，制订决策以及其他评判性技能的运用。

5．反思学习　反思学习的概念及策略是由美国护理学者 Boyed 和 Fales 于 20 世纪 80 年代提出的，他们认为反思学习可使学生更好地利用经验，从经验中发现新的观念和信息，通过反思可增强自我意识和促进评判性思维能力的发展。反思学习的方法具体有：①教材互动（text interaction）：教材是学生学习的重要资源，如何在阅读教材中发展学生的评判性思维？对此，Abeglen 和 Conger 提出了教材互动法。在这个教学过程中，学生在课前对教材进行阅读，即预习。通过阅读，学生提出问题：有哪些假设有待验证？信息中是否存在冲突？得出的结论尚缺乏哪些充分的证据？等等。互动结果可在课前交给老师进行分析或者在班级、小组内开展讨论。这种方法的目的就是发展学生质疑、批判的精神。②反思日记（reflective journals）：常用于临床护理实践，要求学生以日记的形式记录实践中的所见所闻、所感所想。这种叙事性的方法鼓励学生不仅记录自己的经历、观点，也可以将自己的情绪比如恐惧、焦虑等进行安全的表达。Sandra 提出反思日记有效的关键在于教师的积极反馈，并且教师要表现出对日记的反思、关注、深入，但不带有任何判断性质。真正最为有效的反馈需要老师投入和学生书写日记一样甚至更多的时间进行阅读和评论。③实践反思讨论法：是国内学者基于国内护理教育的实际提出的。该方法包括：实践中保持探究质疑态度，实践后书写反思日记，实践告一段落后组织讨论，教师评阅反思日记。研究证明该方法对于发展学生的评判性思维、提高自信和环境适应能力、增加实践的丰富性和多样性、反省自我情感和态度、确立正确学科价值观有显著效果。

此外，还有许多教学方法，譬如案例学习、合作学习、文档法、现象法、概念分析和澄清等可以通过在正性的学习环境中实施，从而达到培养学生评判性思维的效果。

（四）开展积极的教学反馈和评价

1．对评判性思维教学进行积极反馈　在教学过程中，对于学生的积极思考和问题回答要给予积极反馈，为学生创造一种无压力的环境，减轻学生上课的心理压力。应该让学生意识到，不论是老师还是学生，没有一个人是知道所有答案，并且没有一个答案是适合所有情况的。教师要支持学生开放式的讨论和敢于冒险的精神，允许学生出现错误，并反思所学内容，与自己的经验相联系，然后将所学转化为认知。

2．对评判性思维的教学效果进行评价　在进行教学评价时，情景性项目应加入到考试中。情景可以是临床情景的描述、在实践中可能要面对的问题或患者的资料，资料应该为分析提供充足的信息，但不要太长。要注意，情景性问题要适合学生的水平，不一定有固定的格式，但是应该是开放性问题，这有利于学生展开分析。这种问题的优点是不仅评估了学生的决策能力，而且评估了学生做出决策的思考过程。

三、评判性思维能力的评价方法

评价评判性思维主要基于两大理由：①学生了解自己思维的优势和不足；②教师和管理人员判断护士（生）胜任临床的护理实践的重要依据。

评判性思维能力评价方法较多。Facione（1996）认为多模型的评价项目（multimodel assessment program）是了解学生评判性思维能力的最为合适的方法。其中，运用标准化的工具测评是评价评判性思维的常用手段之一，现介绍几种：

（一）一般的评判性思维测量工具

1．加利福尼亚评判性思维技能测试（California critical thinking skills test，CCTST）　费星等人编制，于1990年由加利福尼亚学术出版社出版。测试适用对象为大学生，也可以是高中生。该测验为多项选择题，总计34题，由分析、评价、解释、推理、演绎和自我规范组成。

2．加利福尼亚评判性思维倾向问卷（California critical thinking dispositions inventory，CCTDI）　费星等人编制，是一种评价评判性思维倾向的多项选择测验，总计75个条目，包括寻求真相、开放思想、分析能力、系统化能力、评判思维的自信心、求知欲、成熟度，适合自我评价和研究之用。

3．华生－格拉泽评判性思维评价（Watson–Glaser critical thinking appraisal，WGCTA）由华生和格拉泽于1980年编制，适用于9年级以上学生和成年人。由80个条目组成多项选择测验，包括归纳、假设识别、演绎、判断结论是否可信、对争论的评价几个部分。

以上3个量表是应用最为广泛的工具。

4．学习环境偏好问卷（learning environment preference test，LEP）　该工具是基于Perry的认知发展理论发展而来的，由65个条目组成，包括5个领域，分别是教学内容、教师的角色、学生和同伴的角色、教室氛围和活动、教学评价。

5．康奈尔评判性思维测验：X水平（Cornell critical thinking test level X）　由恩尼斯和米尔曼编制，适用对象为4～14年级学生，由归纳、可信性、观察、演绎和假设确认几个部分组成。

6．康奈尔评判性思维测验：Z水平（Cornell critical thinking test level Z）　由恩尼斯和米尔曼编制，适用对象为大学生和成年人，也可用于程度高的高中生，由归纳、可信性、预测和实验计划、谬论（尤其是模棱两可的话）、演绎、定义和假设识别等部分组成。

（二）护理领域常用的评判性思维测量工具

在护理领域许多研究使用华生和格拉泽研制的WGCTA评价验证评判性思维和其他变量（如临床决策、注册护士考试成绩、临床表现）的关系。费星研究的CCTDI和CCTST也被用于护理专业学生评判性思维的测定。但是专门针对护理人员使用的量表较少，现介绍如下：

1．临床护理实践／注册护士评判性思维测试（critical thinking in clinical nursing practice/RN test）　由美国护理联盟（NLN）2001年颁布。有120个条目，反映了21项评判性思维的行为，例如循证解释、判断证据的价值、检验偏差。每种行为都涉及了评判性思维的技能，如解释、评价、分析。此外，该量表也反映了护理程序和9个领域的护理内容（研究、文化、精神系统、健康促进/疾病管理、患者教育/赋权）。

2. **护理专业学生评判性思维测评**（critical thinking skill test for nursing students）由Kim Nam Cho等韩国学者于2014年编制。适用对象为护理专业学生。有30道多项选择题，包含分析、推理、评价、综合性思维4个领域27项技能。

（三）考试测评

除了标准化的量表测评，考试测评也是一种常用的了解学生评判性思维的方式。评价高层次认知能力时，考试题目要合乎两个标准：①使用新的信息或材料，这些信息或材料应是学生在以往学习中未遇到过的；②提供的材料是供学生思考使用的并因此而得出答案，而非直接得出答案。因此，在进行评价时多考虑情景性问题，题型可以为选择题或问答题。Morrison和Free提出这种试题出题的4项原则：①试题要有理论依据，使学生所得出的正确答案建立在充分的理论依据上；②试题的水平在应用层次或以上；③需要多重逻辑思维来回答问题；④高度的辨别力，尤其在选择题的题型上，答案选项应该有最优选项。

（四）其他评价方式

1. **概念地图** 地图中呈现的概念间的等级组织、概念间关系的合理性和有效性、链接的数量和重要性、信息的完成度等，都可以作为评价个人评判性思维的指标。

2. **行为指标观察** 真实测量个人的能力、价值观包括评判性思维，并不是看个体说了什么或者查看认知测试的得分，而是看他具体做了什么。可观察的行为指标可包括（但不限于）：允许偏见和个人倾向；忍受不同的观点；识别关系，根据新的或不充分的数据悬置或调整判断。尽管行为观察需要花费较长的时间并带有一定的主观判断，但也是最可信、最强大，并且可在任何时间都能够实施的评价方法。

3. **学生文档** 可包括文章、日记、学习计划或者其他记录思维发展的文件。随着时间的推移，发现学生在提问的技巧性、对背景的关注度、行为和决策的自我反思、不同情境下细微状况的辨识度、自我评价方法方面的改进。该方法的优势在于其评价证据的丰富性。

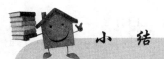

小 结

培养学生的评判性思维是护理教育者的重要任务之一。但是，这个目标不可能通过一门课程或者一次学习经历予以实现，也不能单方面依靠老师的力量。事实上，要促进学生评判性思维的发展，必须将此目标作为一种宗旨，贯穿于学生整个学习过程，关注的是学生该能力的持续发展。且这个过程特别强调的是学生学习主观能动性，而教师要完成作为学习促进者的角色转变，为学生创设良好的学习氛围和环境，并灵活运用各种教学策略激发学生学习的兴趣，实现学生评判性思维能力的发展。本章重点介绍了：

1. 教育学、哲学、心理学和护理学领域对评判性思维的定义，并和创造性思维、决策制订、问题解决三个概念进行鉴别。

2. 学生评判性思维发展的6个阶段 非反思性思考者、挑战性思考者、初级思考者、思维的实践者、高级思考者、高超的思考者。

3. 培养评判性思维的策略 包括环境创设、课程设置、教学方法和教学评价，以及如何评价评判性思维能力。

（1）课程设置：独立的评判性思维课程、渗透于传统学科课程的融合课程、独立课程和融合课程的综合化。

（2）常用的教学方法：讨论法、提出问题、概念地图、PBL、反思学习。

4. 常用的评价量表　①一般的评判性思维测量工具：加利福尼亚评判性思维技能测试、加利福尼亚评判性思维倾向问卷、华生 - 格拉泽评判性思维评价；②护理领域的评判性思维测量工具：临床护理实践 / 注册护士评判性思维测试等。

 思 考 题

09-6
第九章思考题参考答案

1. 如果一个护士具备较好的解决问题的能力，是否可以判断他具备评判性思维的能力？

2. 简述学生评判性思维发展的阶段和特征。

3. 病区收治了一位年轻的 1 型糖尿病患者，17 岁，男性。作为一名护士，你要指导他开展自我管理。你意识到患者需要具备一定的评判性思维能力以实现长期的管理。如何评估这位患者是否具备评判性思维的能力？

（胡　韵）

第十章　信息化教学

学习目标

通过本章内容的学习，学生应能够：

◎ **识记**

1．复述下列概念：

信息化教育　信息化教学　信息化教学资源　信息化教学模式　信息化教学设计
信息化教学环境

2．描述信息化教学资源的主要特点。

3．列举信息化教学模式的优点。

4．说出常用的信息化教学环境及其特点。

◎ **理解**

1．联系实际简述教师信息化教学能力的构成。

2．分析归纳信息化教学设计的步骤与方法。

3．解释信息化教学环境建设的作用。

4．比较 MOOCs 和在线视频公开课的异同。

◎ **运用**

结合所学的护理专业知识，设计一份护理信息化教学教案。

第一节　概　述

一、信息化教学的相关概念

（一）教育信息化与信息化教育

1．教育信息化　教育信息化是在教育过程中比较全面地运用以计算机多媒体和网络通讯为基础的现代化信息技术，促进教育的全面改革，使之适应于正在到来的信息化社会对于教育发展的新要求。由此可见，教育信息化是一种过程，教育信息化发展到一定阶段的必然结果是形成一种全新的教育产物——信息化教育。

2．信息化教育　信息化教育是指在现代教育思想和理论的指导下，运用现代信息技术，开发教育资源，优化教育教学过程，以培养和提高学生信息素养为目标的一种新的教育方式。

教育信息化是一个动态的不断发展的过程，而信息化教育是现代教育思维理论与现代信息技术相结合的产物，是以信息技术为基础的教育形态。

（二）信息化教学

信息化教学是在现代教育理论和现代教学方法的指导下，以信息技术为支撑，优化教学过程，借助现代教育媒体、教育信息资源和教育技术方法实现师生之间的沟通交流、协作学习，培养学生信息素养的一种现代教学表现方式。

信息化教学是以现代信息技术为基础的教育体系，包括教学观念、教学组织、教学内容、教学模式、教学技术、教学评价、教学环境等一系列的改革和变化。

二、信息化教学资源

（一）信息化教学资源的概念

信息化教学资源，是指以信息技术支持的、为教学目的专门设计或者为教学目的服务的各种教和学的资源。具体地说是指经过数字化处理的，可以在计算机或网络环境运行的多媒体材料或教学系统，它主要包括数字视频、数字音频、多媒体软件、CD-ROM、网站、电子邮件、在线学习管理系统、计算机模拟、在线讨论、数据文件、数据库等。

（二）信息化教学资源的主要特点

以现代信息技术支持的信息化教学资源与传统的教学资源相比，具有以下特点：

1．处理和存储的数字化　利用多媒体计算机的数字转换和压缩技术，能够迅速实时地处理和存储图、文、声、像等各种教学信息，既方便学习，增加信息容量，又能够提高信息处理和存储的可靠性，以供师生使用。

2．过程的智能化　利用多媒体技术将各种教学信息以声音、文本、图形/图像、动画、视频等形式来呈现给学生，给学生提供了多重感官的信息刺激，提高了学生的学习效果。与此同时，多媒体计算机教育系统具有智能模拟教学过程的功能，学生可以通过人机对话，来自主地进行学习、复习、模拟实验、自我测试等，并能够通过实时反馈，实现交互，从而为探究型学习创设条件。

3．传输的网络化　网络技术的发展与普及，特别是各级教育网络的建立，使教学信息传递的形式、速度、距离、范围等发生了巨大变化，从而为网络教育、远程教育、虚拟实验室等新的教育形式的产生和发展奠定了基础，这种网络化的传输具有很大的灵活性，实现了教学资源的跨时空共享。

4．资源的开放性　网络上传输的教学资源具有自由发布、来源广泛、信息量大和传输范围广的特点，教学资源借助网络为学生构建了自主、开放的学习环境，极大地提高了学生学习的自主性和灵活性。

5．资源的可再生化　随着教学信息化程度的提高和现代教育环境系统工程的建立，现代教材体系也逐步成套化、系列化、可再生化，这使得学生能根据不同的条件、不同的目的、不同的阶段，自主有效地选用相应的学习资源，为教育社会化、终身化提供了保障。信息时代的教学资源可以在学生的积极参与下，通过学生利用信息技术对知识的整合、再创造实现教学资源的更新和再次开发，具有可再生性。

三、信息化教学模式

（一）教学模式

教学模式又称教学结构，简单地说就是在一定教学思想指导下所建立的比较典型的、稳定的教学程序或阶段。它是人们在长期教学实践中不断总结、改良教学而逐步形成的，它源于教学实践，又反过来指导教学实践，是影响教学的重要因素。

（二）信息化教学模式

信息化教学模式，是指为贯彻落实构建利用信息化手段扩大优质教育资源覆盖面的有效机制，充分发挥学校、教师的主体作用，推动信息化手段和数字教育资源在教学中的广泛应用，促进信息技术与学科教学的深度融合，在现代教学思想和理论指导下，师生之间运用现代教育媒体而形成的较为稳定的教学策略、结构和程序的活动范型。

信息化教学模式是根据现代化教学环境中信息的传递方式和学生对知识信息加工的心理过程，充分利用现代教育技术手段的支持，调动尽可能多的教学媒体、信息资源，构建一个良好的学习环境。同时充分调动学生学习的积极性、主动性和创造性。

信息化教学模式具有以下优点：

1．**提供丰富多彩的信息资源**　现代教育技术手段为课堂教学所提供的教学环境，使得课堂信息来源变得更加丰富多彩，教师和课本不再是唯一的信息源。多媒体的运用不仅能够扩大知识信息的含量，还能够调动学生的视觉和感官，为学生提供一个资源更加丰富的学习情境。

2．**指导学生学习探索**　"互联网+"等现代教育技术手段的应用，使教师的主要作用不再是提供信息，而是重点培养学生获取知识的能力，指导学生的学习研究和实践探索活动，启发学生主动思考、主动探索、主动发现，从而形成一种新的教学活动进程的结构形式。

3．**实施个别化教学**　计算机的交互性，使通过多媒体技术完整呈现学习内容与过程，给学生提供了个别化学习的空间。学生可以自主选择学习内容的难易、进度，并随时与教师、同学进行交互、处理信息，促进个人成长和发展。

4．**培养学生创新能力**　2015年6月国务院印发了《关于大力推进大众创业万众创新若干政策措施的意见》，鼓励包括在校大学生在内的创新创业行动，而信息化、互联网、大数据本身就是创新的产物，再把它用于教学实践中，特别适合于学生进行"自主探究-发现"法的学习，为学生发散性思维、创造性思维发展和创新能力的培养创造了条件。

四、信息化教学方法

在教育规划纲要中，教育信息化被纳入国家信息化发展整体战略，到2020年，国家将基本建成覆盖城乡各级各类学校的教育信息化体系。

（一）教学方法

教学方法是教育者和学习者为了完成一定的教学目标和教学任务，运用一定的教学方式和教学手段而形成的教与学的活动途径和步骤。它规定了教学参与者在教学任务中的角色、不同角色之间的相互关系以及每一角色的具体任务。

（二）信息化教学方法

信息化教学方法是指教师通过现代教育媒体，向学生传递教育信息过程中所采取的工作方式，包括对学生学习认知活动的组织方式和控制方式。这种教学方法十分强调媒体或信息技术手段的应用，是围绕现代教育媒体的应用而形成的方法。信息化教学方法通常包括讲授-演播法、探究-发现法、问题教学法、程序教学法、微格教学法、模拟训练法、成绩考查法等。

五、信息化教学媒体

（一）媒体与教学媒体

1．**媒体**　媒体是指承载、加工和传递信息的介质或工具。其包含两重含义，一是指信息的载体；二是指存储和传递信息的实体。形象地说，媒体是指信息传递过程中所依赖的符号、工具以及各种技术手段。

2．**教学媒体**　当某一媒体被用于教学目的时，在教学过程中作为承载教育信息的工具，则被称为教学媒体。教学媒体是为了实现教育教学目的，在教学过程中介于教师的教与学生的学之间，携带并传递着教学信息，影响师生信息交流与传递的工具。教学媒体是教学内容的表现形式，如实物、教材、图片、录音、录像、动画等。

3．**现代教学媒体**　现代教学媒体是指利用现代技术承载和传递教学信息的工具。现代教学媒体是相对于传统教学媒体而言的。传统教学媒体一般指黑板、粉笔、教科书等。现代教学媒体主要指电子媒体，由两部分构成：硬件和软件。硬件指与传递教育信息相联系的各种教学机器，如幻灯机、投影仪、录音机、电影放映机、电视机、录像机、电子计算机等。软件指承载了教育信息的载体，如幻灯片、投影片、电影胶片、录音带、录像带、光盘等。

（二）信息化教学媒体

信息时代开发的标志性教学媒体，或者以前已经存在但在信息时代还作为主流的教学媒体，均被称为信息化教学媒体。通常分为视觉媒体、听觉媒体、视听结合媒体、交互媒体以及综合媒体。

六、教师信息化教学能力培养

随着信息化、大数据时代的到来，信息技术同样渗透到教育领域，教育信息化能力成为教学信息系统的神经，教师信息化教学能力也成为教师专业素养的基本组成部分。教师信息化教学能力的高低已成为影响教师专业化水平的重要因素之一，可以影响学生学习发展，也是如何利用信息资源完成教学活动、教学任务的综合能力的体现，这种综合能力由若干子能力构成。

教师信息化教学能力并非是固定不变的，而是处于一种动态变化的状态。在不同的历史时期、社会背景和教育背景下，教师信息化教学能力的要求是动态的、变化的，但也是有指向的。教师必须适应这种动态变化的要求，相应地，信息化教学能力发展也是动态的，这种动态性是教师信息化教学能力不断发展、不断完善、不断提升的过程，也是为了适应社会的变化，教师信息化教学能力不断更新知识和能力素质、追求新知的过程。因此，在教师的学习、工作和实践中，信息化教学能力永远处于一种动态的发展状态。动态发展的动力来自于学习、教学实践和协作教学等，直接的动力源泉更是来自于教师信息化教学能力发展的情意和发展的自主性，需要教师具有自主学习、终身学习的意识与能力。

（一）信息素养能力

信息素养是全球信息化需要人们具备的一种基本能力，是一种对信息社会的适应能力，包括能够判断什么时候需要信息，懂得如何获取信息、如何评价和有效利用信息等。教师的信息素养能力主要包括：信息意识能力、信息技术操作能力和信息技术应用能力。

1. 信息意识能力　教师的信息意识表现为对信息是否具有特殊的、敏锐的感觉和持久的注意力。有无信息意识决定教师捕捉、判断和利用信息的自觉程度。教师应具有良好的信息意识能力，对信息保持强烈的敏感性，积极主动地去挖掘信息、搜集和利用信息，并有效地运用于自己的教学实践中。

2. 信息技术操作能力　信息技术操作能力主要表现为教师对以计算机技术为核心的各种信息技术工具和设备的熟练操作能力和在教学中正确合理选择适当媒体的能力。

3. 信息技术应用能力　信息技术应用能力表现为教师利用信息技术解决实际问题的能力。包括选择并获取信息、分类加工信息、利用信息及评价信息的能力等。

（二）信息化教学设计能力

教师应具备信息化教学设计能力，应用现代化的教学设计思想和方法指导网络环境下的教学，重视对教学过程的系统化设计。网络学习环境下的教师应掌握教学设计的基本原理，并能运用教学设计的方法指导网络教学。能根据教学、学生学习和发展的需要，选用合适的信息技术工具，有效地设计教与学的活动。主要包括学习需求分析、确定学习目标、设计学习资源和认知工具、选择认知工具和教学策略，对学习者的自主学习进行评价。

（三）信息化教学实施能力

信息化教学实施能力是指教师能运用有关信息技术工具和资源营造有利于学生学习和发展的环境，并能在不同教学模式和不同教学环节中熟练运用有关的信息技术工具和资源。信息化教学强调"以学生为中心"的信息技术与学科课程的整合，要求教师从关注课程内容转移到注重学生的全面发展。教师信息化教学实施能力包括：①有效呈现教学信息的能力；②控制教学过程的能力；③提供信息素材，联系社会生活的能力；④评价学生学习成果的能力；⑤培养学生自主学习和协作学习的能力；⑥促进学生全面发展的能力。

（四）信息化教学评价能力

在信息化环境下，学生由封闭式学习转为开放式的学习，由系统专业化的学科知识的学习逐渐向课程整合化发展，学生的评价也由学校单一评价逐步转向多元化评价。因此，教师要充分利用已有的教育资源，借助信息技术综合评价每一位学生，促使学生的发展与教育既定目标的不断融合。教师信息化教学评价能力主要体现在：①通过使用电子档案、网络教学互动平台等信息技术，实现形成性评价；②利用信息技术关注学生个性差异，实现多元化评价；③利用信息技术进行自评和他评，强调学生的参与互动，实现评价主体的多元化；④在信息化教学设计中，将教学前的准备阶段、教学过程中、教学活动结束后的全过程与教学评价有机整合，发挥评价对教学和学习的促进作用。

（五）促进学生信息化学习的能力

在信息化教学活动中，学生是教学过程的主体，学生的学习不是依赖于教师的授课与课本的学习，而是利用信息化平台和数字化资源自主地探究，教师、学生之间开展协商讨论、合作学习。因此，通过信息技术与教学资源整合，应达到以下目标：①培养学生具有终身学习的态度和能力；②培养学生具有良好的信息素养能力；③培养学生掌握信息、有效利用资源的学习方法，学会在数字化情境中进行自主发现的学习，学会利用网络通讯工具进行沟通交流、合作讨论式的学习，学会利用信息加工工具和创作平台，进行实践创造的学习。

第二节　信息化教学设计

一、信息化教学设计的基本原则

信息化教学是与传统教学相对而言的现代化教学的一种表现形态。信息化教学设计，是指在信息化环境下对教学全过程进行设计，是在综合把握现代教育教学理念的基础上，充分利用信息技术和信息资源，科学合理地安排教与学过程的各个环节和要素，为学习者提供良好的信息化学习条件，促进教学过程和教学效果的优化。

信息化教学模式是教学模式的改革和创新，与教学设计是密不可分的。信息化教学设计的特点渗透到教学过程中，形成了信息化教学设计的基本原则：

（一）注重对学生自主学习能力的培养

未来教育的显著特征之一就是发展学习者的主体性、主动性。信息化教学设计，强调在信息技术环境中进行学习，积极发挥学生学习的自主性，包括对于学习内容和学习方式的选择。因此信息化教学设计十分重视学生的主体作用。以学生为中心，注重学生学习能力的培养，以"任务驱动"或"解决问题"教学方式开展学习活动。在相关的有具体意义的情境中教授学习策略和技能时，教师应该调动学生学习的积极性，在这一过程中，教师作为学习的帮助者和促进者，引导、监控、组织和评价学生的学习过程，帮助学生掌握主动学习的技巧，给学生独立思考、探索、自我开拓的空间，注重信息化教学过程中学生探究能力的培养。

（二）注重教学情境的设计与转换

信息化教学设计强调学生的积极参与，而活动的参与需要一定情境的支持，因此在信息化教学设计中应注重教学情境的设计。教师要通过设计有真实意义的教学情境来提高学生的学习兴趣，同时还要注重情境的转换，使学生的知识能够得以自然的迁移与深化。在情境的设计与转换过程中，可借助于信息技术手段，选择和组合各种信息技术，设计一个学生可以互相合作和支持、一起使用工具和信息资源参与解决问题的活动，让学生的学习总是与一定的社会文化背景（即情境）相联系，使学生从原有认知结构中同化新知识，促使学生进行意义建构。通常教学情境的类型有七种：故事情境、问题情境、真实情境、模拟情境、虚拟情境、游戏情境和任务情境。

（三）注重利用各种信息资源支持学生的学习

信息化教学设计注重对信息技术工具和信息资源的使用而进行设计。现代信息技术的发展尤其是多媒体和网络技术的发展，能够为学生提供信息化学习工具，提供丰富开放的信息化学习资源，促进学生的整个学习过程，以利于基于问题的学习和主动探究学习模式的运行。

这些工具和资源应是与学生的主题任务相关联，能够帮助学生完成问题解决的过程。例如提供给学生与教学主题相关的网络资源、典型案例，对学生的学习进行一定的指导和帮助。信息化学习工具和资源的提供与设计，是教师在信息化教学设计中的一项重要任务。在信息化教学过程中，教师要充分发挥信息化学习工具的作用，利用各种信息资源支持学生的学习。

（四）注重协作学习与团队合作

信息化教学中，协作学习不仅指学生之间、师生之间的协作，也包括教师之间的协作，如实施跨学科的基于资源的学习等，但以学生之间的协作学习为主。信息化教学设计认为，学习者与周围环境的交互作用，对于学习内容的理解起着关键性的作用。学生在教师的组织和引导下，以小组或其他协作形式进行学习，在学习过程中互相帮助，共同完成某一项任务，实现"解决问题"的目标。学生之间相互协作，通过集体智慧完善个人对学习内容的理解，在交互过程中培养学生的团队合作能力。

（五）注重对学习过程的评价

在信息化教学设计中，其评价理念的变化，更多地关注了学生的表现和过程，侧重评价学生应用知识的综合能力；强调学生在学习过程的主动参与，强调评价过程中学生的自我参与和主动参与；资源的开放和多样性，也促使了信息化教学设计中对资源要进行评价；评价标准的制订由教师和学生根据实际问题和所学的知识、兴趣和经验共同进行。因此，信息化教学设计不仅关注教学结果的评价，同时关注教学过程的评价，而且评价活动贯穿于教学过程的始终。

二、信息化教学设计步骤与方法

信息化教学设计的过程应充分考虑以学生为中心，要有意识地让学生参与到整个过程中，使学生了解设计的过程及其中的各种方法。具体过程如下：

（一）制订阶段性学习目标

在明确总体和阶段性学习目标的前提下，教师可以引导学生结合自身情况分析制订具体目标。再根据学生的学习基础进行细化，对学习基础较好的学生制订的目标可以相对较少，而对学习基础薄弱的学生制订的目标相对较多。在信息化教学的过程中，教师可通过展示学习路线图的方式，不断提醒学生其学习的总体目标和阶段性目标的完成程度。

（二）设计学习任务和问题

学习任务和学习问题的设计，是整个信息化教学设计的关键。这个环节主要是根据阶段性教学目标，设计真实任务和学习问题，让学生在信息化学习中通过解决具体、真实的问题来达到教学目标。学习任务与问题设计之前首先要进行学生特征分析，设计出与单元教学目标和教学内容紧密联系又能激发学生学习兴趣的问题。教师对学习任务或问题的难度应设计合理，不仅要有一定难度，还必须是学生通过努力能够完成的，从而有助于通过问题或任务的解决促进学生能力的提高。学习任务要明确，问题要有针对性，概括力、指导性要强，通过充分描述或恰当模拟呈现问题产生的情境，使学生身临其境，有利于学生进入问题情境，提高学生深入学习的积极性。总之，尽量设计有伸缩性的任务，要接近学习者现有的能力，又要保证学生有成就感。

（三）创造并设计学习情境

创造并设计学习情境是信息化教学设计最重要的内容之一，通过创设与实际经验相似的学习情境，结合知识背景，使教学过程生动、丰富，从而使学生能够利用原有知识结构中有关的知识、经验去"同化"或"顺应"学习到的新知识。教育实践表明，学生即使掌握了大量的知识，也并不意味着他们能够把握何时、何地、如何应用所学知识去解决实际遇到的问题。因此，应将课堂教学与真实事件或真实问题相联系，在情境中传授学习策略和技能。教师可利用丰富的信息技术和信息资源，创设例如故事情境、问题情境、模拟实验情境、协作情境。也可将网上多种交流工具如微信、微博、MSN、E-mail、QQ等应用到各个情境中。

（四）开发有效信息资源

在教学情境的创设过程中，要注重开发有效的信息资源，因此二者是相辅相成的。在信息化时代，信息的多样性使学生无时无刻、轻而易举地通过网络、图书馆等找到自己所需的学习资源。然而，信息的无限性与媒体的丰富性又可能会给学习带来盲从性，这就需要教师提供必要的引导，及时地为学生提供一些有效信息资源以及寻求有效资源的方法和手段。

（五）设计协作学习

协作学习的设计是学生在教师指导下，对学习方式、途径、过程进行设计。教师须动态把握教学进程，更多地关注不同层次水平的学生的不同需要，进行分组学习，提高学习效果。

三、信息化教学设计过程的关注点

信息化教学设计的过程是连续的、动态的。对信息化教学设计过程的关注点包括：

1. **教学目标制订的合理性**　教师在信息化教学设计的过程中，要关注教学目标是否明确，是否符合相关的课程标准（教学大纲）要求，教学设计中是否考虑到学生的个体差异，教学设计是否能够激发学习者的兴趣、符合学习者的认知结构等。另外，教师还要关注学生在各阶段的目标是否符合整体教学目标，详略是否得当，学习路线图是否可行。

2. **情境创设的科学性**　教师在信息化教学设计的过程中，要关注情境创设的科学性，主要包括：故事情境的创设是否具有感染力，问题情境的创设是否具有启发性，模拟实验情境的创设是否具有真实性，协作情境的创设是否具有交互性等。

3. **教学设计的普适性**　教师在信息化教学设计的过程中，要关注教学设计是否根据具体教学情况的差异进行修改，以便应用到不同的教学对象和不同的教学环境。另外，关注教学设计的框架、内容是否对其他课程有借鉴意义和推广价值。

4. **学习情况掌控的有效性**　教师在信息化教学设计的过程中，要关注能否及时准确地把握教学进程中学生的学习情况。

四、信息化教学设计单元包的主要内容

在信息化教学条件下，教学设计单元包是为实现特定学科单元教学目标，基于现代信息技术开发的一套相互关联的课程单元教学计划和支持材料。

（一）单元教学计划

单元教学计划是在信息技术及信息环境的支持下实施的，因此这种教学设计称为信息化教学设计单元包。信息化教学设计单元包是对教学单元的主题、学习目标、所设计的教学/学习活动过程及相关的教学/学习资源的具体描述。

（二）教学支持材料

它是教师为支持学生有效进行学习活动准备的各类辅助性材料，其中最重要的就是教学案例。教学案例可以是书面形式的案例、口头布置的作业，也可以是录音、录像或影像片段、多媒体案例等。教学支持材料还包括教师的教学课件、在线参考资料、学习资料光盘等。

（三）单元实施方案

单元实施方案包括教学单元的教学学习活动具体的程序、时间安排等，也就是信息化案例教学的实施过程。单元教学过程实施步骤如下：

1．教学准备　软件、硬件、环境，学习材料，备课准备，熟悉学生。

2．教学活动过程　活跃气氛，理论学习，案例展示，个人准备，小组讨论，课堂讨论，任务驱动，效果评价。

3．教/学评价　教学效果与学习效果评价。

（四）学生作品范例

在教学过程中如果要求学生完成电子作品，教师应事先为学生提供作品的样例，使学生对自己的作品任务有一个整体的认识。范例只起到参考和启发作用，应鼓励学生创新，表达自己的看法与观点。

（五）学生作品评价量规

这是对学生的学习过程与学习结果进行评价的指标，提供结构化的定量评价标准，从内容、技术、创意等方面详细地规定了评价指标。利用这种量规来评价学生电子作品，既可以由教师来评价，也可以学生自评和同学互评。

（六）教学设计评价

1．对学生收集信息能力的评价　能运用网络收集信息资源。

2．对学生整理信息能力的评价　资料的相关性。

3．对学生运用计算机能力的评价　演示文稿或网站的制作。

4．对学生基本实验操作能力的评价　相关工具或软件的操作。

5．对学生感悟运用所学知识能力的评价　整理某一事物的发展历程。

6．对学生创新能力的评价　寻找身边事物的不足，提出新的创意。

第三节　信息化教学环境

信息化教学环境，是建立在多媒体计算机和互联网基础之上，在现代教育理论指导下，充分运用现代信息技术建立的能实现教学信息的获取途径和呈现方式多样化，有利于自主学习及协作学习的现代教学环境。信息化教学环境实现了教学信息呈现与教学资源共享，有利于学生主动参与和协作讨论，有利于信息反馈和教师调控。信息化教学环境的特点包括课程教材多媒体化、学习资源共享化、教育时空立体化、自主学习个性化、学习活动合作化、教育管理自动化。

一、信息化教学环境建设的作用

1．提供现代学习资源设计、开发的条件　现代学习资源主要是指幻灯、投影、录音、电视、计算机等现代教学媒体，包括硬件和软件。应具备一些教学媒体如幻灯投影教材、录音教材、录像教材、计算机课件等的设计与开发条件。

2．提供现代学习资源利用的条件　学校应为现代教学媒体运用于教学活动提供条件。这是信息化教学环境建设的重点，其建设范围应渗透到校园教学环境的各个方面。如在校园环境中，建设校园的信息网络，以实现信息资源的共享与利用；在教室环境中建设多种媒体组合的课堂教学环境；在图书馆环境中有视听阅览室；在实验室、实践基地环境中充分利用现代技术强化教学活动。

3．提供现代学习过程设计、开发与利用的条件　现代学习过程是指在现代教育思想与理论指导下，运用现代教育媒体去开展的学习进程结构。从另一角度被称为新型的教学模式。信息化教学环境应为创建现代学习过程或新型的教学模式创造条件。

4．提供学习过程和学习资源的现代管理条件　包括应用现代科学理论与技术成果。建立学校教学信息管理，如教育电视监控、计算机教学管理、校长办公室教学管理等；学习资源检索与管理，以及教学信息的反馈分析和学生考试评分等。

二、信息化教学环境建设的功能要求

1．有利于开展多媒体教学　如多媒体教室，将传统的黑板（白板）和多种现代媒体如幻灯、投影、录音、录像、影碟、多媒体计算机等组合成一个有机系统，极大地方便教师进行多媒体教学。

2．有利于教师对教学过程的调控　既便于教师动手去操作和控制各种教学媒体，又便于取得学生的学习信息去调控教学进程。

3．有利于学生学习主体作用的充分发挥　使学生能利用多种感官，主动获取信息、加工信息，提高自身的知识结构与能力。

4．有利于实施个性化学习　提供的学习资源内容丰富、传输技术先进，以便学生根据自身需求进行有效的个性化学习。

5．有利于多种学习资源的利用和资源的共享　要建立统一的学习资源中心和信息传输网络，达到资源的共享和充分利用。

三、常用的多媒体教学系统

多媒体教学应用就是指利用多媒体计算机，综合处理和控制符号、语言、文字、声音、图形、图像等多媒体信息，将多媒体各个要素按教学要求，进行有机组合并显示在屏幕上，同时完成一系列随机交互式的操作。多媒体教学应用是计算机辅助教学的重要部分，也是当前世界教育技术发展的趋势。

（一）多媒体教室

多媒体教室是当前许多院校课堂教学普遍使用的一种教学环境，是将多种教学媒体汇集于一个教室内，既包括传统教学媒体，如黑板（白板）、书本、挂图、模型、标本等，又包括各种现代教学媒体，如大屏幕投影仪、投影屏幕、多媒体计算机、实物视频展示台、录像机、录音机、电视机等。此外，每一个多媒体教室还配有灯光、窗帘、话筒等辅助设备。同时多媒体教室的计算机都与网络连接，以实现多样化的教学，为各种信息化教学提供了支持。

多媒体教室是一种典型的传递 - 接受式闭合型教学系统，多种教学媒体按照媒体优化组合和教学设计的原则组织教学活动。多媒体教室具有以下几种功能。

1．便于教师利用多种媒体辅助教学活动。

2．能利用视音频多种媒体组合，优化教学过程，突破教学重点、难点，提高教学质量与效率。

3．多功能型多媒体教室便于观摩示范教学以扩大教学规模。

4．用于开展新型教学模式的教学试验与研究。

5．能用于多媒体学术报告、专题讲座等活动。

（二）多媒体网络教室

多媒体网络教室主要由网络连接的多媒体计算机和其他多媒体设备如投影仪、扩音设备等组成。多媒体网络教室除了具备多媒体教室的功能外，教师机和学生机、学生机和学生机之间还可以通过网络交换信息，教师通过教师机广播教学，利用电子白板功能进行要点讲解，监控学生机操作等。多媒体网络教室具有以下功能。

1．**视听教学功能**　有利于大量多媒体信息展示，轻松实现集体授课、协作学习、探究学习等多种教学方式。

2．**交互辅导功能**　进行个别化的辅导，学生在各种教学方式下均可以与教师进行沟通、交流，及时得到教师的帮助和指导。

3．**实时监控功能**　利于教师实时监控学生的学习行为，及时发现学生在学习过程中的问题，利于发挥教师在课堂教学中的主导作用。

（三）多媒体学习中心

多媒体学习中心的多种媒体主要是供学生自主学习使用，媒体成为学生学习的主要工具，教师在教学活动中起指导作用，多种媒体被放置于房间的不同区域以便于学生取用。在美国许多学校普遍都设置和使用这一类型的学习环境。多媒体学习中心教学媒体设置，大致可分为下列几个区域：

1．**学生学习活动区**　一般被安排于房间中央，桌椅摆放便于个别化学习和小组讨论。

2．**文字印刷资料区**　用于摆设学科学习需用的教科书、参考资料、图片、挂图等。

3．**模型、标本区**　摆放各类实物、标本和模型等。

4．**媒体区**　设有幻灯投影媒体、录音媒体、电视录像媒体和联网的计算机。

5．**学生作业展示区**　学生作业可写于黑（白）板上，或用纸书写后，张贴在板报栏上。

6．**教师指导学习区**　备有黑板（白板）和各种呈现教学信息的媒体与工具，便于教师进行指导性的讲授；另外在房间一角设有教师专用的办公桌和相应的教学资料，便于教师准备教学和接受学生咨询，指导学生进行高效率的学习活动。多媒体学习中心的功能如下：为学生营造了一个优良的自主学习环境，为学生进行个别化学习和小组学习提供多种媒体的良好学习条件；便于开展学生个别化自主学习的教学试验与效果研究；有利于学生参与意识的培养和学习积极性、主动性的发挥；有利于培养学生全面的信息能力；有利于培养学生之间的合作精神；有利于培养具有创新精神、创新能力的新型人才。

（四）微格教学系统

微格教学是一种利用现代化教学技术手段来培训师范生和在职教师教学技能的系统方法。微格教学创始人之一，美国斯坦福大学教育学博士艾伦认为，微格教学"是一个缩小了的、可控制的教学环境，它使准备成为或已经是教师的人有可能集中掌握某一特定的教学技能和教学内容"。微格教学实际上是提供一个训练环境，使日常复杂的课堂教学得以精简，并能使训练者获得大量的反馈评价。

微格教学系统一般由微格教室、控制室、示范室、观摩室组成。随着信息技术的发展，数字化的微格教学系统应运而生，它将多媒体教学网络、闭路电视系统、微格教学系统完全融为一体，为辅助传统教学创建了一个功能强大的数字化多媒体网络环境。在这里，观摩和评价系统均采用计算机设备，并通过交换机联结校园网或因特网。信息记录方式采用硬盘存储，或刻录成光盘，人们可以随时、随地通过网络或光盘进行点播、测评与观摩。

数字化微格教室是将计算机技术、网络技术、视音频技术、视频压缩技术、存储技术以及传输技术进行综合性的应用，构建出一个集视音频录制、实时监控、局域网点播为一体的系统。其教学优势主要体现在：

1．实现了录制与回放的分离。

2．以数字方式存储视频资料。

3．实现了在校园网内的点播观看。

4．无限次的点播调阅。

数字化微格教室由角色扮演室、控制室和视听分析室三部分组成，在角色扮演室中配置高清晰度彩色摄像机、云台、云台控制解码器等设备。控制室主要放置录像机、视音频处理器、同步监视电视墙、系统控制单元、视频服务器等设备，主要用途是对各个微格教室进行录像控制，同步观看各个微格教室的训练情况，提供训练时的实时录像。视听分析室中配置联网计算机和大屏幕电视机。

四、校园网络系统

(一)"数字化校园"与校园网

教育要信息化，首先必须是校园数字化。"数字化校园"是以校园网为背景的集教、学、管理、娱乐为一体的一种新型数字化的工作、学习、生活环境。其特点应突出体现在三个方面：网络化、智能化和个性化。

1．网络化 网络化是一种趋势，所有的工作、学习、生活都将被赋予鲜明的网络特色，如数字化管理、数字图书馆、科研管理、资源共享等，这一切都将直接或间接地与因特网相联。

2．智能化 智能化就是自动化，是通过一系列智能技术使设备或者系统部分地具有人的智能，从而能够部分地代表人的劳动。

3．个性化 通过网络，人们可以将自己的需求发布出去，也可以通过其网站和定制系统获得所有具有相同需求的资料。可以说，个性化是信息技术所取得的最为伟大的成就之一，数字化校园为个性化教学开辟了广阔的视野。

校园网是以现代教育技术、网络技术、多媒体技术和计算机技术为基础，向远程教学的学生、教师提供教学、科研、管理以及综合信息服务的多媒体宽带传输系统。校园网是"数字化校园"的核心，是学校教学、远程开放教育基础设施建设中的一项重要组成部分。

(二)校园网的功能

1．多媒体教学功能 校园网为远程开放教学和科研提供现代化的信息传输环境，提供教学资源，辅助教师备课，参与课堂教学活动和支持教师业务提高等；校园网也是为学生学习活动提供支持服务的现代化信息传输系统，学生可用网络资源和信息技术进行网上学习、答疑、提交作业、开展实践和讨论等一系列教学活动。在网络教学中，教师能够充分利用网络技术的优势，依托多媒体技术的功能，综合各种媒体资源，形象直观地进行授课，激发学生的学习兴趣，引导学生自主学习，从而提高学生学习效率。

2．办公自动化管理功能 校园网具有教务、行政和后勤管理功能。其中教务管理包括学生注册、学籍、学分和自然状况的管理，课堂管理，教学计划、信息资源、考试、实验环节等各项管理；行政事务管理包括文书档案、公共行文、各种会议、人事管理等；后勤管理包括财务管理、固定资产管理、办公用品管理和食堂管理等。通过建立教职员工的信息、学生信息、教务信息和教学信息等数据库，实现计算机智能化管理，有利于提高学校日常事务处理的效率和准确性，实现网络化、自动化、数字化的无纸化办公。

3．信息交流服务功能 通过因特网接入服务，可满足校内外各种通信要求，提供电子邮件、网络视频会议、远程教育、专题研讨以及网络信息的发布、检索、浏览、存取和交流等信息服务。

第四节　信息化教学的应用与评价

案例 10-1

微课带来的改变

　　李英是某大学第三附属医院的一名 **ICU** 护士，由于经常上夜班，对于大学、护理部或科室提供的继续教育的相关内容，李英都是持漠不关心的态度。因为李英认为上课的时间都是在上午，对于刚下夜班的自己来说，无法集中精力上 2～4 节课，即便努力认真听讲，效果也差强人意。不久前，护理部为每个科室的移动护士站增加了护理专业相关的微课视频，供护士休息或抽空观看。李英便利用自己的零散时间，加强业务学习。

　　问题与思考：

　　除此之外，如何应用信息化教学提高李英的学习主动性和学习效果？

案例 10-1 分析

一、信息化教学对护理教育的意义

　　信息技术的迅猛发展，给 21 世纪的教育事业带来了一场重大变革。对历史悠久的传统教育模式来说，既有机遇更有挑战。护理教育也不例外，传统的护理教育教学模式和方法，同样受到信息技术的影响而不断变化发展，一些新技术、新方法为护理教学提供了新的发展空间，从而促进护理教育新的教学理念、新的教学模式、新的教育方法不断涌现。无论这些新的理念、模式、方法是否成熟，是否无懈可击，这些探索对改进和提高护理教育质量和教学效果都是十分有意义的。

（一）信息化教学为护理教育带来的改变

　　在护理教育教学中应用信息化技术，对开发护理教育资源、优化护理教育过程、提高护理教育质量、推动护理教育的改革和发展有积极意义，同时也带来了传统护理教学模式和方法的改变。

　　1. 传统护理教育模式的弊端　传统护理教育模式是以教师为中心，教师永远处于教学的中心地位、控制地位，学生处于从属地位、被动地位，并通过传统教学媒体向学生灌输知识，学生则是被动的知识接受者。教学场地主要局限于课堂、实验室和教学医院，对学生的培养途径、手段相对单一。这种模式虽然有利于发挥教师在教学中的主导作用，有利于教学的组织和管理，有利于教学过程的掌控和把握，有利于师生之间的亲切交流，教学效率也比较高，但其最大的弊端是作为认知主体的学生在整个教学过程中始终处于被动的知识接受者的地位，使学生的学习主动性被忽视甚至被压抑。这种模式培养出来的学生，虽然理论知识比较扎实，操作技能也比较好，但信息化素质和能力不足，很难较快适应医疗现代化体系需要，在工作中学生的创新意识和创新能力不足，不能很好地完成信息化条件下的医疗护理任务。

　　2. 信息化护理教学模式的优势　信息化护理教学模式与传统护理教学模式相比，多了人 - 机关系、技术环境等要素，信息资源丰富、数据量大，改变了传统的知识储备、传播和提取方式，通过信息资源共享使护理网络教学资源作用最大化。同时通过信息技术开展护理技能训练活动和交流，不仅可以避免教师操作方法的差异，还可打破时间与空间的限制，建立了一个开放透明的护理教学与学习环境，在个体、群体、众体三个层次进行同步或异步的教学训练活动，从而促进教授者与学习者、学习者与学习者、教授者与教授者、学习者与学习资源之间的联系，增强互动性和交流性，实现语音、视频、传统文本等诸多因素互动的效果。

（二）信息化护理教学的意义

1. 有利于促进护理教学现代化 21世纪已进入知识经济时代，其显著特征之一是信息技术在各个领域的广泛应用。作为为国家培养现代医疗专业人才的高等医学院校，应该走在知识经济的前沿，跟上时代的步伐，开拓创新迎接挑战。而进行教育创新离不开现代信息技术和传播技术，只有下大力量推动教育信息化，才能促进教育现代化，或者可以说教育信息化是教育现代化的必由之路。

护理教育现代化应该包括护理教育理念现代化、护理教育方法现代化、护理教育内容现代化、护理教育技术手段现代化、护理教育设施现代化、护理教育管理现代化等。可以说哪一"化"都离不开护理教育信息化，一是可以为护理教育现代化提供方法和途径，其显著特点之一是信息化教学不再只是辅助性的教学手段，而是贯穿于护理教学的全过程，是教学过程中不可分割的要素，从而实现信息化与教学过程的自然融合；二是充分利用信息技术的丰富表现力，制作教案文本、图片、视频、音频等相结合的多媒体课件，充分展现医护知识的生命力，增强知识的穿透力，直接刺激学生的多种感官，提高学习兴趣，帮助学生加强对知识的记忆；三是在信息化教学过程中，难免出现这样或那样的新问题，通过研究解决这些新的问题，能够更加丰富护理教育信息化的内容，促进教育全过程和教育要素的深刻变革和不断进步。

2. 有利于培养创新性护理专业人才 现代医疗体系的建立和运转，需要一大批业务精湛、知识广博、忠于职守、富于创造力、具有高尚道德情操的护理专业创新人才队伍。培养护理创新人才实际上是护理专业素质教育的目标。近几年的教学实践证明，护理教育信息化既有利于素质教育的实施，也有利于护理专业创新人才的培养。首先，护理教育信息化为护理专业素质教育创造了良好环境，使因材施教和个性化教学有机地融合在一起，实现在线学习、在线讨论交流和远程实时互动，使学生从共性制约中解放出来，充分发挥学生的个性特征；其次，在护理教育信息化的环境下，实际上给了学生根据个人兴趣与个体差异对所学知识和学习进程在一定范围内的自主选择权，提高学生的学习积极性和学习效果；再就是学生喜欢钻研某一专题时，可以通过检索、收集、分析和处理拓宽思路，培养学生发现问题、解决问题能力，以及独立思考能力和创新能力。

3. 有利于护理专业优质教育资源的共享 当前，我国处在社会主义初级阶段，医疗资源、教育资源分配不公的问题仍然比较突出，优质医疗和教育资源一般都集中在大中城市，偏远地区、欠发达地区相对匮乏。运用信息化技术和方法建立护理教育网络系统，针对不同的教育对象设立不同的专业知识模块，开展远程护理教育和护理专业知识培训，搭建信息化护理教育平台，给受教育者以更多选择，是解决护理教育资源分配不公问题的一条最现实、最直接、见效最快的途径。通过这个平台，可以让偏远地区、欠发达地区没有条件上医学院校的青年人共享优质教育资源，提供学习进修机会，为这些地区培养急需的护理专业人才，在一定程度上解决这些地区老百姓看病难的问题。

二、大规模开放式在线课程

（一）大规模开放式在线课程的概念

1. 大规模开放式在线课程（massive open online course，MOOC 或慕课） 是近年来在全球范围开始流行的一种革新性的在线教育模式，是21世纪互联网时代下信息化教学的新产物。MOOC大多被称赞其使教育具有易得性，但同时也被质疑其参与者的低完成率。护理教育者在考虑是否或如何使用MOOC时，应先了解什么是MOOC。

"大规模"（massive），与一般传统课程只有几十名到几百名学生不同的是，一个MOOC课程可以达到上万人，甚至上百万人或更多。

"开放"（open），在 MOOC 教育使用平台上，凡是有兴趣的、希望加入学习的人都可以进入学习，不分国籍，没有限制，有的甚至不需要注册即可进入学习。

　　"在线"（online），学习的过程都是在线完成，只要能连接互联网即可参与，不受空间的限制。

　　"课程"（course），跟传统课堂一样，有开课和结课的时间，也有相应的课程作业或考试，是有目的、有计划的教育活动。

　　麦克米兰字典（*Macmillan dictionary*）是这样定义 MOOC 的，"MOOC：a course of study offered over the Internet which is free and has a very large number of participants"。翻译为中文的意思是"大规模开放式在线课程：是一种通过互联网免费获取的，并有大量参与者的课程"。

　　现今没有一个对 MOOC 较为权威的统一定义，但一般来说，MOOC 是一种通过互联网学习、没有限制的课程、可免费获取的教育资源，是一种全新的获取知识的渠道和学习的模式。

　　2．MOOCs 和在线视频公开课　MOOCs 和在线视频公开课一样，都是由教育者设计，课程材料包括教学大纲、阅读材料、作业等。但 MOOCs 和视频公开课又有所不同，公开课是一种教学资源的建设，而 MOOCs 不仅仅提供了一种学习资源，更实现了整个教学过程的参与性。

　　MOOCs 具有互动性和参与性。在线视频公开课不具备教师和在线观看视频的学生之间的互动性，此学习过程只是一个纯粹的视频观看过程。学生是单向地接收知识的过程，而 MOOCs 中的教与学是双向的、互动的，教育者和学生可以直接相互交流，也可以对彼此的表现进行相互评价，另外，学生之间可以通过即时聊天软件或在线论坛相互交流，促进学习效果。

　　MOOCs 是一个完整的教学过程。在线视频公开课要求学生自学，自由安排时间和空间进行学习，并且学习时间一般为每周几十分钟到 2 小时。而 MOOCs 与传统教学方式一样，有固定的开课时间，课程内学习也具有传统教学中的阶段性，并不是在开课时就开放所有教学资料，阶段性课程和测验需要在规定的时间内，通过课程的学生会获得开课教师出具的"课程结业证明"成绩单或学分证明。另外，MOOCs 的视频资料一般被设计在 10 ～ 20 分钟，提高学习者的碎片化学习效果，对时间有限、注意力不易集中或工作繁忙的学生而言，MOOCs 是更佳的选择。

　　（二）MOOC 的优缺点

　　1．MOOC 的优点

　　（1）开放性：首先，MOOC 吸引人的是其开放性和易得性，不设定学习的门槛，学习者可以来自任何国家或地区，开放给任何年龄、学历、身份或地位的人，学生可以参加学习、沟通交流及讨论。另外，在 MOOC 教学平台上，学生可以接触到一流大学的课程和世界知名的教授或老师，学生可以在平台上自由学习想要了解的课程，享受世界知名高等院校的优质教学资源。

　　（2）自主性：MOOC 充分满足学习者的自主性、灵活性、主动性和积极性。学习者可以根据自己的兴趣、需求、时间和空间等因素，安排学习的地点、内容和方式，选择他们需要参与讨论的部分，充分实现个人学习目标，真正成为学习的主人。

　　（3）系统性：MOOC 课程设计基本与传统的课程设计一致，有相应的开课和结课的时间，每门课每周有阶段性的学习内容和作业或期末考试。平时学生每周需要若干小时不等的学习时间，而要想拿到好成绩，需要有每周在线观看课程内容的记录，还要按时提交作业，完成相应的测验或考试。

　　（4）互动性：互联网的发达使教师和学生的互动不再需要空间的统一，也就是说比起传统教学中的面授形式中的互动，MOOC 的互动性更大，使教师和学生的交流更及时和方便，只需要使用一种相同的即时聊天软件或登录同一个在线论坛就能实现互动和交流。

2．MOOC 的缺点

（1）成本高：开发和维护成本将是一个对很多学校和教育机构的障碍。MOOC 平台的前期建设和后期维护所投入的财力和人力，都可能导致一些高等院校或教育机构无法发展 MOOC 这种教育资源。需要建立一个可行的和可持续性的财务支持模式。

（2）完成率低：到目前为止，学习者的毕业率很低，通常只有 4% 的学习者可以完成课程。由于 MOOC 的阶段性，很多 MOOC 的主讲教授设计的阶段性作业较不合理，或学生的自主性差，无法按时保质地完成课程内容，使得结业率很低，无法达到 MOOC 课程开设的目标。

（3）认证难：迄今为止，绝大部分高等院校还不能为全日制大学的学生提供 MOOC 课程学分的认证。如何获得学分，以及对可发放学分的院校或教育机构进行认证，是必须要解决的问题。

（三）优秀的 MOOC 平台

2012 年被美国媒体称为"MOOC 年"，MOOC 在美国的应用非常成功。下面列举几个优秀的 MOOC 平台。

1．Coursera Coursera 是由斯坦福大学计算机科学专业的教授吴恩达和达芙妮·科勒联合创建的一个营利性的教育平台，与斯坦福大学、密歇根大学、北京大学、复旦大学等全世界顶尖大学或机构合作，提供免费的在线课程。

http：//www.coursera.org

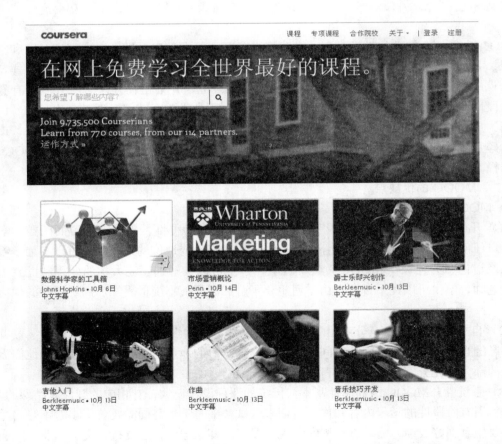

2．Udacity Udacity 是一个营利性的私立教育组织，截止到 2013 年 6 月已开设 24 门在线免费课程。虽然课程是免费的，但一些认证考试是收费的。

http：//www.udacity.com

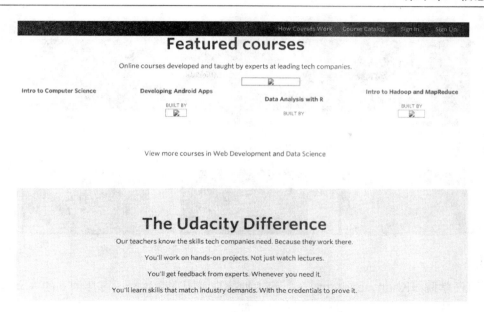

3．edX 是由麻省理工学院和哈佛大学于 2012 年共同创建的非营利性的大规模开放在线课堂平台，其免费提供大学教育水平的在线课堂。截止到 2014 年 3 月，edX 共有波士顿大学、北京大学、澳大利亚国立大学等 32 所教育机构参与。

http：//www.edX.org

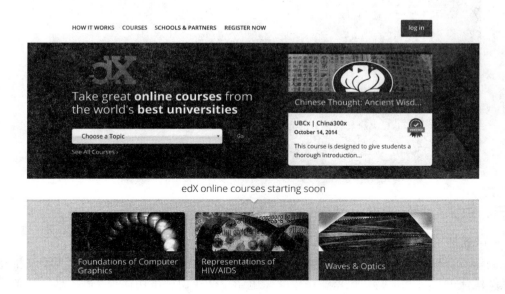

4．FutureLearn 是一个英国 MOOC 平台，需参加现场考试获得高级证书。

https：//www.futurelearn.com/

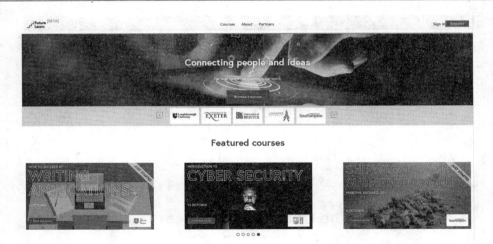

5．可汗学院（Khan academy） 是由孟加拉裔美国人萨尔曼·可汗创立的一家非营利的教育组织，主旨在于利用网络影片进行免费授课。

https：//www.khanacademy.org/

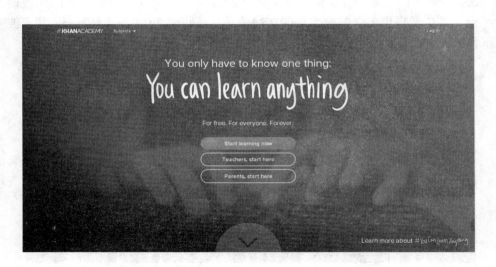

三、微课与翻转课堂

（一）微课

在高等教育领域中，出现了关于微视频的在线教学与课堂教学的新方法，无疑又推动了一股"微"潮流的扩大和流行。微博、微信、微电影、微小说、微访谈等"微"事物，都是科技不断进步的产物，而这股"微"势力也慢慢延伸到了教育领域。这个新生事物使教育方法不断更新，给传统课堂带来了更多的变化，提出了新的教育理念，推送了新的教学模式。

1．**微课的定义** 微课（microlecture）是按照课程目标和教学实践的要求，以视频为主要载体，在教学过程中围绕某个知识点或教学环节而开展的精彩的教学活动。微课以主题模块组织起来相对完整并独立的小规模课程，适用于教学中的各个阶段和各种课程类型，如传统教学法中的讲授型课程或 MOOC 课程中都可使用微课。

2．**微课的特点** 相对于传统课程的教学，微课的教学目标相对单一，教学内容相对精炼，教学目的相对明确。微课的最主要特点就是在短时间内传递教学过程中的某个较短的阶段或某个知识点。对于护理专业性强的特点，更能体现出微课这种新型教学方法的优势。

（1）时间短：微课的时长一般为 3 ～ 10 分钟，视频是微课的主要组成内容。相对于传统课程 45 ～ 90 分钟的时长安排，微课更能吸引学生的注意力，获得理想的教学效果。根据此特点，护理教师可将传统的一节课设计成为包含若干个微课的新型课堂，或将较复杂的护理操作技术分步骤设计成几个微课视频，供护理学生反复观看。

（2）内容少：突出某个学科知识点或技能点。相对于要完成诸多教学内容的传统课程，微课的内容更精炼，问题更集中，主题更鲜明。微课可以突出教学中的某个重点、难点、疑点，或强调反映出某个教学环节或教学活动。但在微课设计中，知识点一般是学生认为较难、较不易掌握的内容和问题，重点、难点、疑点较为突出，方便学生在学习过程中掌握。

（3）容量小：适于基于移动设备的移动学习。微课视频及相关资料的容量一般在十几到几十兆，格式一般是支持在线播放的流媒体格式，可方便学生在线观看课程，查看相关资料，也可被灵活下载保存到个人的台式电脑、笔记本电脑、手机、平板电脑等终端机器上。

（4）情景化：微课的教学内容一般是主题突出、相对完整，构成一个主题鲜明、类型多样、结构紧凑的单元资源包，营造出真实的资源环境。师生在一种具体典型案例化的教学情境中，易于实现高阶段的学习能力和教学观念、技能，并加以提升，从而提高教师教的水平和学生学的能力。

（5）便传播：微课不受时间和空间的限制，只要有计算机或智能手机，随时随地可以观看、学习，也不受开课结课的限制，可反复观看和复习，学生在学习过程中完全有自主空间。教师也可随时观摩、更新及修改知识内容，教师之间也很方便进行经验交流和同行评估。

（6）易制作：微课由多种途径和设备制作，以实用为宗旨。相比 MOOC，微课的制作相对简单，制作的成本不高，最常用的制作方法是 PPT 屏幕录制法。对操作性强的护理专业，制作护理操作技术的微课也比较简单。

（二）翻转课堂

1．翻转课堂的概念 翻转课堂（flipped classroom），顾名思义是相对于传统课程的讲授法的教学模式。讲授法是教师在课堂上讲解知识，给学生课后需要完成的作业；而翻转课堂是请学生在上课前观看微课或 MOOC 或是从互联网下载辅助资料或学习材料，而课堂时间则用来解答学生的疑问和困惑，帮助学生深入全面地掌握和运用所学知识。

传统课堂上，知识传授是由教师在课上通过讲授法完成的，知识内化则需要通过学生在课后完成教师布置的作业等来实现。与传统课堂上知识传授和知识内化的教学过程不同的是，在翻转课堂上，知识传授是通过信息化技术的辅助在课前完成的，知识内化的过程则是教师在课上与学生配合完成。根据学生的自主性等原因，传统课堂的知识内化阶段可能被省略或降低效果，学生可能在此阶段一味地复习知识点，并不会积极地提出问题和思考问题。而翻转课堂，在课前学生通过微课或 MOOC 等网络学习资源进行学习后，带着问题走进翻转课堂，在思考问题、提出问题的基础上，进一步对知识探索研究，大大提高了学生对知识的理解，也有利于学生自主性、互动性、创新性和个性化的培养模式。

2．翻转课堂的特点

（1）翻转课堂是先学后教的教学模式：在翻转课堂的教学模式下，学生需要在课前学习网络资源的内容，完成阶段性作业或测验。回到课堂上，就不明白或难理解的内容和作业或测验中的疑问，和教师共同研究和解决。这是一种前行的先学后教的教学模式。而这种模式与传统模式相比，较为突出的优点是反馈及时和资料易保存，包括对课前作业或测验的反馈和课上过程的反馈；微课、录音、电子书等网络资源更便于学生保存和复习。

（2）结合微课的讲授方式：翻转课堂结合了微课呈现的讲授法。微课的特点就是短小精悍，大多翻转课堂在上课前使用的微课视频都只有几分钟到十几分钟，每个视频都针对一部分或一个特定的问题，针对性强，查找和保存都较方便，而且方便学生在学习过程中暂停或回放，视频的长度也控制在学生注意力可以集中的时间范围内，有利于学生的自主学习。而教师的教学方法和能力也充分在翻转课堂前的微课视频中体现，教师需要在较短的时间内精彩和完整地将知识点呈现出来，这无疑也提高了整体的教学质量。

（3）实现学生积极的学习态度：现今高等院校的学生中存在着"选修课必逃，必修课选逃"的风气，翻转课堂可以让学生明白，教师不是学习的主导，而学生自己需要作为主导，对自己的学习负责。只有明确自己学习的真正目标，才会为实现目标进行努力并会探索实现目标所需要的行为，才能启发学生积极、主动地学习。在翻转课堂的教学模式下，学生不再安静地听讲，而是积极在课堂上提问、发言、参与讨论，不仅与教师沟通，还跟同学进行小组合作的交流或共同完成小组作业，最终达到真正投入的学习。

四、信息化教学的评价

教学评价是一种价值评判活动，评价的过程和结果都是为评价的目的服务的。无论哪种教学方法，有教学就得有对教学的评价。信息化教学作为新的教学模式和教学方法，更应进行科学、客观的评价。同时，教学评价不单纯是教学管理的一个环节或者一个手段，而应该是一个动态的、发展的过程，这个过程既包括对教师的教学评价，也包括对学生的学习评价，还包括对影响教学活动的一系列因素的评价。

近年来，高校教学评价无论在评价方法还是评价理论研究方面都取得了实质性进展，拓宽了教学评价的思路，出现了发展性评价、形成性评价等有影响的评价思想。这些教学评价理论研究成果、评价标准、评价方法、评价指标体系等，对改进传统教学评价方式的弊端、提高教学评价的科学性很有指导意义。

（一）传统评价方式的不足

高校对教师教学的评价，传统上主要采用学生评价教师和教学管理者、专家听课的方式。近年来，不少专家学者对这种教学评价方式提出了质疑。他们认为，依赖学生给老师评分来确定教师教学水平的优劣并不可取，其中非客观的因素较多，它会造成一些老师迁就学生，对学生上课不认真或者不交作业甚至逃课也睁一只眼闭一只眼，不敢严格要求。学生的思想认识仍处在成长期，尚不够成熟，容易感情用事，对自己喜欢的老师打高分，反之对自己不喜欢的老师打低分，不一定能用教育评论家的眼光和水准来客观公正地评价老师的教学水平。尤其对学习人数较少的选修课更是如此，如有个别学生给任课老师打低分，由于权重的问题，就会影响任课老师的教学评价得分，从而不能真实反映一个教师的教学水平。同时，也会有部分教师因某些因素被夸大，获得超出其真实水平的评价。学生可能完全凭个人爱好、所学课程的难易、任课教师的要求等因素实施评价，对于一些难度大、动手能力要求强的课程，学生的好恶会使评价失去客观性，不利于专业基础课的学习。再者，高校教学管理者把这样的教学评价结果用于对老师的奖惩，甚至和工资收入挂钩，就会挫伤老师的积极性和创造性，不利于教师队伍的稳定和健康成长。

领导、专家随机听课评价的弊端主要是：受目前高校办学规模和管理成本矛盾的限制，评价的取样数量太少，往往在一轮教学中，一门课程接受听课的评价次数不足一次，造成对教师的评价不是多项连续评价，不能贯穿在整个教学过程中，往往存在突击性、临时性。作为被评的一堂课，它本身是一个单元的一部分，是整个知识体系的一个链条，置于教学的整体设计之下。就某一个单元而言，教师可能把一个教学过程分成几个部分，有的侧重讲解，有的侧重练习，这就使不同的课呈现不同的教学特色。对教师而言，可能有些课易表现教师的语言表达能力，有些课易显示教师的组织技巧，有些课易展示教师的精彩板书设计等。因此，对某一课堂的评价，如果不考虑教学的总体设计，就谈不上对其质量的科学评价，就会导致评价结果的片面性。

（二）现行教学的评价指标

各高校目前使用的听课评价指标大同小异，主要包括：教学内容——内容充实，逻辑性强，详略得当，重点突出，安排合理，科学性强；教学方法——联系学生学习实际，生动活泼，注意启发，促进思维，条理清楚，方法灵活，富于创新；教态——表达清楚，简练明确，语言流畅，讲解生动，引人入胜，仪态端庄，大方自然；教学效果——师生交往密切，课堂气氛活跃，学生思维积极；教学准备——对所授课程领域知识结构、研究动向具有广泛而深入的了解，课程准备充分，教风严谨。学生评教调查的指标主要包括：总体评价、教学态度、教学方法、教学语言、教学内容、作业要求、仪容举止、自我评价。从这些评价指标可以形成以下观点：评价指标所依据的是学生的感性体验，不是针对教学过程基本元素的客观分析；评价指标不包含所评价的课程特点，此类课程评价表可适用于所有课程；指标体系不包含课程的教学目标，不包含课程目标和专业培养目标的关系，不包含教学方式、与考核方式和教学目标的关系，总体来说，不包含课程教学总体设计。受高等院校传统课堂教学方式的限制，这些评价指标所反映的特点，是具有合理性和必然性的。

（三）信息化教学的评价指标

信息化教学是基于互联网等电子通信技术的新型教学方法，提倡"以学生为中心""教师导学、辅学"的教学模式，改变了教师在教学过程中的主导地位。信息化教学和传统教学相比，具有突出的自主性、开放性、灵活性、个体性、互动性和创新性，为学生创建了自由的学习环境，提供了大量的学习资源，对现有的教学方式、教学理念、教学模式都是巨大的挑战。

目前，信息化教学的指标包括对教师的评价，如学习资料的提供程度、教学活动的组织能力、批改作业与答疑的实效、师生的互动性；对学生的评价，如学习活动的交互性、提问等参与度、资源利用使用率、学习态度、学习策略、学习后的作业完成情况、考试成绩；对网络课程资源的评价，如网络资源的内容等。

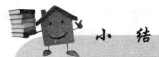

小　结

信息化教学无疑推动了护理教育的发展，也使护理教育水平有相应的提高，同时具有资源丰富、提高学生自主性、发展个性化教学、增加互动性和创新型培养等优势。而护理教育有它的专业性和独特性，根据不同课程的性质、特点决定课程是否适合信息化教学去完成，更多的课程需要信息化教学和传统教学相结合，不可一概而论。

思 考 题

1. 教师信息化教学能力的构成包括哪些方面？并简要说明。
2. 比较 MOOCs 和在线视频公开课的异同。

G10-2
第十章思考题参考答案

（孙　颖）

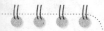

附表10-1 信息化教学设计模板

教学题目		
一、学习目标与任务		
1.学习目标描述（知识与技能、过程与方法、情感态度与价值观）		
知识与技能： 过程与方法： 情感态度与价值观：		
2.学习内容与学习任务说明（学习内容的选择、学习形式的确定、学习结果的描述、学习重点及难点的分析）		
学习内容： 学习任务：		
3.问题设计（能激发学生在教学活动中思考所学内容的问题）		
二、学习者特征分析（说明学生的学习特点、学习习惯、学习交往特点等）		
1.学习特点： 2.学习习惯： 3.学习交往特点：		
三、学习环境选择与学习资源设计		
1.学习环境选择（打√）		
（1）WEB教室	（2）局域网	（3）城域网
（4）校园网	（5）因特网	（6）其他
2.学习资源类型（打√）		
（1）课件	（2）工具	（3）专题学习网站
（4）多媒体资源库	（5）案例库	（6）题库
（7）网络课程	（8）其他	
3.学习资源内容简要说明（说明名称、网址、主要内容）		
四、学习情境创设		
1.学习情境类型（打√）		
（1）真实情境	（2）问题性情境	
（3）虚拟情境	（4）其他	
2.学习情境设计		

五、学习活动组织				
1．自主学习设计（打✓，并填写相关内容）				
类型	相应内容	使用资源	学生活动	教师活动
（1）抛锚式				
（2）支架式				
（3）随机进入式				
（4）其他				
2．协作学习设计（打✓，并填写相关内容）				
类型	相应内容	使用资源	学生活动	教师活动
（1）竞争				
（2）伙伴				
（3）协同				
（4）辩论				
（5）角色扮演				
（6）其他				

3．教学结构流程的设计

教学环节	教师活动	学生活动

六、学习评价设计		
1．测试形式与工具（打✓）		
（1）课堂提问	（2）书面练习	（3）达标测试
（4）学生自主网上测试	（5）合作完成作品	（6）其他

2．测试内容

中英文专业词汇索引

主要参考文献

1．郑修霞．护理教育学概论．北京：北京大学医学出版社，2002．

2．孙宏玉．护理教育学．北京：北京大学医学出版社，2009．

3．姜安丽．护理教育学．3版．北京：人民卫生出版社，2012．

4．夏海鸥，孙宏玉．护理教育理论与实践．北京：人民卫生出版社，2012．

5．托马斯·费兹科，约翰·麦克卢尔．教育心理学——课堂决策的整合之路．吴庆麟等译．上海：上海人民出版社，2008．

6．盛群力，郑淑贞．合作学习设计．杭州：浙江教育出版社，2006．

7．刘雍潜．学与教的理论与方式．北京：北京大学出版社，2011．

8．SAMY AZER．问题导向学习（PBL）指南．王维民译．北京：北京大学医学出版社，2012．

9．宁虹．教育研究导论．北京：北京师范大学出版社，2010．

10．姚云，章建石．当代世界高等教育评估历史与制度概览．北京：北京师范大学出版社，2013．

11．王道俊，郭文安．教育学．6版．北京：人民教育出版社，2009．

12．孙孔懿．素质教育概论．北京：人民教育出版社，2002．

13．American Association of Colleges of Nursing．The Essentials of Baccalaureate Education for Professional Nursing Practce．Washinton DC，1998．

14．Linda & Paul．Critical Thinking Development：A Stage Theory．http：//www．criticalthinking．org/pages/critical-thinking-development-a-stage-theory/483．

15．The Quality Assurance Agency for Higher Education．Benchmark statement：Health care programmes．2001．

16．谷振诣，刘壮虎．批判性思维教程．北京：北京大学出版社，2006．

17．陈玉琨，田爱丽．慕课与翻转课堂导论．上海：华东师范大学出版社，2014．

18．王庭槐．MOOC——席卷全球教育的大规模开放在线课程．北京：人民卫生出版社，2014．